神经外科学基本原理与病例解析丛书
Neurosurgery by Example: Key Cases and Fundamental Principles

Russell R.Lonser / J.Bradley Elder

神经肿瘤手术学
Surgical Neuro–Oncology

主　编　〔美〕拉塞尔·R. 朗瑟
　　　　　　J.布拉德利·埃尔德
主　译　田增民　尹丰

天津出版传媒集团
天津科技翻译出版有限公司

著作权合同登记号：图字：02-2021-159

图书在版编目(CIP)数据

神经肿瘤手术学 / （美）拉塞尔·R.朗瑟
(Russell R. Lonser)，（美）J.布拉德利·埃尔德
(J. Bradley Elder) 主编；田增民，尹丰主译. —天
津：天津科技翻译出版有限公司，2024.2
（神经外科学基本原理与病例解析丛书）
书名原文：Surgical Neuro-Oncology
ISBN 978-7-5433-4397-9

Ⅰ.①神⋯ Ⅱ.①拉⋯ ②J⋯ ③田⋯ ④尹⋯ Ⅲ.①
神经组织肿瘤–神经外科手术 Ⅳ.①R739.405.6

中国国家版本馆 CIP 数据核字(2023)第 161803 号

授权单位：Oxford Publishing Limited
出　　　版：天津科技翻译出版有限公司
出 版 人：刘子媛
地　　　址：天津市南开区白堤路 244 号
邮政编码：300192
电　　　话：(022)87894896
传　　　真：(022)87893237
网　　　址：www.tsttpc.com
印　　　刷：天津新华印务有限公司
发　　　行：全国新华书店
版本记录：787mm×1092mm　16 开本　16.5 印张　300 千字
　　　　　2024 年 2 月第 1 版　2024 年 2 月第 1 次印刷
　　　　　定价：118.00 元

（如发现印装问题，可与出版社调换）

译者名单

主　译　田增民　尹　丰

副主译　孙君昭　刘钰鹏　田春雨　郭　辉

译　者　（按姓氏汉语拼音排序）

常洪波　陈　洪　陈　辉　丁胜超　龚亚平

霍文君　冷历歌　李　通　李　响　李红玉

李建广　李志超　刘　清　刘　影　赛因巴雅尔

伍　琳　徐晓冉　闫　昕　杨春娟　杨富强

张雷鸣　赵明明　赵思源　朱哲宇

秘　书　齐　岩

编者名单

Kenan Alkhalili, MD
Cairo University School of Medicine
Cairo, Egypt

David Altshuler, MD
Department of Neurosurgery
University of Michigan Medical Center
Ann Arbor, MI

Ori Barzilai, MD
Department of Neurosurgery
Memorial Sloan-Kettering Cancer Center
New York, NY

Gregory W. Basil, MD
Department of Neurological Surgery
University of Miami
Miami, FL

Mark H. Bilsky, MD
Department of Neurosurgery
Memorial Sloan-Kettering
  Cancer Center
Department of Neurological Surgery
Weill Cornell Medical College
New York, NY

Ian A. Buchanan, MD
Department of Neurosurgery
University of Southern California
Keck School of Medicine
Los Angeles, CA

Ricardo L. Carrau, MD
Department of Neurosurgery and
  Otolaryngology
The Ohio State University Wexner
  Medical Centre
Columbus, OH

Or Cohen-Inbar, MD, PhD
Department of Neurological Surgery
University of Virginia
Charlottesville, VA

William T. Couldwell, MD, PhD
Department of Neurosurgery
Clinical Neurosciences Center
University of Utah
Salt Lake City, UT

Franco DeMonte, MD,
  FRCSC, FACS
Professor of Neurosurgery and
  Head and Neck Surgery
Department of Neurosurgery
The University of Texas M.D. Anderson
  Cancer Center
Houston, TX

Roberto Jose Diaz, MD,
  PhD, FRCSC
Department of Neurological Surgery
University of Miami
Miami, FL

J. Bradley Elder, MD
Associate Professor and Director of
  Neurosurgical Oncology
Department of Neurological Surgery
The Ohio State University
Columbus, OH

Chikezie I. Eseonu, MD
Neurosurgery Resident
Department of Neurosurgery
The Johns Hopkins Hospital
Baltimore, MD

Y. Esquenazi, MD
Department of Neurosurgery
Memorial Sloan Kettering Cancer Center
New York, NY

Daniel R. Felbaum, MD
Department of Neurosurgery
Georgetown University
Washington, DC

Dawn Fishback, PA-C
Department of Neurosurgery
University of Southern California Keck
  School of Medicine
Los Angeles, CA

Steven Giannotta, MD
Department of Neurosurgery
University of Southern California Keck
  School of Medicine
Los Angeles, CA

P. H. Gutin, MD
Department of Neurosurgery
Memorial Sloan Kettering Cancer Center
New York, NY

Clayton L. Haldeman, MD
Neurosurgery Resident
Department of Neurological Surgery
University of Wisconsin-Madison
Madison, WI

Jeffrey Hatef, MD
Department of Neurological Surgery
The Ohio State University Wexner
  Medical Center
Columbus, OH

Jason A. Heth, MD
Department of Neurosurgery
University of Michigan Medical Center
Ann Arbor, MI

K. E. Hovinga, MD
Department of Neurosurgery
Memorial Sloan Kettering Cancer Center
New York, NY

Patrick C. Hsieh, MD
Department of Neurosurgery
Keck School of Medicine
University of Southern California
Los Angeles, CA

Kristin Huntoon, PhD, DO
Department of Neurological Surgery
The Ohio State University
Columbus, OH

John A. Jane Jr., MD
Department of Neurosurgery
University of Virginia Health System
Charlottesville, VA

Walter C. Jean, MD
Department of Neurosurgery
George Washington University
Washington, DC

Randy L. Jensen, MD, PhD
Departments of Neurosurgery, Radiation
  Oncology, and Oncological Sciences
Huntsman Cancer Institute
University of Utah
Salt Lake City, UT

Steven N. Kalkanis, MD
Chair, Department of Neurosurgery
Director, Hermelin Brain Tumor Center
Director, Brain Metastases Program
Co-Director, Henry Ford Neuroscience
  Institute
Medical Director, Henry Ford Center for
  Cancer Surgery
Henry Ford Hospital
Detroit, MI

Paul Klimo Jr., MD, MPH
Semmes Murphey Clinic
Memphis, TN

Ricardo J. Komotar, MD, FAANS
Department of Neurological Surgery
University of Miami
Miami, FL

John S. Kuo, MD, PhD
Professor of Neurological Surgery and
    Human Oncology
Director of Comprehensive Brain Tumor
    Program
University of Wisconsin-Madison
Madison, WI

Ilya Laufer, MD, MS
Department of Neurosurgery
Memorial Sloan-Kettering Cancer Center
Department of Neurological Surgery
Weill Cornell Medical College
New York, NY

Jeffrey Leonard, MD
Chief of Neurosurgery
Nationwide Children's Hospital
Professor
Department of Neurological Surgery
The Ohio State University College of
    Medicine
Columbus, OH

James K. Liu, MD
Department of Neurological Surgery
Rutgers-New Jersey Medical School
Center for Skull Base Surgery and
    Pituitary Surgery
Neurological Institute of New Jersey
Newark, NJ

Russell R. Lonser, MD
Department of Neurological Surgery
The Ohio State University
Columbus, OH

Joshua Lucas, MD
Department of Neurosurgery
University of Southern California Keck
    School of Medicine
Los Angeles, CA

Neil Majmundar, MD
Department of Neurological Surgery
Rutgers-New Jersey Medical School
Newark, NJ

**Paul C. McCormick, MD,
    MPH, FAANS**
Gallen Professor of Neurological Surgery
Columbia University College of
    Physicians and Surgeons
New York, NY

Ahmed Mohyeldin, MD, PhD
Department of Neurosurgery and
    Otolaryngology
The Ohio State University Wexner
    Medical Centre
Columbus, OH

Jacques J. Morcos, MD
University of Miami
Jackson Memorial Hospital
Miami, FL

Robert North, MD
Department of Neurosurgery
MD Anderson Cancer Center
Houston, TX

Martin H. Pham, MD
Department of Neurosurgery
Keck School of Medicine
University of Southern California
Los Angeles, CA

Daniel M. Prevedello, MD
Department of Neurosurgery and
    Otolaryngology
The Ohio State University Wexner
    Medical Centre
Columbus, OH

Alfredo Quiñones-Hinojosa, MD
Professor of Neurosurgery
Director of The Brain Tumor Surgery
    Program
Johns Hopkins Bayview Hospital
Director, Brain Tumor Stem Cell
    Laboratory
Department of Neurosurgery and Oncology
The Johns Hopkins Hospital
Baltimore, MD

Amol Raheja, MBBS
Department of Neurosurgery
Clinical Neurosciences Center
University of Utah
Salt Lake City, UT

Ganesh Rao, MD
Department of Neurosurgery
MD Anderson Cancer Center
Houston, TX

Daniel M. S. Raper, MBBS
Department of Neurosurgery
University of Virginia Health System
Charlottesville, VA

Shaan M. Raza, MD
Assistant Professor of Neurosurgery
Department of Neurosurgery
The University of Texas M.D. Anderson
   Cancer Center
Houston, TX

Jordina Rincon-Torroella, MD
Post-Doctoral Fellow
Department of Neurosurgery
The Johns Hopkins University
Baltimore, MD

Adam M. Robin, MD
Henry Ford Hospital
Detroit, MI

Smeer Salam, MBBS
Department of Neurology
The Ohio State University Wexner
   Medical Center
Columbus, OH

Nader Sanai, MD
Department of Neurosurgery
Barrow Neurological Institute
St. Joseph's Hospital and
   Medical Center
Phoenix, AZ

Theodore H. Schwartz, MD
Department of Neurological Surgery
Cornell University
New York, NY

Ashish H. Shah, MD
University of Miami
Jackson Memorial Hospital
Miami, FL

Jason P. Sheehan, MD, PhD
Department of Neurological Surgery
Department of Radiation Oncology
University of Virginia
Charlottesville, VA

Jonathan H. Sherman, MD
Department of Neurosurgery
George Washington University
Washington, DC

Nir Shimony, MD
Department of Neurosurgery
Tel Aviv Sourasky Medical Center
Tel Aviv, Israel

Harminder Singh, MD,
  FACS, FAANS
Clinical Associate Professor of Neurosurgery
Stanford University School of Medicine
Stanford, CA

Eric Sribnick, MD, PhD
Pediatric Neurosurgeon
Nationwide Children's Hospital
Assistant Professor
Department of Neurological Surgery
The Ohio State University College of
   Medicine
Columbus, OH

Nicholas J. Szerlip, MD
Department of Neurosurgery
University of Michigan Medical Center
Ann Arbor, MI

Daniel M. Trifiletti, MD
Department of Radiation Oncology
University of Virginia
Charlottesville, VA

Bradley D. Weaver, BS
Department of Oncological Sciences
University of Utah School of Medicine
MD/PhD Program
Salt Lake City, UT

Gabriel Zada, MD, MS
Department of Neurosurgery
University of Southern California
Keck School of Medicine
Los Angeles, CA

中文版前言

应天津科技翻译出版有限公司之邀，我们组织部分青年神经外科医生及相关学者翻译了《神经肿瘤手术学》一书。此书为近年国际神经外科学的经典之作，汇集北美神经外科大师和专家提供的神经外科肿瘤病例，深入浅出剖析病例，制订精辟诊治计划，评述要点犹如画龙点睛，令人爱不释手。

本书图文并茂、别开生面，编者通过对 28 个神经外科肿瘤病例透彻分析，生动描述了现代神经外科医生处理神经系统肿瘤的方法。阅读此书，每位读者都会有身临其境的感受，仿佛直接参与具体病例的临床处置，从中领悟神经外科各种肿瘤的诊治原则和手术技巧。

本书集临床经验与学科新进展为一体，科学系统性强、涵盖面广；既可作为专科医生全面掌握神经外科肿瘤诊治的教科书，又可作为相关学者处理临床难题的参考书。英文版本是美国神经外科执业医生考试纲要，权威性和实用性可见一斑。希望此书能成为我国青年神经外科医生临床工作的良师益友，伴随中国神经外科事业的发展不断进步。

由于此书内容涉及面广、新知识点多，加之各位译者翻译风格不同，译文中定有不当之处，敬请同行们不吝赐教。

田增民
解放军总医院第六医学中心
尹丰
北京大学航天医学院
航天中心医院

序 言

亲爱的读者：

    作为"神经外科学基本原理与病例解析丛书"主编，我高兴地向你推荐这本《神经肿瘤手术学》。神经外科医生的专业培训，往往需要经历大量而复杂的临床病例实践。只有如此，他们方能掌握专科知识，具备准确判断能力，拥有娴熟操作技巧。本系列丛书出版的目的就是展示临床典型病例与处置基本原则。这些富有挑战性的病例分别来自神经外科诊所、医院急诊科和手术室的临床实践。

    本书涉及如何处理各种常见的中枢神经系统肿瘤，Lonser 教授、Elder教授等作者为大家分享其实践过程中的宝贵经验。每个章节都为读者呈现处理某种神经肿瘤的思路：引导大家评估病情、规划诊治方案、确定实施手术、处理术后并发症。"点睛之笔"在于阐明如何处理复杂变异及不典型病症。

    每个章节在描述各种病例时，为读者列出了一系列重点，告诉大家如何精准确定诊断、成功进行治疗、有效处理并发症等。这些内容有助于准备参加美国神经外科执业医生考试的群体，因为专业考试的分数即基于上述 3 个要素。

    每个章节都蕴含精辟总结，列出医疗证据和预期结果，有助于专科医生明确治疗目标，加强与患者沟通。每个章节的作者并没有提供详尽的参考文献列表，而是有针对性地提供了需额外阅读的拓展阅读文献，有利于读者深刻研究和领会。

    此书将激励读者在神经外科专家的指导下，投入神经外科肿瘤治疗的宏大医疗实践之中。

Nathan R. Selden, MD, phD

美国波特兰俄勒冈州医科大学神经外科

目 录

共同交流探讨
提升专业能力

◾◾◾ 智能阅读向导为您严选以下专属服务 ◾◾◾

 加入【读者社群】　与书友分享阅读心得，交流探讨专业知识与诊治经验。

 领取【推荐书单】　推荐医学专业好书，助您精进专业知识。

操作步骤指南

微信扫码直接使用资源，无须额外下载任何软件。如需重复使用可再次扫码。或将需要多次使用的资源、工具、服务等添加到微信"收藏"功能。

扫码添加
智能阅读向导

第1章 高级别胶质瘤

Kristin Huntoon，J.Bradley Elder

病例介绍

患者，女性，66岁，有吸烟史，右利手。主诉头痛5天，进展性言语困难2天。患者上周末参加孙女的婚礼时，身体健康状况正常；次日早晨醒来，患者感觉自己得了流感，身体疲乏。几天后的晚上，患者打电话给女儿，"声音听起来不太对"，患者女儿带她去了当地医院的急诊科，患者女儿担心自己母亲得了脑卒中。

在急诊科，患者收缩压为170mmHg（1mmHg≈0.133kPa），主诉左侧前额部疼痛伴恶心。患者在35岁时得过一次脑卒中，当时表现为头痛、急性右侧面瘫伴失语，一段时间后症状自行缓解，具体时间不明。在上次发病7年后，患者再一次出现头痛伴视力下降，此后又自行缓解，具体时间仍不明确，之后患者被诊断为偏头痛。患者这次症状与偏头痛不符，并且偏头痛症状已多年没有发作。患者7年前曾有上肢皮肤癌切除病史。

患者否认发热、寒战及近期体重增减；否认局部力弱、感觉障碍、视觉改变、鞍部麻木、尿失禁、意识改变；否认畏光、颈部强直、恶心及呕吐等脑膜炎前兆症状。

查体时，患者意识清楚、积极配合，人物和地点定向力正常；但问到当日具体时间时，患者回答的是其出生日期，患者偶有答非所问。言语及认知评估提示患者有轻度的感觉性失语。脑神经检查显示患者右侧面部感觉减退，四肢肌张力增高，肢体感觉功能正常。

问题

1. 可能的诊断是什么？
2. 最适合的影像学检查是什么？
3. 最可能的解剖学受损部位在哪里？为什么？
4. 诊断性检查的最佳时机是什么时候？

评估和计划

根据患者提供的脑卒中病史，首先对患者进行相关脑卒中排除检查。头部计算机断层扫描（CT）显示无急性脑梗死及异常灌注表现。但是，CT 显示左侧颞叶有一个团块状病灶，中心表现为低密度，边缘呈不规则增厚、密度稍高，有占位效应。因此，可能的诊断包括脑转移瘤、脑脓肿、原发性脑肿瘤和多发性硬化相关的脱髓鞘病变。对于这几个可能的诊断，磁共振成像（MRI）可用于鉴别。MRI 可以清晰显示脑内解剖结构，是最合适的影像学检查方法。对于病因不明的脑内占位性病变，MRI 检查是对临床诊断最有价值、最敏感、最具特异性的影像学检查方法。患者的 MRI（图 1.1）显示，左侧颞叶单发的边缘强化病灶并伴有周围水肿，并无脑卒中或脑脓肿的证据。患者的人口学特征和 MRI 表现也未提示如神经脱髓鞘疾病等非肿瘤性病变。综上所述，诊断可能为高级别胶质瘤，也不排除因有吸烟史而导致的肺转移癌，或者是既往皮肤癌导致的转移癌（不能明确为黑色素瘤或其他类型皮肤癌）。

为排除转移性肿瘤，患者行胸部、腹部及骨盆 CT 检查。这些部位检查均未发现原发病灶。因此，根据患者脑损害的特点及全身影像学检查，考虑最可能的诊断为多形性胶质母细胞瘤（GBM）。

GBM 的 MRI 特征为不规则边缘浸润、边界不清、广泛水肿、坏死及血管增生。一些伴有出血成分的颅内占位性病变，如脑脓肿、脑转移瘤和脑梗死等疾病的影像表现与多形性胶质母细胞瘤非常相似。GBM 的影像学特征常表现为不均匀信号，多为 T1 低信号，T2 高信号。在增强 MRI 上，与低级别肿瘤或正常大脑相比，GBM 明显强化；可见肿瘤内的囊性变、流空的血管信号、出血灶（T1 显示的高信号区）、新生的血管、坏死、显著的瘤周血管源性水肿和明显的占位效应。使用钆造影剂后，可见明显的不规则外周强化，强化灶形态不规则、呈结节状或环形。当 MRI 常规检查表现不典型时，MR 波谱检查有助于鉴别 GBM 与其他病变。GBM 的 MR 波谱特征包括胆碱峰升高，乳酸峰升高，脂质峰升高；N-乙酰天门冬氨酸峰降低，肌醇峰降低[1,2]。

本病例中，肿瘤的解剖学定位在韦尼克（Wernicke）区附近，这可以解释患者的失语症及"电报式语言"。患者片段性失语及语词混乱也可以认为是由肿瘤周围水肿或亚临床癫痫发作造成的（表 1.1）。据此，医生可以给予预防性的抗癫痫药物（AED）。鉴于可以排除淋巴瘤的诊断，高剂量的类固醇药物也是可以使用的。

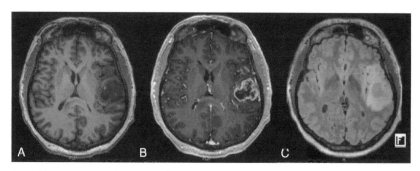

图 1.1　患者最初的 MRI。（A）T1 加权像，显示左侧颞叶孤立病灶，伴有周围水肿。（B）T1 加权强化像，显示病灶周围增强，而中心呈低信号。（C）FLAIR 序列显示病灶周围广泛水肿。

该病例被提交多学科神经肿瘤学委员会进行会诊，被建议进行神经外科治疗。

诊断要点

1. MRI 是诊断胶质母细胞瘤的最佳成像方式，通常在 T1 加权像上表现为中心低信号而病灶周围强化，提示中心区域坏死；明显的瘤周水肿（T2 加权像和 FLAIR 像高信号）和占位效应也是比较典型的表现。

2. 如果 MRI 显示脑室周围多灶性强化、无中心区域坏死，则考虑为淋巴瘤。

3. 诸如胶质瘤等脑部原发肿瘤在 MRI 上可能与脑转移瘤具有较多相似之处。全身影像学检查，如胸部 CT、腹部 CT、骨盆 CT 和（或）PET 检查，可以发现身体其他部位的恶性肿瘤，可为脑部原发肿瘤与转移瘤提供鉴别依据。

4. 先进的 MRI 技术，如 MR 波谱学、弥散张量成像（DTI）及功能性 MRI 可能有助于确定诊断，并为制订手术计划提供更多信息。有关脑卒中和癫痫发作（失语症）的症状鉴别参见表 1.1。

问题

1. 肿瘤的临床表现及影像学特征如何影响手术计划？
2. 何时是对这例患者进行干预的最佳时机？
3. 在手术干预前，是否需要其他检查？

表 1.1　脑卒中与癫痫发作的症状鉴别

	脑卒中/短暂性脑缺血发作	癫痫发作
先兆症状	无	通常无症状、小发作、预兆
起病	急性或进行性	急性，运动性癫痫发作可为单侧或双侧
发病特点	力弱，上运动神经元性面瘫	通常强直阵挛发作，如果处于癫痫发作后期，表现为轻瘫，且无运动活动，常被误诊为脑卒中
分布	与受累血管相对应的偏瘫，以及更常见的面瘫、上肢瘫或下肢瘫	通常强直阵挛发作，如果处于癫痫发作后期，表现为轻瘫，常被误诊为脑卒中

（ Source. RB Daroff, WG Bradley, *Bradleys Neurology in Clinical Practice*. Philadelphia, PA: Elsevier/Saunders; 2012.）

决策

目前最有可能的诊断为多形性胶质母细胞瘤,并且具有手术切除的指征。如果考虑为非肿瘤性疾病(如多发性硬化引起的肿胀),进一步的检查应考虑行视觉诱发电位或腰穿脑脊液特异寡克隆区带分析;如果认为肿瘤不能切除,可以先行脑组织病变活检手术,以便提供更明确的诊断。对于本例患者,根据临床表现及影像学特征,肿瘤的诊断是明确的,下一步的治疗应为手术切除肿瘤。

对于颞叶病灶,与手术入路相关的神经损伤主要包括视野损伤和失语。这些症状主要与视辐射、Wernicke区及弓状束的损伤相关[4]。在本病例中,DTI用于显示弓状束,并确定肿瘤的边界。

由于患者有感觉性失语症状,需要注意判断Wernicke区是否受累,术中是否需要进行语言区定位。由于功能性MRI(fMRI)可以明确定位语言中枢所在的区域,因此术者在术中可以做到尽可能减少对此部位的损害,保留患者的语言功能,从而提高患者的生活质量。这一过程需要患者具备配合测试的能力、良好的视觉功能,同时也需要有经验的神经放射科专家进行操作并对结果进行分析。在实施手术之前,我们对患者进行了fMRI成像,以便更好地显示Wernicke区(感觉性语言)与肿瘤的相对解剖位置(图1.2)。考虑功能区和肿瘤相距较近,所以本例开颅手术施行了清醒状态下的语言功能监测。

对于本例患者,实施手术初期目的是明确诊断,如果术中冰冻切片确认为多形性胶质母细胞瘤,那么最大限度切除肿瘤并减少手术并发症为首要目的。辅以清醒状态下语言功能监测的开颅手术,可以最大限度降低术中并发症。外科手术的辅助手段有助于最大化切除肿瘤,包括术中影像学技术(如超声或MRI),以及荧光染色技术[如

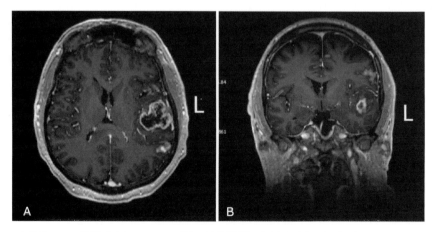

图1.2　功能性MRI显示(A)Wernicke区(轴位图像,语言理解)和(B)Broca区(冠状位图像,语言表达)的解剖位置,与周围强化的病灶相邻。

5-氨基酮戊酸（5-ALA）染色]。成像辅助设备的可用性因机构而异。目前临床正在推行使用荧光染料，这有助于从周围大脑中识别并分离肿瘤。

手术方法

实施清醒状态下的开颅手术，手术切口和骨瓣要足够大，以便术中最大限度地暴露语言中枢，即 Broca 区和 Wernicke 区，以及周围区域。患者被置于与 MRI 兼容的手术台上，手术区域铺无菌单，暴露面部，以方便麻醉师麻醉和神经科医生实施语言测试。术前注册神经导航影像包括解剖成像、神经纤维追踪和功能成像，用于术中指导肿瘤切除。

采取清醒状态下手术，应根据手术的不同阶段而调节相应的镇静水平。在开颅、显露及伤口闭合阶段，患者应被完全镇静以减少疼痛。在显露肿瘤后及肿瘤切除期间，患者应完全清醒；言语测试期间，使用电刺激来绘制大脑的语言区域。在这些过渡阶段，麻醉医生应周密安排，尽可能保证患者的安全，包括所使用的麻醉剂种类和镇静阶段采用的气道装置，比如喉罩（LMA）或气管插管，来维持镇静阶段良好的气道通气。本例患者没有施行气管插管，在语言测试之前和肿瘤切除之后，给予异丙酚和瑞芬太尼药物维持镇静。

一旦患者清醒并参与语言测试，则开始以较低电流（约 2mA）刺激来诱发语言反应。最大的振幅介于 8~12mA。皮质语言区定位原则是由 Ojemann 等发现并总结创立的[3]。能引起运动反应而不产生后放电的最高电流被用于语言映射范围标定。术中所暴露的解剖区域可能涉及语言区域时，应对患者进行各种语言测试。比如，Broca 区与面部和手部运动区毗邻，刺激 Broca 区将引起语言抑制。这种现象必须与由面部、舌肌及咽喉肌运动障碍而引起的构音困难进行区别。一旦语言区域被定位，用无菌标签予以标记。这些语言区域可能比较分散，应该给予全面定位。定位期间，患者可能会出现癫痫发作，麻醉团队须准备应对的药物，如苯二氮䓬类。此外，在受刺激区域应用冰盐水，可能有助于阻止癫痫发作。

刺激 Broca 区引起语言抑制的电流强度，同样适用于颞上回；每次电流强度依次增加 1mA，直到出现颞叶短暂的后放电。电流设置为低于后放电阈值 1mA 的强度。刺激这一区域的目的是引起命名障碍。

本例患者术中完成了语言区定位，Broca 区和 Wernicke 区都明确定位并标记。在肿瘤切除后，患者继续完成了语言映射测试。术中超声用于确认肿瘤是否全部切除。术中 MRI 用于确认肿瘤的强化部分是否完全切除（图 1.3）。

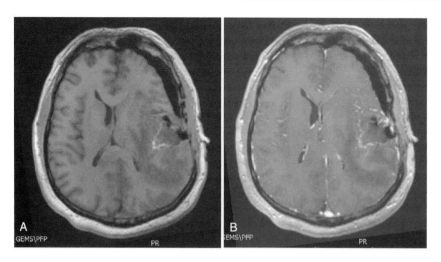

图 1.3　术中 MRI 显示肿瘤被全部切除。（A）常规 T1 加权像。（B）增强 T1 加权像。

手术要点

1. 术中定位可用于特殊部位的肿瘤切除，如在语言区域或主要运动区域。
2. 如果计划实施术中定位，大切口及大骨瓣开颅可以使感兴趣区域充分暴露，便于定位。
3. 对手术可切除的胶质母细胞瘤，术前影像学检查和手术辅助系统（如术中影像和导航），都有助于最大限度降低潜在的神经系统并发症。
4. 胶质瘤的处理比较复杂，需要多学科合作。患者通常会被纳入临床研究中。多学科合作的方式是改善患者预后的关键。

关键点

1. 在这类手术中，由于肿瘤的解剖位置、体积大小、术前症状和神经系统检查等不同，手术入路选择、清醒开颅语言区定位、术中影像等方法的使用也不尽相同。
2. 了解各区域血液供应及邻近动静脉分布，在手术规划中至关重要。
3. 最大限度地切除肿瘤，并且最大限度地减少神经系统并发症，是胶质母细胞瘤手术的最终目的，各种有利于手术的辅助工具都应被使用。

术后护理

术后将患者送入神经重症监护室，密切监测神经系统体征和管理血压。进入重症监护室（ICU）不久，患者出现严重的混合性失语，包括运动性失语、持续言语障碍和模仿性言语。术后早期头部 CT 检查（2h）显示，无出血及术后并发症表现。实验室检查，包括钠离子和血常规（CBC）检测，都在正常范围内。之后，患者的脑电图检查提示痫性放电活跃；给予抗癫痫药物，痫性活跃状态很快得到抑制，患者语言也开始改善。

术前 24h 给予患者静脉滴注抗生素。持续进行神经功能评估和化验检查（钠离子和全血细胞分析），频次在患者转入普通病房后逐渐减少。术后次日早晨，患者肢体已经可以活动，康复治疗师为患者评估了肌肉张力、平衡和言语功能。患者术前的言语障碍在术后数天明显缓解，之后患者出院回家。类固醇药物在 2 周内减完，同期患者到门诊评估手术伤口恢复情况，医生为其拆除手术缝线，并制订神经肿瘤学和放射肿瘤学辅助治疗计划。

组织病理学检查明确了 GBM 诊断，异柠檬酸脱氢酶 1（IDH1）突变阴性，Ki67 为 35%。患者接受了放射治疗（简称"放疗"）（6000 cGy/30 次）及替莫唑胺化学治疗。标准化学药物治疗（简称"化疗"）为 6 个周期，每个周期 28 天，每个周期的第 1~5 天服用替莫唑胺 200mg/m^2。影像学复查，患者有轻微的放射性反应，但没有临床症状。医生调整了治疗方案，患者在监管下完成了 12 个周期的替莫唑胺化学治疗。

数月后，她因癫痫发作出现了几次健忘、定向障碍和语言障碍症状。MRI 增强和 FLAIR 序列影像显示，邻近手术部位和胼胝体部位异常信号，高度怀疑为肿瘤进展（图 1.4）。医生将患者的抗癫痫药物进行了调整，有效预防了相关神经系统事件的发生。之后，患者参加了一个抗 GBM 的药物临床试验研究。此后，影像学检查提示患者病情进一步进展，患者中止临床试验，并开始应用贝伐单抗药物进行化学治疗；不到 4 个月的时间，患者病情进一步恶化，最终选择了临终护理。

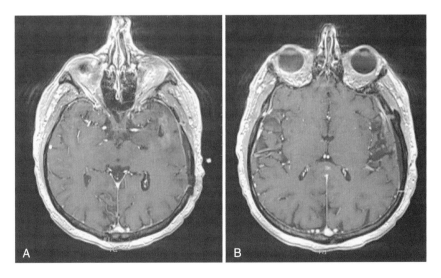

图 1.4　症状进展期的 MRI 显示，存在肿瘤的增强信号。（A）肿瘤切除空腔周围，（B）胼胝体部位。

并发症处理

胶质瘤术后的相关并发症主要包括手术部位出血、伤口感染和脑脊液(CSF)漏。遵循手术护理常规，包括伤口护理、术前使用抗生素，以及关注各种细节是降低术后并发症的关键。这些并发症可直接导致再次手术，并推迟辅助治疗的启动时间。

胶质瘤术后的其他并发症，通常包括深静脉血栓(DVT)、肺栓塞(PE)和心肺事件，比如心肌梗死和肺炎。在患者活动的早期，通常使用抗 DVT 药物(如依诺肝素)。术后的运动功能障碍会增加 DVT 和 PE 风险；随着运动功能的缺失，其他临床并发症也会逐渐出现。

癫痫是胶质瘤术前和术后的常见症状。20%~40%的成人原发脑肿瘤患者，确诊前出现癫痫发作，另有 20%~45%的患者在疾病进展过程中会有癫痫发作。癫痫的发生率取决于肿瘤的类型、级别和位置。伴有神经元发育异常的肿瘤（如神经上皮肿瘤和神经节细胞瘤）会有较高的癫痫发生率，接近 100%。生长缓慢的胶质瘤会比高级别胶质瘤更容易出现癫痫。皮质的轴内肿瘤比轴外、深部胶质瘤更容易引起癫痫。孤立的、位置靠前的颞叶肿瘤，在确诊前或疾病发展过程中更容易发生癫痫。在不考虑肿瘤位置的情况下，25%~50%的 GBM 以癫痫为首发症状，而 20%~30%的 GBM 会在疾病发展过程中出现癫痫[4]。

尽管癫痫是高发症状，但一项回顾性研究表明，GBM 患者癫痫可得到很好的控制。对于癫痫发作每月超过 1 次的难治性癫痫患者，控制率达 9%~46%[4]。这个事实强调了给予 GBM 患者完善的抗癫痫治疗管理的重要性。给予肿瘤患者适合的抗癫痫治疗是非常重要的，这可减少癫痫发作引起的肢体损害，也可减少药物依赖性癫痫的风险，还可以降低癫痫对患者生活质量的干扰。

语言皮质中枢的传统概念，包括前部的言语表达区域（Broca 区，额下回后部）和后部的语言感受区域（Wernicke 区，颞上回后部）；弓状束联络着两个区域。临床研究表明这个模型被过于简单化了。Ojemann 等[3]对 117 例患者使用电流刺激定位皮质语言区域，证明语言区域是多变的、个体化的。比如，患者可能存在较多的语言中枢；在这个研究中，至少 2/3 的患者有 2 个语言中枢。然而，大量研究表明，肿瘤和非肿瘤患者的皮质语言区具有明显的不同。对于脑肿瘤患者，特别是优势半球的颞叶肿瘤，如果能够准确地识别语言中枢，在距离语言中枢 1cm 以上切除肿瘤周边组织；这些部位虽然没有影像增强，但已有肿瘤细胞浸润，从而尽可能地做到完整切除肿瘤[5]。该结果彰显出定位技术和设备在神经肿瘤外科手术中的重要性。

并发症要点

1. 术后失语的原因包括过度切除、脑卒中、脑水肿、出血和癫痫。
2. 癫痫发作可能与出血和水肿等术后急症、依从性差、不充分的药物治疗方案或血清钠水平的改变有关，如抗利尿激素分泌失调综合征（SIADH）。
3. 伤口感染和脑脊液漏可能为亚急性并发症，并且可能需要手术介入。通过观察伤口常可以诊断，但是迟发的感染通常需要 MRI 确诊。
4. 对于大多数术后神经系统并发症，应立即行头部 CT 检查，以明确是否存在手术相关的急性并发症，比如血肿（颅内、硬膜外及硬膜下）和张力性气颅。即时的实验室检查（钠）、EEG 和 MRI 有助于判断新的术后并发症的成因。

证据和预后

胶质瘤是最常见的颅内原发恶性肿瘤。通过积极的手术处理和辅助治疗，中位生存期大约为 15 个月。延长患者生存期的一个关键因素是最大限度切除肿瘤，并且尽可能减小潜在的神经系统并发症。

基于多项回顾性研究，肿瘤切除程度是预测生存期的重要因素之一。在一项具有里程碑意义的研究中，5 个因素被作为判断患者生存期的重要指标：年龄、KPS 评分、肿瘤切除程度、坏死程度和术前增强 MRI 影像。其中，　个有利于生存期的指标是肿瘤切除：若肿瘤切除≥98%，特别有助于延长生存期限（中位生存期为 13 个月，CI 为 11.4~14.6 个月）；相比之下，肿瘤切除<98% 的患者中位生存期限为 8.8 个月，（CI 为 7.4~10.2 个月；$P<0.0001$）[6]。

术后的辅助治疗包括放射治疗和化学治疗。标准放射治疗过程为 6 周（60 Gy/30 次），同时给予替莫唑胺；随后按照"5-28 方案"进行化学治疗，即每 28 天为一个化学治疗周期，周期的前 5 天使用药物替莫唑胺。这种治疗方法通常被称为"Stupp 方案"。开拓性使用该里程碑式的治疗方案的作者进行了相关临床追踪，结果表明这种方法比单独放射治疗更有利于延长生存期（14.6 个月对比 12.1 个月）[7]。

最近发现，基因和分子学相关指标与患者的预后有关，并可以在解答患者咨询和确定适合其参加临床试验中发挥作用。比如，一项研究发现 IDH-1 变异发生在大部分年轻 GBM 患者，大多数患者为继发 GBM；而且更重要的是，他们往往具有更长的生存期[8]。另一个重要临床发现为，约 40% 的原发性 GBM 患者，其 MGMT 启动子甲基化（编码 O^6-甲基鸟嘌呤-DNA 甲基转移酶）。MGMT 启动子甲基化，可以预测 GBM 患者接受烷化剂治疗后改善状况。队列研究表明，在接受烷化剂治疗的患者中，MGMT 启动子甲基化与延长患者无进展期和总体生存率相关[9]。

由于胶质细胞瘤近乎是致命性的，所以很多患者愿意参加临床试验研究，包括确定化学治疗药物益处的大型研究，如 2005 年发表的"Stupp 方案"，或者研究基因和分子学方面影响的试验，以及评估更新治疗方法的小规模试验，这些研究可能在患者治疗方面起到重要作用。目前，新兴的治疗方法包括免疫疗法、基因疗法和靶向治疗，比如对流强化给药。这些新治疗方法的特殊作用还有待阐明。

（刘钰鹏　田增民　译）

参考文献

1. Felix R, Schorner W, Laniado M, et al. Brain tumors: MR imaging with gadolinium-DTPA. *Radiology*. 1985;156(3):681–688. doi: 10.1148/radiology.156.3.4040643.

2. Cha S, Lupo JM, Chen MH, et al. Differentiation of glioblastoma multiforme and single brain metastasis by peak height and percentage of signal intensity recovery derived from dynamic susceptibility-weighted contrast-enhanced perfusion MR imaging. *AJNR Am J Neuroradiol*. 2007;28(6):1078–1084. doi: 10.3174/ajnr.A0484.

3. Ojemann G, Ojemann J, Lettich E, Berger M. Cortical language localization in left, dominant hemisphere. An electrical stimulation mapping investigation in 117 patients. *J Neurosurg*. 1989;71(3):316–326. doi: 10.3171/jns.1989.71.3.0316.

4. van Breemen MS, Wilms EB, Vecht CJ. Epilepsy in patients with brain tumours: epidemiology, mechanisms, and management. *Lancet Neurol*. 2007;6(5):421–430. doi: 10.1016/S1474-4422(07)70103-5.

5. Haglund MM, Berger MS, Shamseldin M, Lettich E, Ojemann GA. Cortical localization of temporal lobe language sites in patients with gliomas. *Neurosurgery*. 1994;34(4):567–576; discussion 576. doi: 10.1097/00006123-199404000-00001

6. Lacroix M, Abi-Said D, Fourney DR, et al. A multivariate analysis of 416 patients with glioblastoma multiforme: prognosis, extent of resection, and survival. *J Neurosurg*. 2001;95(2):190–198. doi: 10.3171/jns.2001.95.2.0190.

7. Stupp R, Mason WP, van den Bent MJ, et al. Radiotherapy plus concomitant and adjuvant temozolomide for glioblastoma. *N Engl J Med*. 2005;352(10):987–996. doi: 10.1056/NEJMoa043330.

8. Parsons DW, Jones S, Zhang X, et al. An integrated genomic analysis of human glioblastoma multiforme. *Science*. 2008;321(5897):1807–1812. doi: 10.1126/science.1164382. P

9. Hegi ME, Diserens AC, Gorlia T, et al. MGMT gene silencing and benefit from temozolomide in glioblastoma. *N Engl J Med*. 2005;352(10):997–1003. doi: 10.1056/NEJMoa043331.

第 2 章　少见胶质瘤

Chikezie I. Eseonu，Jordina Rincon-Torrella，
Alfredo Quiñones-Hinojosa

病例介绍

　　患者，女性，79 岁，右利手，既往有高血压和由肺癌导致的右肺叶切除病史。此次发病因进行性右手无力，被送往急诊科。患者主诉在过去 2 周多次摔倒，并感到右侧身体无力。在这段时间，肢体无力变得越来越严重，她已经不能用右手写字或打字。为了应对频繁摔倒，患者显著限制了自身活动。该患者有吸烟史，20 年前戒烟；否认饮酒，没有脑瘤或脑血管病的家族史。神经系统检查，右上肢肌力为 4+/5，左上肢为 5/5，右下肢为 4-/5，左下肢为 5/5；上肢平伸试验阴性，双侧腱反射正常且对称。其他神经系统检查无明显异常。发病 4 年前，她曾因头痛而行磁共振成像（MRI）检查，结果并无明显异常。

问题

1. 有哪些鉴别诊断？
2. 应当进行哪些影像学检查？
3. 何时是诊断检查的适当时机？

评估和计划

　　急诊科医生安排患者行胸部、腹部和骨盆 CT，以排除可能的转移性疾病。脑磁共振检查显示，左顶叶轴内强化病变，约 3cm×3cm，侵及左侧胼胝体压部，靠近左侧脑室后部（图 2.1）。鉴别诊断包括高级别胶质瘤、转移瘤、淋巴瘤、脓肿、创伤和梗死。

　　鉴于患者临床症状呈亚急性进展，需要入住医院重症监护病房或观察室；进而行液体补充，完成术前的实验室全面检查（血细胞计数、电解质、血型筛查、凝血情况），纠正各种代谢异常。持续静脉注射地塞米松，直至确诊病变引起的脑水肿已不明显。可应用抗癫痫药物治疗，例如左乙拉西坦 1000mg/12h，或苯妥英 1g 静脉滴注，然后100mg/8h 静滴维持。如果患者有液体或钠缺失，需要对血清和尿液渗透性进行内分泌学评估。

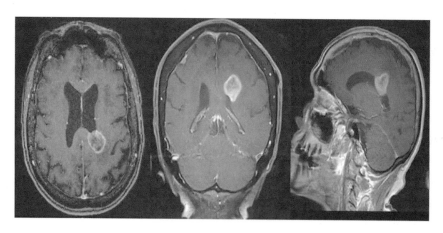

图 2.1 T1 加权 MRI 影像（轴位、冠状位、矢状位），显示左顶叶强化占位病变，3cm×3cm，侵入左侧胼胝体，累及左侧脑室后部。

诊断要点

1. 对于存在颅内占位病变的患者，通常建议进行早期诊断和防治，明确病史，行体格检查、影像学检查和术前管理。

2. 体格检查对于帮助定位脑部病变很重要。

3. 对于有向脑部转移可能的颅外原发性癌症患者，需要进行转移性病变排查。脑转移的常见来源包括肺癌、乳腺癌、肾癌、胃肠道癌和黑色素瘤。

4. 在 MRI 或 CT 扫描中，GBM 通常表现为边界不规则的占位性肿块，应用造影剂可使其增强，常伴有病灶周围水肿和中央坏死。血管造影显示病变血供丰富，存在动静脉异常分流。

5. 对于既往无癫痫发作的胶质瘤患者，不需要预防性服用抗癫痫药物，除非患者要进行开颅手术[1]。有一次或多次癫痫发作的患者，需要抗癫痫治疗，直到肿瘤得到控制。经典的抗癫痫药物（如苯妥英、卡马西平和丙戊酸）具有相似的疗效，但存在副作用和药物之间的相互作用。左乙拉西坦是脑瘤患者的首选，因为其药物相互作用较少，起效快，一般耐受性较好。

6. 类固醇对于转移癌较浸润性胶质瘤更有效。对于没有使用过任何类固醇的成年脑瘤患者，可以首次使用地塞米松 10mg，然后追加 4~6mg/6h。如果有严重的血管源性水肿，剂量可升至 10mg/4h[2]。对于已经服用类固醇，并且神经系统功能突然下降的患者，紧急应用剂量可以是常规剂量的 2 倍。对于疑似原发性中枢神经系统淋巴瘤，用药必须格外小心；这种肿瘤占原发性中枢神经系统肿瘤的 3%[3,4]。如果病变周围水肿和占位效应不大，在活检前应避免应用类固醇，否则可能会妨碍组织病理学诊断。

问题

1. 有哪些因素影响 GBM 预后？
2. 切除肿瘤的程度和生存率之间有何关系，有哪些因素不利于进行完全切除？
3. 放射学检查结果和临床表现如何影响手术规划？
4. 应如何进行手术？

决策

　　鉴于患者右侧肢体无力和转移病变检查的阴性结果，需要进行手术来明确诊断和缓解症状。患者肢体无力已经持续 2 周，应在患者入院后 1 周内进行手术，以防止病情进一步恶化。由于患者高龄，手术前需进行完善的术前检查，对合并症进行处置，以确保患者满足手术要求。

　　病变位于优势半球脑室周围，同时也在中央运动区周围。考虑此特殊位置，建议采用术中唤醒开颅手术，并行运动区皮质定位。另一种方法是在皮质功能定位或神经功能监测下［即体感诱发电位（SSEP）、运动诱发电位（MEP）和相位反转］进行全麻手术。在切除肿瘤时，唤醒开颅术可以实时评估患者的神经系统功能状态，以便达到最佳切除程度并减少术后神经缺陷。当然，这种手术会有一个学习曲线，外科医生还得考虑患者参与手术的意愿和能力[5-7]。

　　越来越多的研究报道生存率提高与切除程度相关，不过有些研究仍显示只有全切与提高生存率有关[8-11]。许多方法可以提高肿瘤的切除程度，同时最大限度地减轻神经损伤，比如利用功能性 MRI、术中 MRI 实施的术中导航技术，利用术中皮质直接刺激进行神经功能监测，以及利用 5-氨基甲磺酸(ALA) 来帮助在手术切除过程中显示 GBM 组织等[12]。

问题

1. 应当如何处理皮质下病变？
2. 术中使用直接皮质刺激有哪些常见并发症？

手术方法

　　患者接受了术中唤醒的左侧开颅手术，并直接通过皮质刺激监测运动功能。患者仰卧，用头架固定头部，向病变对侧偏斜 45°。脑电图监测器与患者头部连接，以监测癫痫发作的活动。神经导航用于确定病变部位和手术入路。术中使用手术显微镜，准备 2 单位的袋装红细胞。精心设计切口非常重要。铺单时要注意，覆盖手术区域的同时，要暴露患者颜面部，以便术中唤醒时，患者的视觉不被遮挡。采用马蹄形肌皮瓣，围绕病变进行骨瓣开颅术。在打开硬脑膜之前，患者会被唤醒。在硬脑膜注射局部麻醉剂后，打开硬脑膜，并使用一个直接皮质刺激器来确定大脑的运动区域。皮质刺激从 2mA 开始，使用脉冲持续时间为 0.5ms 的双相方波，脉冲频率为 50Hz。当刺激入脑皮质时，要求患者移动刺激皮质所支配侧的肢体；刺激器强度可增加至 8mA，或直到患者无法移动或支配侧肢体出现不自主运动。引起异常运动反应的相应皮质将视为运动皮质。皮质切除术要先远离运动皮质、感觉皮质，再将肿瘤切除。根据活检冰冻标本诊断为胶质母细胞瘤（图 2.2）。

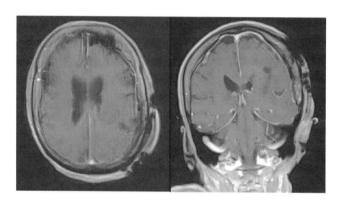

图 2.2　左侧大脑开颅手术后 MRI 图像（轴位和冠状位），显示手术全部切除强化病变。

手术要点

1. 影响肿瘤完整切除的因素包括大脑重要功能区的病变，或累及脑皮质下深部、血管结构或脑干的病变。
2. 对于功能区肿瘤，尽可能切除肿瘤的获益必须与损害功能皮质和引起神经系统功能障碍的风险相权衡。

关键点

1. 如果患者存在唤醒开颅手术的禁忌证（如严重呼吸困难、难以控制的咳嗽、抗重力运动功能不足、偏瘫、发育迟缓、反应迟钝、沟通困难或不愿接受此种手术），那么应该选择全身麻醉下手术。

2. 如果患者在皮质刺激过程中癫痫发作，可在皮质上行冷水灌注。如果仍然有癫痫发作迹象，则必须考虑使用静脉注射左乙拉西坦或米达唑仑药物，而且与麻醉师持续沟通至关重要。
3. 在皮质下切除肿瘤期间，如果患者出现无力或运动功能丧失，应停止切除肿瘤。在再次开始切除肿瘤之前，应刺激皮质下区域以确定切除范围。

术后护理

影响 GBM 预后的因素包括年龄、肿瘤切除程度（切除肿瘤容积>70%，结局较好）、功能表现评分（KPS 评分>70，预后较好）、身体状况、囊性成分和辅助放化疗[13]。

如果患者在手术前有癫痫发作，手术后停止，抗癫痫治疗药物可以在手术后数周至数月逐渐减少[14]；如果手术后癫痫发作，那么终身需要服用抗癫痫药物。

手术后出现肿瘤相关水肿，通常给予类固醇药物。患者术后就诊时，应注意连续监测病症，以确定是否继续使用类固醇。由于类固醇药物的常见副作用，如增加感染、肌病和血栓形成，因此一旦临床可行，就应逐渐减少类固醇剂量。随着肿瘤逐渐减小，放射治疗时可以做到少用或不用类固醇，并且在治疗结束后将其停用[15]。

应当使用 MRI 监测治疗后肿瘤的进展。对于恶性胶质瘤，建议患者每隔 3 个月进行连续 MRI 监测[16]。

对于辅助治疗，Stupp 方案建议，对新诊断 GMB 的未满 70 岁体格较好的放射治疗患者，应同时加用替莫唑胺；从放射治疗的首日至结束日，替莫唑胺 $75mg/m^2$，每周 7 天；而放射治疗采用 2Gy/d，每周 5 天，共计 6 周（总量 60 Gy）方案[17,18]。放化疗联合方案完成 4 周后，应当再进行 6 个周期的替莫唑胺化学治疗；每个周期 28 天，其中第 1 到第 5 天应用替莫唑胺，剂量为 $150\sim200mg/m^2$[18]。对于个别病例，完成 6 个周期化学治疗后仍有残留的强化肿瘤，可以考虑增加化学治疗的周期数；但目前并没有文献证实，替莫唑胺应用超过 6 个周期会对患者有益。

放射疗法用于治疗 GBM 已有数十年，并已证明其具有延长生存期的益处[4]。放射治疗范围应包含 T1 影像增强部分，以及肿瘤周边 2～3cm[19]。

对于 KPS 评分<50、巨大和多病灶患者，应加强支持性护理。

并发症处理

本例患者术后恢复良好，与术前情况相比，检查结果稳定。患者术后第 6 天出院，并开始康复治疗。手术后 3 周，患者因右侧肢体无力加重（右上肢肌力 2/5，右下肢 3/5），被送回急诊科。MRI 复查显示，左顶叶一个巨大周边强化肿块，具有中心坏死和周围水肿（图 2.3）。

通常在 GBM 切除后，新出现边缘强化的病变，应考虑肿瘤复发、新生肿瘤、放射性坏死（如果接受放射治疗）、脓肿或炎症。为了确定病变性质，应进行如下检查：磁共振波谱分析（可区分肿瘤与放射性坏死）、脑血流体积图分析（肿瘤血流>2.6mL/g，而放射性坏死血流<0.6mL/g）、正电子发射计算机断层显像（PET）（肿瘤摄取葡萄糖量代谢活性升高，而放射性坏死则代谢活性降低）。病变活组织检查可以最终鉴别肿瘤与其他病变，如放射性坏死、炎症或脓肿[20]。

胶质母细胞瘤以侵袭性快速生长而为人们熟知，更甚者，据报道某些病变出现早期复发和软脑膜传播。上皮样亚型和横纹肌样亚型为 GBM 的两种亚型，常见于 30 岁以下的年轻患者，尽管术后积极进行治疗，但仍较典型 GBM 的中位存活时间短[18,21,22]。免疫组化可以发现肿瘤阳性标记，如 BRAF 突变、胶质纤维酸性蛋白（GFAP）和波形蛋白，这些标志物有助于识别肿瘤亚型[23]。

对于快速复发的 GBM，尚无明确的治疗标准。治疗决策通常基于患者的年龄、既往治疗、KPS 评分和复发形式。20%～30%的复发性 GBM，可以进行第二次手术[15]。复发肿瘤通常体积很大，并导致神经功能障碍。再次手术的最佳时机是在首次手术和辅助治疗后 6 个月，但是对于肿瘤生长迅速、症状明显的患者，以及初始切除肿瘤不理想的患者，通常需要更早的手术干预。

再次放射治疗的作用，文献报告结果仍不明确。尽管有各种分次放射治疗策略，但未能证明其益处[24,25]。欧洲治疗复发 GBM，倾向于采用亚硝基脲疗法（如洛莫司汀）、交替使用替莫唑胺和贝伐单抗[26]。没有证据表明，加量服用替莫唑胺对复发 GBM 患者具有更好的疗效[27]。

复发 GBM 再次手术的并发症，包括水肿、感染、癫痫、出血、神经系统损害、脑脊液漏、伤口开裂及死亡[28]。

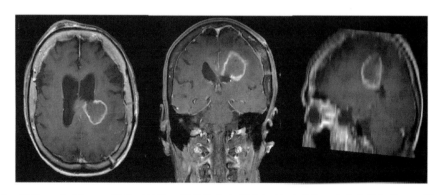

图 2.3　强化 T1 加权 MRI 影像（轴位、冠状位和矢状位）显示手术（病变完整切除）3 周后肿瘤复发。

胶质瘤手术后的其他并发症包括因胶质瘤生长所致的颅内压升高，可以用类固醇、脱水剂、脑室外引流或手术减压来治疗。胶质瘤患者还易发生进展性血栓事件，继发于运动功能障碍、类固醇、放化疗或肿瘤释放的血管活性因子，可应用抗凝剂或腔静脉过滤器治疗[29]。

并发症要点

1. 仔细的手术前后分析和常规磁共振复查，对于监测 GBM 复发是必要的。
2. 快速复发的 GBM 预后较差，应当将患者的护理目标纳入治疗规划。

证据和预后

经放射治疗联合替莫唑胺治疗，GBM 患者的中位生存期为 14.6 个月，其中 26.5% 的患者确诊后存活 2 年。单纯应用放射治疗，中位存活期为 12.1 个月，10.4% 的患者存活 2 年[30]。

芬兰的一项针对 23 例患者的小型随机研究表明，对于 65 岁以上的间变性星形细胞瘤或 GBM 患者，手术切除的中位生存期为 171 天，而单纯活检的中位生存期仅为 81 天（$P=0.035$）[31]。

（朱哲宇　田增民　译）

参考文献

1. Tremont-Lukats IW, Ratilal BO, Armstrong T, Gilbert MR. Antiepileptic drugs for preventing seizures in people with brain tumors. *Cochrane Database Syst Rev.* 2008;2:CD004424. doi: CD004424

2. Galicich JH, French LA. Use of dexamethasone in the treatment of cerebral edema resulting from brain tumors and brain surgery. *Am Pract Dig Treat.* 1961;12:169–174.

3. Hoang-Xuan K, Bessell E, Bromberg J, et al. Diagnosis and treatment of primary CNS lymphoma in immunocompetent patients: guidelines from the european association for neuro-oncology. *Lancet Oncol.* 2015;16:e322–e332.

4. Rigau V, Zouaoui S, Mathieu-Daude H, et al. French brain tumor database: 5-year histological results on 25 756 cases. *Brain Pathol.* 2011;21:633–644

5. De Benedictis A, Moritz-Gasser S, Duffau H. Awake mapping optimizes the extent of resection for low-grade gliomas in eloquent areas. *Neurosurgery.* 2010;66:1074–1084; discussion 1084.

6. Duffau H, Lopes M, Arthuis F, et al. Contribution of intraoperative electrical stimulations in surgery of low grade gliomas: a comparative study between two series without (1985-96) and with (1996-2003) functional mapping in the same institution. *J Neurol Neurosurg Psychiatry.* 2005;76:845–851.

7. Sacko O, Lauwers-Cances V, Brauge D, Sesay M, Brenner A, Roux FE. Awake craniotomy vs surgery under general anesthesia for resection of supratentorial lesions. *Neurosurgery.* 2011;68:1192–1198; discussion 1198–1199.

8. Brown PD, Maurer MJ, Rummans TA, et al. A prospective study of quality of life in adults with newly diagnosed high-grade gliomas: the impact of the extent of resection on quality of life and survival. *Neurosurgery.* 2005;57:495–504; discussion 495–504.

9. Chaichana KL, Jusue-Torres I, Navarro-Ramirez R, et al. Establishing percent resection and residual volume thresholds affecting survival and recurrence for patients with newly diagnosed intracranial glioblastoma. *Neuro Oncol.* 2014;16:113–122

10. Kreth FW, Thon N, Simon M, et al. Gross total but not incomplete resection of glioblastoma prolongs survival in the era of radiochemotherapy. *Ann Oncol.* 2013;24:3117–3123.

11. McGirt MJ, Chaichana KL, Gathinji M, et al. Independent association of extent of resection with survival in patients with malignant brain astrocytoma. *J Neurosurg.* 2009;110:156–162.

12. Stummer W, Pichlmeier U, Meinel T, et al, Fluorescence-guided surgery with 5-aminolevulinic acid for resection of malignant glioma: a randomised controlled multicentre phase III trial. *Lancet Oncol.* 2006;7:392–401.

13. Ashby LS, Ryken TC. Management of malignant glioma: steady progress with multimodal approaches. *Neurosurg Focus.* 2006;20:E3.

14. Kerrigan S, Grant R. Antiepileptic drugs for treating seizures in adults with brain tumours. *Cochrane Database Syst Rev.* 2011;8:CD008586. doi:CD008586

15. Weller M, van den Bent M, Hopkins K, et al. EANO guideline for the diagnosis and treatment of anaplastic gliomas and glioblastoma. *Lancet Oncol.* 2014;15:e395–e403.

16. Wen PY, Macdonald DR, Reardon DA, et al. Updated response assessment criteria for high-grade gliomas: response assessment in neuro-oncology working group. *J Clin Oncol.* 2010;28:1963–1972.

17. Hart MG, Garside R, Rogers G, Stein K, Grant R. Temozolomide for high grade glioma. *Cochrane Database Syst Rev.* 2013;4:CD007415.

18. Stupp R, Mason WP, van den Bent MJ, et al. Radiotherapy plus concomitant and adjuvant temozolomide for glioblastoma. *N Engl J Med.* 2005;352:987–996.

19. Laperriere N, Zuraw L, Cairncross G.; Cancer Care Ontario Practice Guidelines Initiative Neuro-Oncology Disease Site Group. Radiotherapy for newly diagnosed malignant glioma in adults: a systematic review. *Radiother Oncol.* 2002;64:259–273.

20. Hou LC, Veeravagu A, Hsu AR, Tse VC. Recurrent glioblastoma multiforme: a review of natural history and management options. *Neurosurg Focus.* 2006;20:E5.

21. Kleinschmidt-DeMasters BK, Alassiri AH, Birks DK, Newell KL, Moore W, Lillehei KO. Epithelioid versus rhabdoid glioblastomas are distinguished by monosomy 22 and immunohistochemical expression of INI-1 but not claudin 6. *Am J Surg Pathol.* 2010;34:341–354.

22. Sugimoto K, Ideguchi M, Kimura T, et al. Epithelioid/rhabdoid glioblastoma: a highly aggressive subtype of glioblastoma. *Brain Tumor Pathol.* 2016;33:137–146.

23. Babu R, Hatef J, McLendon RE, et al. Clinicopathological characteristics and treatment of rhabdoid glioblastoma. *J Neurosurg.* 2013;119:412–419.

24. Fogh SE, Andrews DW, Glass J, et al. Hypofractionated stereotactic radiation therapy: an effective therapy for recurrent high-grade gliomas. *J Clin Oncol.* 2010;28:3048–3053.

25. Grosu AL, Weber WA, Franz M, et al. Reirradiation of recurrent high-grade gliomas using amino acid PET (SPECT)/CT/MRI image fusion to determine gross tumor volume for stereotactic fractionated radiotherapy. *Int J Radiat Oncol Biol Phys.* 2005;63:511–519.

26. Wick W, Puduvalli VK, Chamberlain MC, et al. Phase III study of enzastaurin compared with lomustine in the treatment of recurrent intracranial glioblastoma. *J Clin Oncol.* 2010;28:1168–1174.

27. Brada M, Stenning S, Gabe R, et al. Temozolomide versus procarbazine, lomustine, and vincristine in recurrent high-grade glioma. *J Clin Oncol.* 2010;28:4601–4608

28. Nieder C, Grosu AL, Molls M. A comparison of treatment results for recurrent malignant gliomas. *Cancer Treat Rev.* 2000;26:397–409.

29. Perry JR. Thromboembolic disease in patients with high-grade glioma. *Neuro Oncol.* 2012;14(Suppl 4): iv73–iv80.

30. Kleihues P, Ohgaki H. Primary and secondary glioblastomas: from concept to clinical diagnosis. *Neuro Oncol.* 1999;1:44–51.

31. Vuorinen V, Hinkka S, Farkkila M, Jaaskelainen J. Debulking or biopsy of malignant glioma in elderly people—a randomised study. *Acta Neurochir (Wien).* 2003;145:5–10.

第3章 松果体区肿瘤

Daniel R. Felbaum, Jonathan H. Sherman，Walter C. Jean

病例介绍

患者，女性，22 岁，既往健康，因头痛、突发恶心和呕吐 1 个月，就诊于社区医院。患者头痛表现为渐进性。最近 1 个月，家属也观察到她出现健忘、意识模糊的情况。神经系统检查发现她有视神经盘水肿。随后 CT 显示脑积水、松果体区团块状占位病变。患者被迅速转至大学附属医院。在医院重症监护室（ICU），医生为她紧急放置脑室外引流管（EVD）来控制颅内压（ICP），并进行脑 MRI（图 3.1）。

问题

1. 根据 MRI 表现，需要考虑哪些诊断？
2. 鉴别诊断对下一步治疗有哪些影响？
3. 除了控制脑积水外，放置脑室外引流管对患者还有什么益处？

评估和计划

MRI 结果显示松果体区占位性团块强化。经脑室外引流管，留取脑脊液（CSF）送去检测 α-甲胎蛋白（AFP）和 β-人绒毛膜促性腺激素（β-HCG）；这两项生物标志物均回报阴性。尽管如此，鉴别诊断时仍要考虑生殖细胞肿瘤和多种其他类型的肿瘤，包括松果体实质肿瘤（PPT）、胶质细胞瘤、脑膜瘤、转移瘤和其他肿瘤类型。鉴于病变组织学结果对后续治疗方案非常关键，医生同时实施了内镜下第三脑室底造瘘术（ETV）和活检。硬质神经内镜经单一骨孔置入脑室，骨孔居脑室外引流管孔前方 1.5cm。由于该患者 Monro 孔扩张，沿位于更前方的骨孔进入，可以到达第三脑室底部和松果体区域。活检标本经组织病理学分析，诊断为松果体实质肿瘤（PPT）；由于活检的样本量太少，无法进一步分型。医生拟进行 CT 静脉造影检查，以便评估深静脉系统位置及其与肿瘤的关系，为下一步的手术干预做准备。

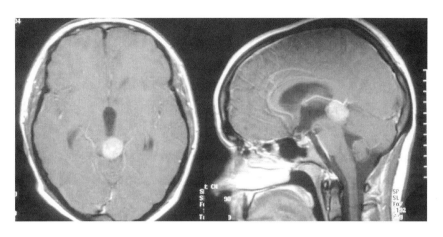

图 3.1　轴位和矢状位 MRI 钆强化扫描显示松果体区肿瘤。

问题

1. 如果脑脊液标志物（AFP、β-HCG）是阳性的，是否仍需要进行活检？
2. 如果脑脊液标志物是阴性的，比如此例患者，为什么在进行治疗干预前必须先进行活检？
3. 同时进行 ETV 和活检时，选择一孔和两孔入路的解剖学注意事项有哪些？
4. 深静脉系统的解剖结构如何影响手术入路？

诊断要点

1. AFP 或 β-HCG 是诊断恶性生殖细胞肿瘤的依据。这些标志物在脑脊液中的测定比在血清中更敏感。甲胎蛋白在内胚窦瘤、胚胎细胞癌和未成熟畸胎瘤中可呈阳性。β-HCG 可出现在绒毛膜癌、胚胎细胞癌和生殖细胞瘤中。尽管这些肿瘤标志物已被证实，但其缺失并不能排除恶性生殖细胞肿瘤。
2. 如果肿瘤标志物检查阴性，如此例患者，就要进行活检以排除生殖细胞肿瘤。如果活检确定诊断为恶性生殖细胞肿瘤，下一步治疗更适合化疗和放疗，而不是手术。
3. 对于梗阻性脑积水患者，内镜手术既可以通过第三脑室底造瘘术进行脑脊液分流，也可以获得肿瘤标本来进行组织病理学诊断。为此，选择内镜通过单一骨孔，还是两个分开的骨孔，决策取决于脑室腔的大小。一般情况下，只要脑室和肿瘤体积较大，在 Kocher 点前方的单孔入路就可以同时达到上述两个目的。

决策

由于活检证实诊断为松果体实质肿瘤（未分级），此时需要做出决策：是选择切除肿瘤，还是采取较为保守的治疗措施。在松果体实质肿瘤中，松果体细胞瘤是缓慢生长的肿瘤，世界卫生组织（WHO）将其定为Ⅱ级病变。它在松果体实质肿瘤中占30%～60%，完全切除这些肿瘤有可能治愈。此例患者年轻，既往健康，她的肿瘤很可能是松果体细胞瘤，因此医生决定进行手术切除。

在松果体区肿瘤可选择的几种手术入路中，最常用的是幕下小脑上入路（ISA）和枕下小脑幕入路（OITA）。对于松果体实质肿瘤，ISA 有一些天然优势。由于多数情况下，松果体实质肿瘤会向上推挤其周围的大脑大静脉和其他深静脉，因此经幕下小脑上入路进行外科手术切除肿瘤时，可以保护这些静脉不受损伤。对于中线部位的肿瘤，在进行手术操作时，可以从肿瘤的两侧进行处理；这在切除冠状面和轴位面较宽的肿瘤时尤其重要。然而，幕下小脑上入路手术的难度与小脑幕倾斜度成正比。目前如何评估这种倾斜度，专家们还未达成共识。作者团队近期使用一条垂直于第四脑室底部的线，作为参考线来测量倾斜度。通过这种方法，在一项大型队列研究中，小脑幕的角度介于 45°～75°。如果患者小脑幕倾斜度较大，手术时需要经过小脑幕下方的长而陡的路径，术者将面临很大挑战。屈曲颈椎并采取坐位可以减少上述部分挑战；即使这样，对于小脑幕倾斜度超过 65°的患者，实施 ISA 是非常困难的。

ISA 的这个弱点恰好是 OITA 的优点。对于 OITA，小脑幕倾斜度大，使术者更容易操作，更容易抵达手术目标。图 3.2 显示了一个小脑幕倾斜度大的病例。通过OITA，我们切除了患者血管母细胞瘤。OITA 入路需要患者侧卧位，患侧向下，借助重力作用显露枕叶。即便如此，枕叶仍存在较大的损伤风险，可导致手术入路相关的视觉并发症。对于松果体实质肿瘤，在采用 OITA 入路时，深静脉位于术者与切除目标之间。此外，如果松果体实质肿瘤较大，入路对侧的肿瘤部分很难显露，容易被大脑镰遮挡。基于这些原因，ISA 通常比 OITA 更适合松果体实质肿瘤。

最近，一些团队开展经内镜幕下旁正中入路，切除体积较小的松果体肿瘤。旁正中入路的优点在于，手术通道可避开中线桥静脉，甚至是 Galen 静脉。尽管少许先驱者已经成功使用这一技术，但随着时间的推移，我们仍需要更多的安全数据来推广这种方法的应用。

问题

1. 小脑中央前静脉在 ISA 时，常阻碍进入松果体区的手术路径，术中这条静脉通常如何处理？

2. 患者坐姿体位手术时，面临的最大风险是什么？必须采取哪些预防措施？

3. 在 OITA 手术时，切开小脑幕之前，必须确认哪些解剖结构？

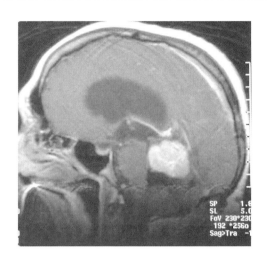

图 3.2 矢状 MRI 钆强化扫描显示，上蚓部肿瘤均匀增强。注意，小脑幕的倾斜度较大；加之患者的骨性结构粗大，使得以坐位的方式进行幕下小脑上入路非常困难。此位血管母细胞瘤经枕下小脑幕入路切除。

手术方法

术式选择为 ISA。虽然该术式可采用侧卧位和俯卧位等多种体位，但首选的体位是坐位。重力作用可最大限度减少术野中血液汇集，并使小脑下垂、暴露入路通道。术中需仔细监测心前区多普勒、呼气末二氧化碳分压，为防止空气栓塞提供有效保障。预留中心静脉导管也很关键，一旦发生空气栓塞，导管可以排出空气。

患者先仰卧位，通过逐步抬高手术床，最终调整为坐位。手术头架固定头部并屈曲头位，使小脑幕尽可能与地面平行。但需注意最终固定体位时，患者下颌和胸骨柄之间必须保持两指宽的空间，以防止气道压力升高和静脉回流受阻。

自枕骨隆突上方 2cm 至颈椎中段做一个正中直切口，向两侧剥离软组织，暴露从枕骨隆突向下至枕骨大孔的枕骨下区域。为了更好地显露，将切口向下延伸至颈椎，但不必分离附着在椎板上的肌肉。紧邻窦汇和横窦下方的中线两侧钻两个骨孔，术中导航有助于确定钻孔位置。通常在距中线两侧各 2cm 处钻孔，然后扩大骨窗至枕骨大孔正上方水平。这种入路通常不需要打开枕骨大孔。在掀开骨瓣后，磨薄覆盖在窦汇两侧、横窦表面上的颅骨，并使用咬骨钳小心地去除覆盖在这些静脉结构上的薄骨片。对 ISA 来说，暴露横窦下半部分通常就足够了。

将硬脑膜以横窦为基底 U 形切开。打开幕下中线、小脑上通道，然后仔细分离小脑幕和小脑上表面之间的蛛网膜粘连。将中线的桥静脉电凝切断，但保留外侧相关的静脉。小脑背侧表面用棉片保护好，用脑压板压住棉片，并在整个手术过程中保护小脑免受手术操作影响，此处使用脑压板的目的是固定棉片不移位，而不是为了牵引。当分离接近切除目标时，常会遇到蛛网膜帘。它将浅表手术通道与四叠体池、整个松果体区域分隔，必须进行锐性分离后，方能继续手术（图 3.3A）。一旦完成此过程，可看到从小脑上蚓部发出汇入大脑大静脉的小脑中央前静脉，将其电凝并安全分开。

　　肿瘤的后部被暴露出米。病变呈浅灰色，表面上覆盖着血管（图 3.3B）。用双极电凝包膜，然后切开。肿瘤质软，血运丰富。先进行瘤内切除，缩小肿瘤体积，随着手术的进行，肿瘤壁也逐渐塌陷下来，最后切除整个瘤壁，第三脑室充分暴露。可见两侧大脑内部静脉得到保护，其最终汇入大脑大静脉。由于大脑大静脉位于术野上方，且被蛛网膜覆盖，并不能直接观察到。

　　闭合时，用缝合线重新缝合硬脑膜，使用硬脑膜替代材料覆盖，增加缝合的密闭性。颅骨瓣复位，闭合其余软组织。以尼龙线缝合皮肤，形成水密封闭。术后 MRI 显示肿瘤被完全切除（图 3.4）。

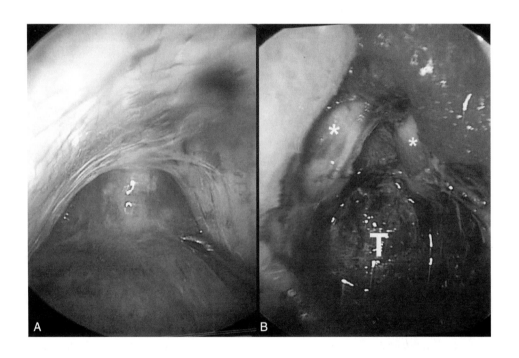

图 3.3 （A）小脑幕下，靠近中线切口的手术视图。清晰可见蛛网膜帘阻挡了通往松果体区域的手术通路，此膜必须锐利切开。可以看到小脑中央前静脉直接走行蛛网膜的后方。（B）松果体肿瘤的手术视图（T）。*表示远端大脑内静脉与 Galen 静脉连接。

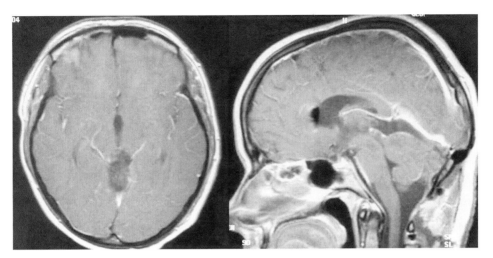

图 3.4　MRI 钆增强图像（轴位和矢状位）显示，松果体肿瘤完全切除。最后病理诊断是"松果体母细胞瘤"。

手术要点

1. 在选择 ISA 时，术者必须预估到较厚的蛛网膜帘会阻挡进入四叠体池和松果体区域。虽然锐性解剖可能有风险，尤其当多个静脉靠近它后方时，但此过程却是必要的。由于这层膜较厚，不适宜进行钝性分离，而且过于粗暴地钝性操作，很可能会撕裂它后方的小脑中央前静脉。首选方法是在正中线的旁边锐性分开蛛网膜，以避开中央前静脉。

2. 一旦打开蛛网膜，就进入可到达 Galen 静脉的自然解剖间隙。对于直径小于 2cm 的肿瘤，一旦中央前静脉被分开，就必须向下探查，因为小脑蚓部的顶端经常遮挡肿瘤。此时，通常需要调整小脑背侧表面的牵开器以便发现肿瘤。

关键点

1. 虽然坐位对 ISA 具有天然优势，但并非所有患者都适用。特别是那些身体质量指数（BMI）高的患者，坐位可能不安全，存在术中从坐位跌落的危险。每个麻醉、护理、手术团队也必须了解其对这个位置的熟悉程度和适应度。尽管患者俯卧位时，血液会聚集在手术野内，而侧卧位时不能靠重力移动小脑，但如果认为患者坐位不安全时，俯卧、侧卧位还是可选择的。

关键点

2. 如果小脑幕的倾斜度非常大（如小脑幕与第四脑室底平行），或者松果体区肿瘤向下推挤深静脉（如脑膜瘤），则 OITA 优于 ISA。手术时，患者采用病变侧居下的侧卧位，以便枕叶在重力的作用下离开分离位置。手术的关键在于，切开小脑幕之前必须首先识别直窦。这样可以避免错误地将切口定位在大脑镰，而不是小脑幕上，并避免向对侧枕部而不是松果体区剥离。

术后护理

患者术后恢复良好，主诉有轻微的复视症状，为常见的顶盖周围手术后遗症。患者头部抬高 30°，以减少脑脊液渗漏机会，并在手术后立即实施深静脉血栓（DVT）预防措施。患者于手术后 4 天出院。切除标本进行病理诊断，再次确认为松果体瘤；由于 MIB-1 指数（Ki-67）非常高，进行了多方专家会诊，最终诊断是松果体母细胞瘤。

因此，患者接受了常规的颅脑脊髓照射，随后在松果体区进行了 5 次调强放射治疗，剂量为 900cGy。她还接受了 5 个周期的顺铂、长春新碱和环磷酰胺化学治疗。幸运的是，手术已经过去 12 年，患者仍然健在，没有神经功能障碍。

并发症处理

术后出血、脑脊液漏和伤口愈合问题，往往会使幕下小脑上手术后患者的病情复杂化，但最可怕的并发症是与坐姿有关的静脉空气栓塞。空气栓塞可引起低血压和心律失常，严重时可致命。因为手术区域高于心脏水平，在任何大的、暴露的静脉结构中都可能存在负压，因此以坐姿实施 ISA 时更容易发生静脉空气栓塞。如前文所述，在整个手术过程中应仔细监测呼气末二氧化碳和心前区多普勒，并置入中心静脉导管以清除残留空气。然而，最重要的预防技术是保持警惕性。必须格外小心，防止静脉窦开放。如果硬脑膜切口确实侵犯了看起来像是窦或大静脉的部位，但却没有出血，外科医生须马上意识到空气进入静脉系统。必须立刻覆盖切口，由外科医生通知麻醉师，准备用中心静脉导管抽出静脉中的空气。

术后出血不仅发生在手术腔内，也可发生在远隔幕上部位。据推测，发生远隔部位出血依然是因为坐姿，因为术中大量脑脊液引流，重力牵拉撕脱幕上皮质的细小桥静脉。幸运的是，这种并发症非常罕见。与其他后颅窝手术一样，ISA 也可能因脑脊液漏而复杂化。严密的硬脑膜闭合术，使用硬脑膜替代物和密封剂，术后将床头保持在 30° 以上，这些措施均可降低脑脊液漏的发生率。如果经过常规治疗（如腰椎引流后）仍然存在脑脊液漏，则必须要考虑到，松果体区手术后经常会出现脑积水，患者可能需要进行分流术。

枕叶水肿和视觉缺陷是松果体区 OITA 手术相关的特有并发症。将患者病变侧居下体位，可通过重力来移动枕叶，这项技术可以解决此问题。然而，关键是如何打开硬脑膜。与常规做法相反，硬脑膜应该呈 "U" 形打开，皮瓣蒂在外侧；这样做是为了避免重力牵拉同侧枕叶至硬脑膜游离边缘，导致术中及术后枕叶肿胀。虽然这种切口需要将硬脑膜切至非常接近上矢状窦的位置，但在枕部区域，从皮质到上矢状窦的桥静脉，较窦前部区域的桥静脉少见。

并发症要点

1. 坐姿可能导致大静脉负压，要考虑到在 ISA 时暴露的重要静脉结构的数量。在坐姿进行 ISA 时，空气栓塞并不少见。空气栓塞的预防、诊断和处理技术必须在护理、麻醉和外科工作人员开始手术前予以高度重视。
2. 在切除松果体区的大肿瘤时，手术碎片几乎不可避免地会进入第三脑室后部。伤口缝合要精细，如果出现脑脊液漏，术后必须考虑到脑积水。早期分流可以预防并发症。
3. OITA 手术后常伴有枕叶肿胀。手术利用重力牵拉枕叶，避免硬脑膜游离缘压迫枕叶，可以缓解这个问题。

证据和预后

松果体区病变在所有颅内病变中占比不到 2%。肿瘤类型可分为生殖细胞瘤、胶质细胞瘤、松果体实质肿瘤等。肿瘤类型不同，治疗措施也有显著差异。因此，对于有临床症状的病变，最新处理指南包括活检、留取脑脊液；诊断明确后，首先治疗脑积水。PPT 占松果体肿瘤的 30%，其中 25%~50% 为松果体母细胞瘤。目前治疗这些肿瘤的标准包括最大限度手术切除，然后辅助颅脑脊髓照射和全身化学治疗。接受治疗患者的中位生存期为 16~25 个月，5 年生存率约为 10%。

手术切除主要通过 ISA 或者 OITA。切除的完整性在很大程度上取决于肿瘤与深静脉系统的解剖关系。在过去 10 年里，内镜开始临床应用，最初作为辅助手段，但最近已作为主要的外科可视化工具，对松果体区的各种病变进行最大限度的安全切除。松果体母细胞瘤的经典放射治疗方案为肿瘤区域 5500 cGy，脊柱轴区 3500 cGy，2 Gy/次。立体定向放射外科（SRS）对治疗松果体母细胞瘤的资料很少，无法得出确切的结论。然而，从现有的数据来看，SRS 单独治疗这些肿瘤似乎无效，但与辅助治疗相结合可改善控制局部肿瘤，并可提高整体生存率。

本例患者在初次诊断后存活超过 12 年，这使得大家怀疑诊断松果体母细胞瘤是否正确。回想一下，最初诊断考虑是松果体细胞瘤，但因为 MIB-1 指数很高，经进一步专家会诊，最终诊断为松果体母细胞瘤。最近关于松果体区肿瘤的文献强调，PTT 在组织病理学谱上是存在的，将细胞瘤与母细胞瘤一分为二是一种严重的过度简化。"中分化 PTT"这个术语是在本例患者出现后创造的新词。在未来，组织病理学诊断很可能关注每个肿瘤的基因分型，而不是将其归类为松果体细胞瘤或松果体母细胞瘤。这种更细微的分型无疑会影响治疗方式，并有希望提高患者生存率。

（陈洪 译）

拓展阅读

1. Ahmed AI, Zaben MJ, Mathad NV, Sparrow OCE. Endoscopic biopsy and third ventriculostomy for the management of pineal region tumors. *World Neurosurg*. 2015;83(4):543–547. doi:10.1016/j.wneu.2014.11.013

2. Clark AJ, Sughrue ME, Aranda D, Parsa AT. Contemporary management of pineocytoma. *Neurosurg Clin N Am*. 2011;22(3):403–407. doi:10.1016/j.nec.2011.05.004

3. Hanft SJ, Isaacson SR, Bruce JN. Stereotactic radiosurgery for pineal region tumors. *Neurosurg Clin N Am*. 2011;22(3):413–420. doi:10.1016/j.nec.2011.05.002

4. Morgenstern PF, Souweidane MM. Pineal region tumors: simultaneous endoscopic third ventriculostomy and tumor biopsy. *World Neurosurg*. 2013;79(2 Suppl):S18.e9–S18.e13. doi:10.1016/j.wneu.2012.02.020

5. Murray MJ, Bartels U, Nishikawa R, Fangusaro J, Matsutani M, Nicholson JC. Consensus on the management of intracranial germ-cell tumours. *Lancet Oncol*. 2015;16(9):e470–e477. doi:10.1016/S1470-2045(15)00244-2

6. Sonabend AM, Bowden S, Bruce JN. Microsurgical resection of pineal region tumors. *J Neurooncol*. 2016;130(2):351–366. doi:10.1007/s11060-016-2138-5

7. Tate MC, Rutkowski MJ, Parsa AT. Contemporary management of pineoblastoma. *Neurosurg Clin N Am*. 2011;22(3):409–412. doi:10.1016/j.nec.2011.05.001

8. Thaher F, Kurucz P, Fuellbier L, Bittl M, Hopf NJ. Endoscopic surgery for tumors of the pineal region via a paramedian infratentorial supracerebellar keyhole approach (PISKA). *Neurosurg Rev*. 2014;37(4):677–684. doi:10.1007/s10143-014-0567-1

9. Zaidi HA, Elhadi AM, Lei T, Preul MC, Little AS, Nakaji P. Minimally invasive endoscopic supracerebellar-infratentorial surgery of the pineal region: anatomical comparison of four variant approaches. *World Neurosurg*. 2015;84(2):257–266. doi:10.1016/j.wneu.2015.03.009

第4章 脉络丛肿瘤

Eric Sribnick，Jeffrey Leonard

病例介绍

患儿，男性，11 月龄，既往无明显病史及异常出生史。在出现 1 天嗜睡和易怒症状后，他被母亲带去看儿科医生。同时，这位母亲发现，孩子在过去 1.5 个月里进食量下降，导致体重减轻了 1.5 磅（1 英磅约为 0.45kg）。患儿母亲同时发现，孩子右上肢在运动或休息时都曾出现间歇性震颤。她否认患儿有任何呕吐或癫痫样发作。患儿发育正常；他能够扶持家具站立和走动。询问家族史，患儿父亲有大脑间变性星形细胞瘤病史。

儿科医生评估指出，患儿头围增大，已经从标准百分位 93 升高至百分位 97。此外，患儿的额头饱满，冠状缝和矢状缝广泛分离。患儿生命体征与年龄相符。在急诊室，神经外科评估，患儿清醒、警觉，言语与年龄相符（咿呀学语）；大头畸形，左侧颅骨呈不对称增大。患儿能够跟踪物体，并关注检查者；虽然有些烦躁，但尚可安抚。脑神经检查，双侧瞳孔等大同圆，光反应灵敏；休息时，患儿眼睑闭合。眼球运动检查，除存在轻微向上凝视麻痹外，眼外肌活动无异常发现。患儿面部对称，两颊感觉正常；上腭抬举对称，伸舌居中，没有舌下神经麻痹征象。

运动系统检查，患儿四肢活动自如，用力均等。肢体被动运动测试，未发现肌张力增高。全身感觉系统检查，疼痛和触觉正常。

问题

1. 对大头畸形的鉴别诊断是什么？
2. 患儿应进行何种影像学检查？
3. 家族史对本病例的潜在意义是什么？
4. 如何进行紧急处置？

评估和计划

大头畸形的鉴别诊断很广泛，应包括如下原因：良性原因，如家族性大头畸形或婴儿蛛网膜下隙良性扩大；血管原因，如大脑大静脉畸形、其他动静脉畸形、先前脑室出血导致交通性脑积水；感染（脑膜炎或脑炎）可能也是一个原因；既往外伤，如并发慢性硬膜下血肿/水囊瘤，也可导致巨头畸形；各种先天性原因，包括卡纳万病（由 N-乙酰天门冬氨酸堆积引起的脑白质病）、亚历山大病（长链脂肪酸积累引起的纤维蛋白样脑白质病）或半侧巨脑畸形；任何原因引起的脑积水，如交通性脑积水或导水管狭窄，都可能导致大头畸形。

肿瘤是另一个潜在原因。1 岁以下婴儿巨头畸形，应考虑畸胎瘤、星形细胞瘤、原始神经外胚层瘤（松果体母细胞瘤、髓母细胞瘤、室管膜瘤）、脉络丛肿瘤（乳头状瘤/癌）或非典型畸胎样/横纹样肿瘤（AT/RT）。

对头围较大的儿童，适用如下检查方式。如果孩子囟门未闭，可以进行颅内超声检查。超声可以在床边进行，用于测量脑室大小和识别颅内出血；但其提供的后颅窝或脑实质信息有限。头部 CT 是一种快速诊断方法，有利于鉴别骨性病变和颅内出血。头部 CT 检查的缺点涉及暴露辐射；检查后颅窝时的骨伪影影响，使其成像效果不如磁共振检查（图 4.1）。

MRI 非常适合这种情况下的病因学确定，可以发现脑实质异常，如白质缺失或灰质异位。MRI 或磁共振血管成像，可以发现血管病变。MRI 可以更翔实地评估血肿阶段，更确切地明辨肿瘤的解剖位置和分类标志（如细胞致密度、邻近组织水肿，以及 MR 波谱分析）。如果怀疑肿瘤存在，应对整个脊柱进行 MRI 成像检查，用以排除肿瘤种植转移。

头部 CT、大脑 MRI 和 MR 波谱的检查结果如图 4.1 所示。头部 CT（图 4.1A）显示患者左侧脑室有一个巨大高密度呈分叶状病变，考虑为脉络丛肿瘤。脑 MRI（图 4.1B-E）显示脑室肿瘤富含血管，区域性坏死。MR 波谱（图 4.1F）显示胆碱峰高（3.2ppm）、NAA 峰低（2.0ppm），提示诊断为脉络丛癌（CPC）。

诊断要点

1. 检查患者头围增大时，如有下列临床特征应引起重视。
   （1）体检发现发育不良、进食不良或嗜睡等症状，可能是颅内压升高的迹象。
   （2）检查颅骨时，可能会出现前囟饱满、颅缝张开、头皮静脉怒张。
   （3）如果脑积水是由于中脑病变所致，临床可见上凝视麻痹。
2. 如果孩子没有症状，头围增长遵循生长图的稳定曲线，而且兄弟姐妹或父母的头围高于平均水平，可考虑系良性的家族巨头畸形。
3. 相关检查结果也可以明确诊断。
   （1）戈林综合征可出现颅内肿瘤，体检可能发现基底细胞癌或手掌皮肤凹陷。

（2）I 型神经纤维瘤病或结节性硬化症，可分别出现颅内肿瘤和皮肤病变，如牛奶咖啡斑或血管纤维瘤。

（3）大头畸形伴有心力衰竭，可能提示高输出量的血管病变，如 Galen 静脉畸形。

4. 具有肿瘤家族史患者，可能有遗传性基因突变。

（1）家族性腺瘤性息肉病综合征，一种肿瘤抑制基因［腺瘤性息肉病（APC）］的突变，导致多发结肠息肉转化为结肠癌；这种突变导致髓母细胞瘤和星形细胞瘤的发生风险增加。

（2）利-弗劳梅尼综合征也是由一种肿瘤抑制基因（TP53）的突变引起的，从而导致患恶性星形细胞瘤的风险增加。

5. 非意外创伤也可能是病因，如果有任何怀疑，就需要排除。强烈提示这种病因的表现包括颅骨骨折及其他骨骼损伤、各种年龄的多次硬膜下出血和视网膜出血。

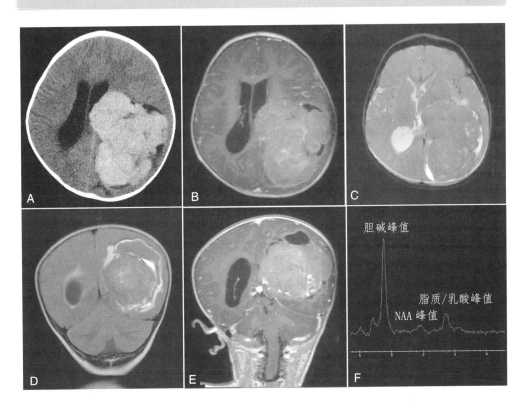

图 4.1　患者术前影像学检查包括（A）头部 CT 轴位，（B）MRI 增强 T1 加权轴位，（C）MRI 影像 T2 加权轴位，（D）MRI 影像 FLAIR 的冠状位，（E）MRI 增强 T1 加权冠状位，（F）病变部位 MR 光谱峰值：胆碱 3.2mg/kg、N-乙酰天门冬氨酸 2.0mg/kg、脂质/乳酸 1.3mg/kg。

决策

本例患者的如下临床指征，表明需要进行紧急手术：病情急剧恶化；脑积水体征明确；病变周围的 T2 信号变化，影像显示脑积水。为了保证手术安全，术者可能需要一些时间进行手术规划。其间，患儿需入院进行密切观察。患儿开始应用地塞米松，治疗肿瘤产生的脑水肿。如果患儿的临床状况突然改变，应立即放置脑室外引流。

对于患有脑瘤的婴儿，术前需要就术中失血问题制订严密的规划：如何预防失血，如何纠正失血，以及如何最安全地进行手术；追求最佳治疗效果，同时尽可能降低手术风险。本例患儿手术时体重为 8.2kg，估计血容量为 656mL。对于脉络丛肿瘤，术者可以考虑进行术前栓塞。手术前，术者与麻醉师的沟通交流至关重要。需要建立适当的血管通路，包括动脉通道、大口径静脉通道或中央静脉通道。准备血液制品（袋装红细胞、新鲜冻血浆、冷沉淀和血小板），能够在出血时及其后即刻应用。手术中，控制切口出血，可以沿预计切口线注射局部麻醉药/肾上腺素，并采用优良的止血技术。如果可能，找到并控制供瘤血管（通常是脉络膜前、后动脉）。对于脉络丛肿瘤，手术目标应该是完全切除肿瘤，从而提高患者生存率。

术前谈话时，应向患者家属说明可能出现的手术风险：感染、出血、神经损伤、肿瘤次全切除而需要再次手术、术后需行脑脊液分流，甚至生命危险。

手术方法

可选择的手术路径包括后纵裂入路和经皮质入路。后纵裂入路可能会限制外侧切除范围。该区域所涉及的重要皮质，包括枕叶的视觉皮质和前方的初级运动皮质。基于上述原因，本例患者采用了以顶枕沟为中心的经皮质入路。

建立静脉通路后，我们对患者进行电磁神经导航系统注册。患者采取俯卧位，头部置于马蹄形支架内固定。考虑到病变体积巨大且脑积水较重，术前给予甘露醇、地塞米松和左乙拉西坦。在顶枕沟上方做一个"C"形手术切口。脑室外引流，可以在术前放置，或者在手术过程中按需紧急放置。

由于患儿体形和年龄均较小，Mayfield 头架的固定钉很有可能刺穿颅骨，造成骨折。值得注意的是，即使体型较大的儿童，缓慢生长的肿瘤也会使颅内压逐渐升高，导致颅骨变薄，这将使安置传统的 Mayfield 头架十分困难。开颅时先用一个小号火柴头钻头钻骨孔，小型铣刀铣开骨瓣。采用"C"形硬膜切口，可以最大限度地开放硬膜开口的面积，以便适应脑肿胀。由于体积巨大的肿瘤被切除，患者术后可能会出现硬膜外血肿；为了避免这种情况的发生，可行硬膜悬吊。施行皮质切开术，通过菲薄的皮质显露肿瘤。本例冰冻病理切片，证实病变为脉络丛肿瘤，高度怀疑 CPC。行肿瘤切除术时，在皮质造口术野内，先游离肿瘤周边。如此操作，术者可将显露的肿瘤表面彻底电凝，尽量减少肿瘤供血。由于肿瘤体积巨大，一旦无法进一步分离，就应进行肿瘤中心减容切除。随着肿瘤体积缩小，沿肿瘤周围继续分离。将供瘤血管电凝，可减少肿瘤切除过程中的出血。肿瘤大部切除后，应检查手术腔是否有肿瘤残留。彻底冲洗术野，确保止血充分。在开放的脑室中放置一个外引流管，以清除组织碎屑。硬脑膜以水密形式缝合。将骨瓣复位，使用 3/0 可吸收缝线固定；缝线结扎点置于骨孔内，以免对皮肤施压。

手术要点

1. 对于脉络丛乳头状瘤和 CPC，肿瘤全切除与提高生存率密切相关。
2. 对于这种临床情况，术前必须制订计划：你将如何准备和控制失血；你将采用何种分离方法，减少对重要皮质的损伤；以及如何在术前、术中和术后处理脑肿胀和脑水肿？
3. 谨记，对于发现肿瘤种植转移，脊柱磁共振成像检查是必要的。

关键点

1. 对于此类患者，术前需要密切监测脑积水情况。对于有囟门的患儿，很少需要在术前放置脑室外引流，但也有例外。术前检查发现任何症状、体征变化，即使是轻微的改变，都应立即再次进行影像检查，以排除肿瘤出血、脑积水进展。
2. 在手术过程中，应以全切除肿瘤为目标。然而，如果术中出血较多，就要准备将手术转为次全切除。对于此类患儿，二次手术也是一个可行的选择。此外，术前进行辅助化疗也可能是有效的，可以使肿瘤边界缩小，同时使手术失血更容易控制。
3. 如果手术前没有放置脑室外引流，则应制订术中紧急放置计划，以便及时处理手术显露及切除肿瘤时发生的脑肿胀。

术后护理

切除肿瘤后利用术中 MRI 或术后 48h 内复查 MRI,可以确定肿瘤是否残留。对于脉络丛乳头状瘤/癌,如果有残留肿瘤,可再次手术,直至切除到无残留肿瘤为止。患者应密切随访,及时发现术后脑积水的迹象。

手术后应推荐辅助治疗,制订化学治疗方案。对于 CPC 患者,需要密切关注肿瘤复发,以及肿瘤通过脑脊液播散的证据。患者家庭成员可能需要进行基因测试,检查是否存在基因突变,如利-弗劳梅尼综合征。

并发症处理

对于术前无癫痫症状的患者,术后 1 周内应用预防性抗癫痫药物,这是一种合理的治疗方案。这类肿瘤通常无典型的癫痫发作,癫痫也并非术后常见并发症。

术后可发生假性脑膜膨出,因为手术必须进入脑室才能切除肿瘤。适当的注意水密性缝合硬脑膜、术后暂时性脑脊液引流,均可减轻这种风险。在切除肿瘤后,脑积水可能很快会发生,也可在术后多日延迟出现。

神经损伤可在切除肿瘤后发生,应特别注意监测患者的视觉变化。术前仔细规划,避免袭扰初级视觉皮质或者视放射,可以减轻这种风险。

术中出血是一种可预见的常见并发症。术前计划应包括是否进行术前栓塞术,备足可用血源,并建立足够的血管通路,一旦需要可进行快速输血。术中应用技术包括细心止血,电凝肿瘤周边进行充分止血。

> **并发症要点**
> 1. 对于 CPC 患者,肿瘤全切除是提高生存率的单独最佳预测因素。术者应尽其所能,尝试切除任何可见的肿瘤;二次手术也不失为一个可行的选择。
> 2. 脉络丛肿瘤导致脑积水的原因包括:流出口阻塞、脑脊液生成增加,以及术后脑室内碎屑或者组织瘢痕化。应密切关注此类患者,可能需要紧急施行临时或永久性脑脊液分流。

证据和预后

脉络丛肿瘤非常少见,目前也没有相关治疗的前瞻性研究。回顾性分析表明,脉络丛乳头状瘤较 CPC 常见。在儿童,这些肿瘤倾向发生于幕上。对于脉络丛乳头状瘤,通常手术可以达到完全切除。对于 CPC,肿瘤全切除是患者长期生存的最佳预测因素。手术无法实现肿瘤全切除，唯一的原因是大量失血。来自多伦多研究组的临床经验明确证实，术前给予新辅助化学治疗有助于全切除肿瘤：接受新辅助化学治疗的患者获得肿瘤全切除率较高，而失血量较低[1]。在开始新辅助治疗之前，应当由主治医生决定是否推迟手术或者活检，明确使用该方案可能会导致严重并发症。对于次全或完全切除的 CPC，辅助治疗也会有明显作用。放射治疗对于恶性脉络丛肿瘤的生存率影响，目前尚不清楚。有些报道认为，化学治疗和放射治疗具有延长生存期的优势；另一些报道则显示，单独使用放射治疗或者放射治疗联合化学治疗没有明显优势[2,3]。由于患儿年龄小，放射治疗需要大剂量，从而不利于孩子生长发育，因此一些作者甚至主张进行高剂量化学治疗，以避免或延迟放射治疗。Zaky 等人发现，高剂量化学治疗可在无放射治疗的情况下缓解病情[4]。

　　脉络丛乳头状瘤患者的总体生存率大于 90%。在 CPC 病例，影响生存的最重要因素是肿瘤能否全切除，新辅助化学治疗通常使这种手术变得容易。恶性脉络丛肿瘤切除术后，通常会根据患者年龄和疾病程度选择化学治疗及放射治疗，以延长患者生存期。

（田春雨　李红玉　译）

参考文献

1. Schneider C, Kamaly-Asl I, Ramaswamy V, et al. Neoadjuvant chemotherapy reduces blood loss during the resection of pediatric choroid plexus carcinomas. *J Neurosurg Pediatr.* 2015: 16:126–133. doi: abs/10.3171/2014.12.PEDS14372

2. Bettegowda C, Adogwa O, Mehta V, et al. Treatment of choroid plexus tumors: a 20-year single institutional experience. *J Neurosurg Pediatr.* 2012;10(5):398–405. doi: 10.3171/2012.8.PEDS12132

3. Sun MZ, Ivan ME, Oh MC, et al. Effects of adjuvant chemotherapy and radiation on overall survival in children with choroid plexus carcinoma. *J Neurooncol.* 2014;120(2):353–360. doi: 10.1007/s11060-014-1559-2

4. Zaky W, Dhall G, Khatua S, et al. Choroid plexus carcinoma in children: The Head Start experience. *Pediatr Blood Cancer.* 2015; 62:784–789. doi: 10.1002/pbc.25436

拓展阅读

Tzika AA, Cheng LL, Goumnerova L, et al. Biochemical characterization of pediatric brain tumors by using in vivo and ex vivo magnetic resonance spectroscopy. *J Neurosurg.* 2002;96(6):1023–1031. doi: 10.3171/jns.2002.96.6.1023

Slater LA, Hoffman C, Drake J, Krings T. Pre-operative embolization of a choroid plexus carcinoma: review of the vascular anatomy. *Childs Nerv Syst.* 32(3):541–5. doi: 10.1007/s00381-015-2851-y

Moussazadeh N, Souweidane MM. Brain tumors in the first two years of life. In: Albright AL, Pollack IF, Adelson PD, eds. *Principles and Practice of Pediatric Neurosurgery.* 3rd ed. Stuttgart, Germany: Thieme; 2015:423–444.

第5章 胚胎发育不良性神经上皮肿瘤

Clayton L. Haldeman，John S. Kuo

病例介绍

患者，女性，19 岁，既往体健，癫痫发作后到急诊科就诊。陪伴人诉其在看电影睡着后突发抽搐，持续大约 30s，之后有 2～3min 意识不清。患者被送至急救室后，神智恢复清醒。患者发作前无征兆，否认有癫痫及其他神经系统疾病史。既往有哮喘病史。目前口服避孕药。患者系大学生，学习成绩良好。无癫痫、血管畸形和脑肿瘤家族史。一般查体和神经系统查体，未见异常。

问题

1. 最有可能的诊断是什么？
   （1）癫痫的发病率呈双峰性，儿童首峰发病率高，65 岁以上人群为次峰；在此中间年龄段发病率较低。
   （2）儿童之后出现的癫痫，应排除颅内占位性病变。
2. 最合适的影像学检查有哪些？
   （1）评估患者癫痫发作的原因，首先推荐头颅 MRI 检查。
   （2）如果患者出现意识水平下降或其他神经功能障碍，应先行头部 CT，排除颅内出血性疾病。
3. 什么时候进行诊断性检查最合适？
   （答）在急诊科应立即进行诊断性头颅 MRI 检查。
4. 在影像学检查前是否应该开始用抗癫痫药？
   （1）疾病会增加未来癫痫发作的风险，导致患者的生活质量降低。
   （2）推荐使用左乙拉西坦，首剂 1000mg 顿服，以后再予以左乙拉西坦 500mg，每日 2 次口服。

评估和计划

成年人临床首发癫痫，应高度怀疑颅内肿瘤的可能性。年轻人（15～39 岁）的脑肿瘤发病率为 10/10 万。根据美国中央脑肿瘤登记处（CBTRUS）估计，此年龄组每年有 10 400 例新的原发性脑肿瘤患者确诊。在患有颞叶癫痫发作（TLE）的年轻患者中，神经节细胞胶质瘤和胚胎发育不良性神经上皮肿瘤（DNET）居前两位。

MRI 仍然是发现脑肿瘤最有价值的诊断检查。对于新发癫痫并有肿瘤的青少年和年轻人，神经节细胞胶质瘤和胚胎发育不良性上皮肿瘤（DNET）是最常见的病理亚型。最近关于欧洲癫痫脑库的一项回顾分析发现，25%因难治性癫痫而接受手术患者的潜在病因是神经节细胞胶质瘤和 DNET[1]，其中 65%的患者病理诊断确诊为神经节细胞胶质瘤或 DNET；平均发病年龄为 16.5 岁，约 3/4 的肿瘤位于颞叶。

DNET 在 MRI 上具有独特的"泡状"外观。DNET 在 MRI T1 像上呈低信号，T2 像上呈明显高信号，通常不会增强。DNET 表现为多囊性病变，常位于皮质/皮质下，朝向脑室侧逐渐变细。它们是良性病变，随着时间的推移几乎没有增长，通常没有肿瘤相关的水肿。T2 图像可显示由于肿瘤钙化引起的花环样征象（图 5.1）。

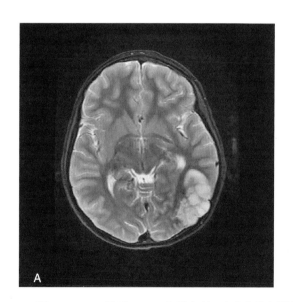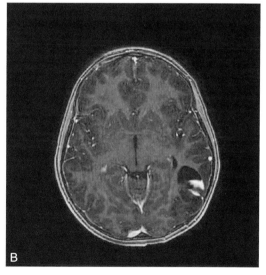

图 5.1　MRI 显示 DNET 典型表现。病变为特征性的泡状或小团块样外观，边界清楚，可累及皮质表面。（A）T2WI 高信号。（B）T1WI 低信号，轻微增强。

诊断要点

1. TLE 最常见的原因是颞叶内侧硬化。然而，25%难治性癫痫患者是因潜在的脑肿瘤致病。
2. 在与 TLE 相关的肿瘤中，神经节胶质瘤（40%）、DNET（20%）和低级别星形细胞瘤（20%）是最常见的类型。
3. DNET 在 MRI 上具有特征性的"泡状"表现，不增强，但具有多囊的外观，位于皮质/皮质下组织，常呈三角形，尖端朝向脑室。
4. 50%的 DNET 位于颞叶。

决策

DNET 属于 WHO 分级的 I 级肿瘤，恶性转化的可能性很低。然而，DNET 常伴有难治性癫痫，会降低患者的生活质量。人们对于 DNET 的认识相对较晚，首次发现是在手术治疗难治性癫痫患者时。DNET 的患病率为 0.6%~0.8%；然而，在接受癫痫手术的患者中，DNET 占比达到 20%。超过 90%的 DNET 患者，20 岁前就有癫痫发作。最常见的表现形式是复杂部分性发作和单纯部分性发作，约 50%的患者会有全身性强直-阵挛发作。在手术切除肿瘤后，患者癫痫发作一般会消失。

手术方法

外科手术的目标应该是全部切除肿瘤。DNET 边界清楚，病变的全切通常会减少癫痫发作。术中导航的使用有助于实现肿瘤全切。术中 MRI 的使用可以最大化切除肿瘤而保留周围的重要神经功能结构。当颞叶受累时（50%的 DNET 位于颞叶），一些外科医生倾向于进行颞叶切除术并切除更多的颞叶内侧结构。在最近一项对包括 DNET 在内的长期癫痫相关肿瘤（LEAT）的回顾中，27 例术后癫痫发作的患者中有 26 例肿瘤位于颞叶[1]。

手术要点

1. 手术目标是全切肿瘤，90%的 DNET 患者应达到 Engel I 级切除。
2. 即使肿瘤是次全切除，许多患者的癫痫控制也会得到改善。
3. DNET 是一种良性 WHO I 级肿瘤，全切后恶性转化或复发的概率很小。

> **关键点**
> 1. 当成年患者出现癫痫发作时，需要进行增强头部 MRI 评估。在对 300 例首次癫痫发作的成年患者研究中发现，14% 的患者有潜在的脑内结构异常。在患有难治性癫痫的儿童或成人中，80% 的患者进行 MRI 检查时，可发现脑内结构异常。
> 2. 虽然肿瘤全切是手术的目标，但如果预测术后出现不可接受的神经功能缺损，则不应进行全切手术。DNET 发生恶性转化或进展的机会很小，大多数患者即使进行肿瘤次全切除也能改善癫痫的发作。
> 3. 对比剂增强、多发性病变和血管源性水肿不是 DNET 的典型特征，若患者出现这些特征，应重新考虑其他肿瘤的可能。

术后护理

术后，患者在重症监护病房（ICU）接受密切监护。通常 24~48h 进行 MRI 检查，以评估手术切除的程度。应用地塞米松 3~7 天，根据术后水肿及出现的神经功能症状情况，逐渐停药。患者术后通常给予既往抗癫痫治疗方案，并在门诊接受神经科医生随访。

并发症处理

静脉血栓的发生是脑肿瘤开颅术后最常见的并发症，其发生率约为 25%，其中 1.5%~5% 的患者会发展为肺栓塞（PE）。然而，在何时开始使用药物预防深静脉血栓（DVT）最安全，以及药物的使用剂量，这些问题还没有形成真正的共识。大宗病例估计，颅内出血的发生率约为 2%。因此，治疗时需要与发生 PE 的风险进行权衡。针对 207 例加拿大患者首次开颅术后并发症大规模回顾分析发现，22 例患者出现神经功能下降（6 例为永久性），6 例出现与手术部位相关的并发症，4 例出现伤口并发症，2 例出现术后血肿，2 例出现术后癫痫，5 例（2.4%）死亡，17 例患者出现内科并发症，最常见的是深静脉血栓形成、谵妄和尿路感染。

证据和预后

DNET 的手术治疗效果良好。最近一项研究对接受 DNET 手术患者的癫痫控制情况进行了回顾，79% 的患者实现了肿瘤全切，其中 86% 的患者术后癫痫消失。即使术后患者仍有癫痫发作的情况，再次手术也常常能达到 Engel Ⅰ级。DNET 是一种良性肿瘤，属于 WHO Ⅰ级病变；即使是次全切除，DNET 也很少复发。DNET 具有许多错构瘤的特征：手术可以治愈，细胞结构正常，但组织排列紊乱。由于它是良性的，正确诊断对于避免患者施行不必要的辅助放射治疗或化学治疗是很重要的。DNET 很少复发，一项纳入 26 例 DNET 接受切除术的患者的回顾分析中，5 年内仅有 3 例次全切除后的患者复发[2]。少数病例报告，在非常罕见情况下，DNET 发生恶性转化。

（闫昕 译）

参考文献

1. Blümcke I, Aronica E, Urbach H, Alexopoulos A, Gonzalez-Martinez JA. A neuropathology-based approach to epilepsy surgery in brain tumors and proposal for a new terminology use for long-term epilepsy-associated brain tumors. *Acta Neuropathol.* 2014;128(1):39–54. doi: 10.1007/s00401-014-1288-9
2. Nolan MA, Sakuta R, Chuang N, et al. Dysembryoplastic neuroepithelial tumors in childhood: Long-term outcome and prognostic features. *Neurology.* 2004;62:2270–2276. doi: 10.1212/01.WNL.0000130495.69512.6F

拓展阅读

Bonney PA, Boettcher LB, Conner AK, et al. Review of seizure outcomes after surgical resection of dysembryoplastic neuroepithelial tumors. *J Neurooncol.* 2016;126:1–10. doi: 10.1007/s11060-015-1961-4

Cabantog AM, Bernstein M. Complications of first craniotomy for intra-axial brain tumour. *Can J Neurol Sci.* 1994;21: 213–218. https://doi.org/10.1017/S0317167100041184

Chan CH, Bittar RG, Davis GA, Kalnins RM, Fabinyi GC. Long-term seizure outcome following surgery for dysembryoplastic neuroepithelial tumor. *J Neurosurg.* 2006;104:62–69. doi: 10.3171/jns.2006.104.1.62

Jensen RL, Caamano E, Jensen EM, Couldwell WT. Development of contrast enhancement after long-term observation of a dysembryoplastic neuroepithelial tumor. *J Neurooncol.* 2006;78:59–62. doi: 10.1007/s11060-005-9054-4

Luyken C, Blümcke I, Fimmers R, Urbach H, Elger CE, Wiestler OD, Schramm J. The spectrum of long-term epilepsy-associated tumors: long-term seizure and tumor outcome and neurosurgical aspects. *Epilepsia.* 2003;44:822–830. doi: 10.1046/j.1528-1157.2003.56102.x

Stanescu CR, Varlet P, Beuvon F, et al. Dysembryoplastic neuroepithelial tumors: CT, MR findings and imaging follow-up: a study of 53 cases. *J Neuroradiol.* 2001;28:230–240. doi: JNR-12-2001-28-4-0150-9861-101019-ART6

Robert North，*Ganesh Rao*

病例介绍

患儿，男性，8 岁，由于出现持续的头痛、恶心、呕吐和嗜睡症状，被家人送到医院急诊室。据患儿的母亲描述，患儿近期曾于早晨出现过类似的头痛、呕吐症状，并请病假在家，症状随后自行缓解。此后，患儿一直都很好。直到今日，他再次出现了同样的症状，并在几小时内逐渐加重。患儿既往无特殊病史，在校学习成绩良好，无儿科疾患及恶性肿瘤家族史。体格检查提示心动过缓，心率为 60 次/分。收缩压和血氧饱和度正常。神经系统查体：嗜睡状态，言语及轻微刺激可唤醒，无其他脑神经功能障碍，四肢和躯体的肌力、感觉正常，但站立和行走时的平衡异常。经神经外科会诊后建议进一步行头颅 CT 检查（图 6.1）。

> **问题**
> 1. 下一步应考虑采取哪些应急干预措施？
> 2. 该疾病鉴别诊断的关键要点有哪些？
> 3. 采取哪些磁共振序列有助于鉴别诊断及指导治疗？
> 4. 应对哪些解剖部位进行扫描？

评估和计划

根据临床症状及影像学特点，急诊科初步考虑该患者为后颅窝中线病变引起的梗阻性脑积水。该病在快速进展之前，头痛、呕吐等症状比较常见。此外，患者也可能会有一些与脑积水相关的症状，如凝视麻痹、复视或视神经盘水肿。如果患者是婴儿，常见的症状及体征包括易激惹、囟门膨出及巨头畸形。约 90% 的后颅窝肿物可合并脑积水，但并非所有患者都需要立即行脑脊液引流手术。部分患者可先给予药物治疗，同时完成影像学检查，进行术前准备[1,2]。对于出现严重的脑积水、症状持续或恶化的患者可能需要立即行脑室外引流。由于只有 10%~40% 的后颅窝肿瘤需要进行永久性脑室分流，因此并不推荐初始就选择脑室-腹腔分流术或内镜下第三脑室底造瘘术进行脑脊液分流[2,3]。后颅窝肿瘤除了会出现脑积水的症状外，还可表现为躯干

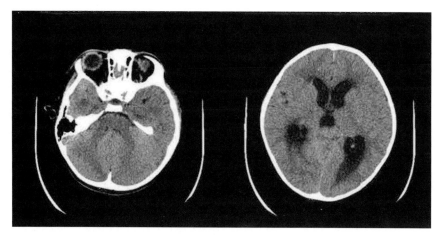

图 6.1　CT 扫描提示后颅窝中线部位高密度病变，合并梗阻性脑积水。

或四肢的共济失调、脑干症状，以及神经根、脊髓的转移。

对于本病例，主要的鉴别诊断包括髓母细胞瘤（MB）、室管膜瘤、青少年毛细胞型星形细胞瘤（JPA）、高级别胶质瘤、血管母细胞瘤、非典型畸胎样/横纹肌样瘤（AT/RT）、多层细胞菊团状的胚胎性肿瘤。髓母细胞瘤是儿童最常见的后颅窝肿瘤，任何年龄均可发病，9 岁以下儿童最常见，年发病率为 1.5/100 万。典型髓母细胞瘤为散发病例，但也有一些与家族性癌症综合征有关，如 Gorlin 综合征、Li-Fraumeni 综合征和 Turcot 综合征[4]。髓母细胞瘤是高度恶性肿瘤，WHO Ⅳ级。目前治疗总体预后较好，5 年总生存率约为 70%[5]。

传统的组织学分型将髓母细胞瘤分为 5 种类型（图 6.2）：（a）经典型，小的蓝色细胞伴有 Homer-Wright 菊团状；（b）结节型或促结缔组织增生型，含或不含间质网硬蛋白结节；（c）广泛结节型显示大量无网硬蛋白结节区；（d）间变型；（e）大细胞型。总体而言，传统的组织学分型对于预后的判断有较大的局限性，目前正逐渐被一种基于分子特征的分类方案所取代，该方案更适合预测临床预后，包括：（a）无翅基因信号通路改变（WNT）；（b）音猬因子信号通路（SHH）信号改变；（c）3 型；（d）4 型（图 6.3 和图 6.4）[6]。这种分类方法正通过临床试验来指导临床治疗，是 WHO 发布于 2016 年指南的重要更新部分，也代表着对髓母细胞瘤认识上的显著改变[7]。

髓母细胞瘤与后颅窝其他肿瘤的鉴别，通常要依赖病理组织学或分子学诊断，但 MRI 成像在诊断中也发挥着至关重要的作用。MRI 可以在术前提供肿瘤类型的线索，指导手术入路，以及评估脑脊髓轴是否存在转移性播散。高达 40% 的新诊断病例存在脑部和脊髓转移[8]。髓母细胞瘤常位于中线小脑蚓部及第四脑室顶部。在磁共振影像上，T1 表现为等或低信号，T2 信号多变，汪射对比剂后强化明显。髓母细胞瘤也可以累及小脑半球，常见于结节型/纤维增厚型或广泛结节型髓母细胞瘤。没有必要对脑部及脊髓外其他部位进行磁共振检查，因为髓母细胞瘤极少出现神经系统外转移。

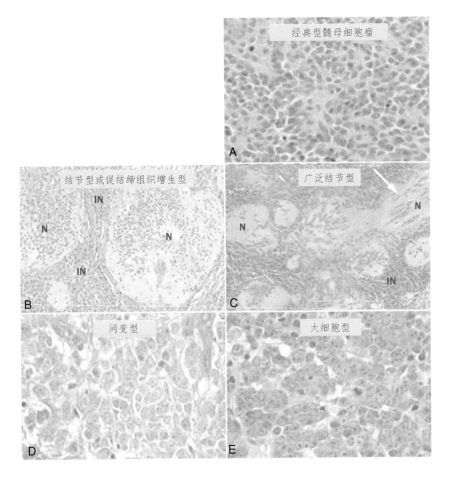

图 6.2　髓母细胞瘤的组织学表现。（Source. Reproduced with permissions from Ellison DW. Childhood medulloblastoma: novel approaches to the classification of a heterogeneous disease. *Acta Neuropathol*. 2010; 120: 305-316.）

诊断要点

1. 后颅窝高密度病变（尤其是中线部位）的鉴别诊断包括髓母细胞瘤、室管膜瘤及青少年毛细胞型星形细胞瘤。

   （1）髓母细胞瘤通常呈高密度，磁共振矢状位影像显示肿瘤起源于第四脑室顶部。

   （2）室管膜瘤常起源于第四脑室底部，邻近延髓最后区（或极后区），可能与发作性呕吐有关。

   （3）青少年毛细胞型星形细胞瘤通常表现为伴有增强结节的囊性结构。

   （4）非典型畸胎样/横纹肌样瘤（AT/RT）常累及年轻患者，位于脑桥小脑角区，可出现肿瘤内出血。

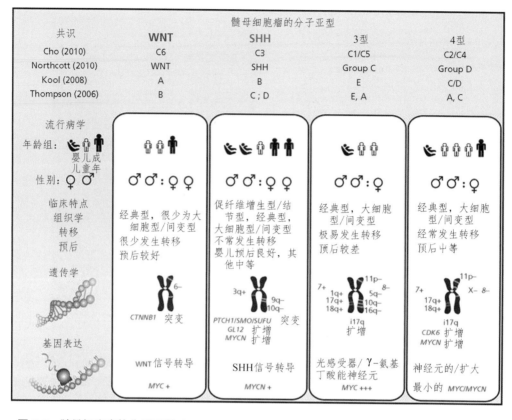

图6.3 髓母细胞瘤的分子亚型。（Source. Reproduced in concordance with open source permissions from Taylor MD, Northcott PA, Korshunov A, et al. Molecular subgroups of medulloblastoma: the current consensus. *Acta Neuropathol.* 2012;123:465–472.）

（5）髓母细胞瘤和非典型畸胎样/横纹肌样瘤（AT/RT），因其细胞数多、细胞基质少，磁共振影像上可表现为弥散受限；据此，可与室管膜瘤或青少年毛细胞型星形细胞瘤进行鉴别（图6.5）。

2. 髓母细胞瘤可位于小脑半球，这种情况常见于青少年或成人。
3. 诊断评估应包括整个神经系统的影像及脑脊液的检查结果（如果影像学检查未提示存在转移，则应进行脑脊液取样）。
4. 分子亚型对髓母细胞瘤的诊断至关重要。

问题

1. 患者需要进行永久性脑脊液引流手术的可能性有多大？
2. 髓母细胞瘤的影像学典型表现有哪些（包括发病部位、磁共振信号特点、与其他后颅窝肿瘤的鉴别要点）？
3. 术前分期对治疗方案有何影响？

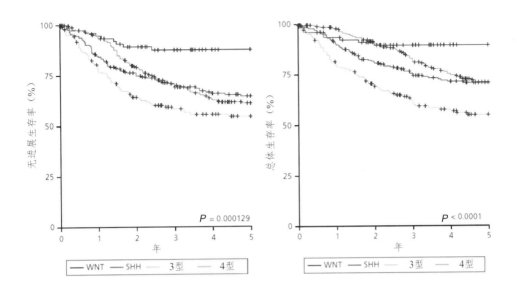

图 6.4　髓母细胞瘤分子亚型的生存期。(Source. Reproduced with permissions fromThompson EM,HielscherT,Bouffet E,Remke M,et al.Prognostic value of medulloblastoma extent of resection after accounting for molecular subgroup: a retrospective integrated clinical and molecular analysis. *Lancet Oncol*. 2016; 17: 484–495.)

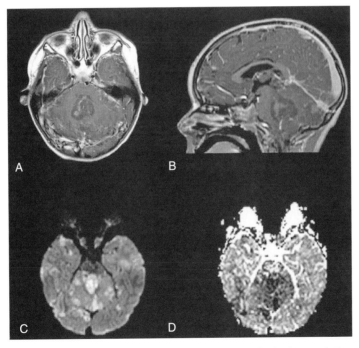

图 6.5　磁共振影像提示髓母细胞瘤发生转移。(A，B)T1 增强序列；(C，D)为 DWI 和 ADC 序列。

决策

对于髓母细胞瘤和其他后颅窝肿瘤的标准治疗方案包括：在保证安全的情况下，最大限度切除肿瘤，达到明确诊断，减少肿瘤体积和占位效应，解除梗阻性脑积水目的。传统观点认为，扩大切除有助于改善髓母细胞瘤的预后。然而，最近的研究表明，扩大切除肿瘤所带来的益处可能是有限的，考虑到髓母细胞瘤对放射治疗及化学治疗的敏感性，对于已经发生转移或分子亚型提示预后良好的髓母细胞瘤，可以选择相对保守的手术切除范围[9,10]。

髓母细胞瘤的手术切除采用标准后颅窝入路，可应用神经导航、神经监测及脑室外引流。神经导航和通过脑干听觉诱发电位、体感诱发电位和（或）肌电图等方法进行脑神经监测是良好的辅助手段，但不是必需工具。脑脊液外引流非常重要，如果术前没有行脑室外引流，术中可行脑室枕角穿刺引流脑脊液。

位于第四脑室中线肿瘤，最常采用的手术体位为俯卧位或协和式飞机体位。除此之外，坐位也可以作为备选。俯卧位或协和式飞机体位，为术者及助手提供舒适的工作角度，但缺点是术野静脉回流不畅、脑脊液及血液蓄积、不便于控制气道及容易出现血流动力学改变。患者取坐位体位的好处是术野干净、静脉回流良好、血液及脑脊液随重力流走，但缺点为可能发生静脉窦气栓、颅内积气、脑脊液过度引流、下肢静脉瘀滞引发的血流动力学变化。常规开颅暴露范围为上界至横窦，下界至枕骨大孔，颈1寰椎后弓部分切除，外侧的暴露范围要足够大，以提供充分的手术空间。中线/第四脑室肿瘤切除术入路，最常采用经蚓部或膜髓帆入路。经小脑蚓部入路，可切开小脑下蚓部，并向两侧牵开，提供手术通道；经膜髓帆入路，利用小脑延髓裂的自然间隙打开脉络膜及下髓帆，然后牵开小脑蚓部。对于第四脑室底病变，两种入路均提供了极佳的手术空间。经小脑蚓部入路，对于显露第四脑室底的头端更好；经膜髓帆入路，对于显露外侧隐窝及第四脑室外侧孔区更佳。此外，由于经膜髓帆入路不切除小脑皮质，术后出现小脑功能障碍及小脑性缄默的概率较低。而经小脑蚓部入路操作简单，效果经长时间验证，也没有足够的证据表明比膜髓帆入路的预后差[11,12]。

对于小脑半球孤立性或外侧的肿瘤，除了可以采用俯卧位/协和式飞机体位或坐位之外，也可以采用侧位，如侧卧位、3/4侧俯卧位或公园长椅位。侧卧位的优势在于处理位于小脑半球偏外侧或脑桥小脑角区域的肿瘤时，可获得较好的工作角度，更便于手术切口和骨瓣的设计，到达肿瘤的距离最短。

> **问题**
>
> 1. 对于后颅窝肿瘤如髓母细胞瘤可采取哪些手术体位?
> 2. 做术前计划时, 可选择哪些有用的术中工具辅助手术?
> 3. 中线/第四脑室肿瘤最常见的入路的主要优势是什么?
> 4. 静脉空气栓塞的临床表现和术中处理原则是什么?
> 5. 哪些技术或药物可以用来降低颅压以便于减少对脑组织的牵拉?
> 6. 颅内压 (ICP) 突然升高的鉴别诊断和处理步骤是什么?

手术方法

正如上文所述, 对于 8 岁男孩的中线/第四脑室肿瘤, 可选择不同的手术体位及入路。本病例最终采用了俯卧位, 枕下后正中开颅、经小脑蚓部入路来切除肿瘤[12]。

术前进行脑室外引流, 以缓解脑积水。如果患者术前未行脑室外引流治疗脑积水, 可在麻醉诱导后, 摆体位前进行侧脑室额角穿刺引流, 或者在消毒铺单后行枕角穿刺引流脑脊液。

当患者到达手术室时, 手术小组要进行一次"暂停"流程, 进行患者身份确认和手术计划描述。在手术室转运床上给予麻醉和气管插管。应用头钉固定头部, 儿童患者可用马蹄形头部固定架替代头钉固定。然后把患者转移到手术台上, 将凝胶垫垫在患者胸部及臀部, 通过屈曲患者颈部、移动背部, 并调整手术床角度, 使枕部及颅颈交界区与地面平行, 头部平于或高于心脏水平, 患者的下颌与胸部保持两指宽的距离, 保证气道通畅。床尾应轻度弯曲, 垫好受压部位, 将患者手臂固定在其身体两侧, 确保患者安全位于手术床上。

从枕外隆凸至颈 2 棘突水平做一正中直切口, 切开皮肤、皮下组织暴露枕颈筋膜, "T" 形切开枕颈筋膜, 沿无血管的项韧带向两侧分离枕部肌肉, 暴露枕骨、枕骨大孔及寰椎后弓。双侧横窦下旁正中颅骨钻孔, 铣开颅骨至枕骨大孔, 打开寰椎后弓, "Y" 形打开硬膜, 通过脑室外引流或枕大池释放脑脊液使脑组织松弛, 将小脑扁桃体向两侧牵开, 沿中线切开小脑下蚓部以暴露肿瘤及第四脑室。沿肿瘤和小脑交界处进行分离, 暴露并确定第四脑室底。对于较大的肿瘤, 使用双极、吸引器或超声吸引器分块逐步切除肿瘤。对于侵及第四脑室底面、脑干或累及双侧小脑脚的肿瘤部分, 应保守处理, 避免强行切除。术腔彻底止血, 硬膜水密缝合, 骨瓣回纳逐层关闭切口。

手术要点

1. 鉴于辅助放射治疗和化学治疗对髓母细胞瘤有效，手术时应避免为彻底切除肿瘤而损伤第四脑室底、脑干及脑神经。
2. 脑脊液引流对于术前缓解脑积水、术中减轻脑组织张力、术后伤口愈合都至关重要。

关键点

1. 如果患者术前存在轻到中度脑积水，不伴有血流动力学改变或严重的精神状态改变，切除肿瘤前建议采用药物治疗控制颅压，而不推荐行脑脊液分流手术。
2. 如果患者术后影像提示存在肿瘤残留，应结合肿瘤残留的部位、有无发生转移及肿瘤的分子亚型等多种因素，仔细评估再次手术的安全性。
3. 如果患者术后出现假性脑膜膨出，应在伤口翻修前考虑先处理脑积水。

术后护理

常规术后流程包括短暂的 ICU 病房过渡，脑室引流管的去除，以及根据需要进行早期康复。

术后 72h 内行头颅 MRI 检查评估切除的程度。术后影像若提示明显的肿瘤残留，且残留肿瘤可以安全切除，则可考虑再次手术。对于术前未发生转移或未确定分期的患者，术后 2 周内行脊髓 MRI 及腰穿获取脑脊液用于评估是否存在转移。

在术后 6 周内启动辅助治疗，图 6.6 概述了目前明确有效的放射治疗和化学治疗方案。

髓母细胞瘤术后的监测通常包括临床和影像学随访，以及每年的内分泌和神经心理学评估。人们对于影像学复查的时间间隔和脊髓影像监测的作用仍有一定的争议，比较合理的计划是术后 3 个月、6 个月、9 个月、12 个月、16 个月、20 个月、24 个月、30 个月、36 个月、48 个月、60 个月、84 个月和 120 个月复查头颅影像；对于未发生转移或无残留的患者术后 12 个月、36 个月复查脊髓影像；对于有残留但未发生转移的患者术后 12 个月、24 个月、36 个月行脊髓影像检查；对于有转移的患者每次行头颅影像检查时，同步行脊髓影像学检查直至转移灶消失[13]。

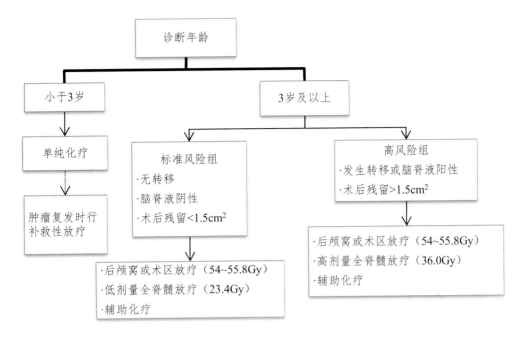

图 6.6 风险分层。

并发症处理

术后最常见的并发症包括后颅窝综合征（PFS）、局灶性神经功能障碍、无菌性脑膜炎、假性脑膜膨出和脑脊液漏。

后颅窝综合征或小脑缄默症的特征是，术后 1~4 天出现言语减少或缄默，小脑功能障碍和行为异常。据估计，髓母细胞瘤患儿术后 PFS 的发生率高达 29%[14]。PFS 所涉及的解剖和功能结构尚不清楚，可能与核上性传入纤维或齿状丘脑皮质通路的损伤有关。PFS 的康复治疗涉及多学科，大多数患者至少会部分恢复。然而不幸的是，即使患者进行了积极的康复，也只有 20% 的患者能完全康复，最常见的后遗症是言语障碍和共济失调[14]。

髓母细胞瘤术后的局灶性神经功能障碍可累及小脑、脑干或脑神经。最常见的是小脑性共济失调，幸运的是，症状常是暂时性的，通过康复治疗大多数能明显改善。脑神经功能障碍的症状可包括面瘫、凝视麻痹、吞咽困难或声音嘶哑，恢复情况取决于神经或脑干神经核团损伤的程度。

手术切口的相关并发症在后颅窝手术后并不少见，特别是在儿童患者中，大约 25% 的患儿会出现假性脑膜膨出或脑脊液漏。假性脑膜膨出和脑脊液漏可能是脑积水的先兆，可能需要行脑脊液分流手术。在没有脑积水的情况下，假性脑膜膨出的治疗方案包括暂时性腰大池引流或多次腰穿放液；脑脊液漏的治疗方案包括手术切口再次缝合、脑脊液外引流和（或）再次手术多层缝合。

并发症要点

1. 术后假性脑膜膨出可能是迟发性脑积水的一个标志。
   （1）早期可以先密切观察。
   （2）如果没有好转，患者可能需要行脑室-腹腔分流术。
2. 手术后的假性脑膜炎，术后 1 周内出现头痛和发热可能提示无菌性脑膜炎。
   （1）应进行腰椎穿刺以排除感染的可能。
   （2）给予激素及止痛药通常可以缓解症状。
3. 切除中线肿瘤可导致小脑性缄默。
   （1）症状通常发生在术后 1 周内。
   （2）恢复时间不确定，症状可能持续数天至 1 年。
   （3）推荐给语言康复师进行后续治疗是合适的。

证据和预后

当前，在手术、化学治疗和放射治疗的综合治疗下，髓母细胞瘤的 5 年总生存率约为 70%。然而，不同亚组的生存率明显不同，如 WNT 组的 5 年生存率>90%，而转移性的 3 组或 TP53 突变的 SHH 组 5 年生存率<50%。生存率取决于多个因素，最重要的如分子亚型、特定的基因突变、是否发生转移及是否接受辅助性治疗[6,7]。

髓母细胞瘤的病理研究最为充分，有超过 90 年的证据指导当前的治疗；并有从分子/细胞生物学、动物模型到前瞻性多中心随机对照临床试验。虽然手术治疗、辅助颅脑脊髓放射治疗和辅助化学治疗的研究证据充分，但针对手术的切除范围、放射治疗的剂量和范围、质子/粒子治疗的作用、化学治疗药物的种类及剂量，以及分子靶向治疗等问题的研究，仍存在争议[15-22]。

（丁胜超 尹丰 译）

参考文献

1. Fritsch MJ, Doerner L, Kienke S, Mehdorn HM. Hydrocephalus in children with posterior fossa tumors: role of endoscopic third ventriculostomy. *J Neurosurg (Pediatrics 1)*. 2005;103:40–42.
2. Ramaswamy V, Taylor M. Medulloblastomas. In: Albright AL, Pollack IF, Adelson PD, eds. *Principles and Practice of Pediatric Neurosurgery*. 3rd ed. New York, NY: Thieme Medical; 2015: 527–533.

3. Riva-Cambrin J, Detsky AS, Lamberti-Pasculli M, et al. Predicting postresection hydro-cephalus in pediatric patients with posterior fossa tumors. *J Neurosurg Pediatrics.* 2009;3: 378–385.

4. Smoll NR, Drummond KJ. The incidence of medulloblastomas and primitive neurectodermal tumours in adults and children. *J Clin Neurosci.* 2012;19:1541–1544.

5. Smoll NR. Relative survival of childhood and adult medulloblastomas and primitive neuroectodermal tumors. *Cancer.* 2012;118:1313–22.

6. Taylor MD, Northcott PA, Korshunov A, et al. Molecular subgroups of medulloblastoma: the current consensus. *Acta Neuropathol.* 2012;123:465–472.

7. Ramaswamy V, Remke M, Bouffet, E, et al. Risk stratification of childhood medulloblastoma in the molecular era: the current consensus. *Acta Neuropathol.* 2016;131(6):821–31.

8. Poretti A, Meoded A, Huisman TAGM. Neuroimaging of pediatric posterior fossa tumors including review of the literature. *J Magn Reson Imaging.* 2012;35:32–47.

9. Albright AL, Wisoff JH, Zeltzer PM, et al. Effects of medulloblastoma resections on outcome in children: a report from the Children's Cancer Group. *Neurosurgery.* 1996;38(2):265–271.

10. Thompson EM, Hielscher T, Bouffet E, Remke M, et al. Prognostic value of medulloblastoma extent of resection after accounting for molecular subgroup: a retrospective integrated clin-ical and molecular analysis. *Lancet Oncol.* 2016; 17: 484–95

11. Tanriover, N, Ulm AJ, Rhoton AL, Yasuda A. Comparison of the transvermian and telovelar approaches to the fourth ventricle. *J Neurosurg.* 2004;101:484–498.

12. Jung TY, Rutka JT. Posterior fossa tumors in the pediatric population: multidiscplinary management. In: Quinones-Hinojosa A, ed. *Schmidek & Sweet Operative Neurosurgical Techniques: Indications, Methods, and Results.* 6th ed. Philadelphia, PA: Elsevier; 2012: 654–668.

13. Kramer ED, Vezina LG, Packer RJ, et al. Staging and surveillance of children with cen-tral nervous system neoplasms: recommendations of the Neurology and Tumor Imaging Committees of the Children's Cancer Group. *Pediatr Neurosurg.* 1994;20:254–263.

14. Robertson PL, Muraszko KM, Holmes EJ, et al. Incidence and severity of postoperative cerebellar mutism syndrome in children with medulloblastoma: a prospective study by the Children's Oncology Group. *J Neurosurg.* 2006;105(6 Suppl):444–451.

15. Thomas PR, Deutsch M, Kepner JL, et al. Low-stage medulloblastoma: final analysis of trial comparing standard-dose with reduced-dose neuraxis irradiation. *J Clin Oncol.* 2000;18(16):3004–3011.

16. Bouffet E, Bernard JL, Frappaz D, et al. M4 protocol for cerebellar medulloblastoma: supratentorial radiotherapy may not be avoided. *Int J Radiat Oncol Biol Phys.* 1992;24(1):79–85.

17. Merchant TE, Kun LE, Krasin MJ, et al. Multi-institution prospective trial of reduced-dose craniospinal irradiation (23.4 Gy) followed by conformal posterior fossa (36 Gy) and primary site irradiation (55.8 Gy) and dose-intensive chemotherapy for average-risk medulloblastoma. *Int J Radiat Oncol Biol Phys.* 2008;70(3):782–787.

18. Leroy R, Benahmed N, Hulstaert F, et al. Proton therapy in children: a systematic re-view of clinical effectiveness in 15 pediatric cancers. *Int J Radiat Oncol Biol Phys.* 2016;95(1):267–278.

19. Rutkowski S, Bode U, Deinlein F, et al. Treatment of early childhood medulloblastoma by postoperative chemotherapy alone. *N Engl J Med.* 2005;352(10):978–986.

20. Packer RJ, Gajjar A, Vezina G, et al. Phase III study of craniospinal radiation therapy followed by adjuvant chemotherapy for newly diagnosed average-risk medulloblastoma. *J Clin Oncol.* 2006;24(25):4202–4208.

21. Michiels EM, Schouten-Van Meeteren AY, Doz F, et al. Chemotherapy for children with medulloblastoma. *Cochrane Database Syst Rev*. 2015;1:CD006678. doi: 10.1002/14651858. CD006678

22. Coluccia D, Figuereido C, Isik S, et al. Medulloblastoma: tumor biology and relevance to treatment and prognosis paradigm. *Curr Neurol Neurosci Rep*. 2016;16(5):43

第7章 血管母细胞瘤

Jeffrey Hatef，Russell R. Lonser

病例介绍

　　患者，男性，27 岁，主因头痛加重 3 周来看急诊。头痛在早上较严重，以致会把他疼醒。患者在过去 3 天，早上醒来时有呕吐。神经系统查体显示神志清醒，警觉性正常，对人物、地点和时间的定向力正常。眼球运动正常，双侧瞳孔等大等圆，光反应正常。患者四肢运动正常，肌力、肌张力正常，生理反射存在，病理反射未引出。触觉和本体感觉正常。在指鼻测试中，右侧不准。患者既往病史无特殊。家族史有父亲曾患肾癌。头部 CT 显示，右侧小脑半球有一个囊性肿块，压迫第四脑室，侧脑室和第三脑室扩大。增强磁共振成像（MRI）显示，右侧小脑囊肿伴有增强结节和周围血管源性脑水肿（图 7.1）。侧脑室旁可见间质性水肿（图 7.2）。患者被送入神经外科接受进一步治疗。

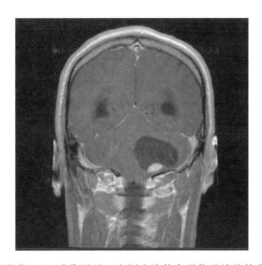

图 7.1　冠状位 MRI 成像显示，右侧小脑伴有强化壁结节的囊性病变。

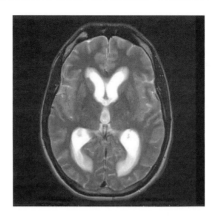

图 7.2 轴位 MRI 成像显示，脑积水伴有脑室周围间质水肿。

问题

1. 影像学检查表现为伴有强化壁结节的囊性病变，应考虑哪些诊断？
   （1）幕下伴有强化壁结节的囊性病变最常见的鉴别诊断：毛细胞星形细胞瘤和血管母细胞瘤。
   （2）其他需要考虑的病变，包括转移瘤（考虑到患者的年龄，可能性较小）、多形性黄色星形细胞瘤（最常见于幕上脑室，也可发生于小脑）及室管膜瘤。

2. 如果病变位于幕上，应如何鉴别？
   （1）在幕上组织中，伴有强化壁结节的囊性病变，最可能诊断包括神经节细胞胶质瘤和婴儿促纤维性胶质瘤。
   （2）这些肿瘤通常见于儿童，常伴有颞叶癫痫。

3. 病史和体格检查是否有助于确定一些特定的诊断？
   （1）有肾癌家族史（如果是肾细胞癌）可能考虑希佩尔·林道综合征（VHL）诊断。
   （2）VHL 是一种常染色体显性遗传的癌症综合征，与内脏（肾细胞癌、嗜铬细胞瘤和胰腺神经内分泌肿瘤）和中枢神经系统肿瘤（CNS；血管母细胞瘤和内淋巴囊瘤）有关。

4. 治疗前应该完善哪些实验室和放射检查？
   （1）考虑要诊断与 VHL 相关的血管母细胞瘤，脑脊髓影像学检查和视网膜检查可能有助于排除伴发的血管母细胞瘤。
   （2）VHL 患者可伴发嗜铬细胞瘤，导致手术期间的高血压危象。
   （3）因此，应对患者进行嗜铬细胞瘤的筛查和腹部影像学检查（CT及 MRI 可识别其他 VHL 相关的内脏病变）。

评估和计划

血管母细胞瘤是一种毛细血管样的良性肿瘤,最常见于小脑或脊髓[2]。近 2/3 病例为散发,其余的 1/3 病例因家族性肿瘤综合征而被发现,主要指 VHL[3]。VHL 是一种常染色体显性遗传性肿瘤综合征,为 3 号染色体短臂上 VHL 基因的种系突变结果[4]。散发型和 VHL 相关的血管母细胞瘤在组织学上是相同的。通常,血管母细胞瘤呈跳跃式生长,直到肿瘤及周边囊肿(如果存在)长到足以产生显著占位效应时,才会出现症状。小脑血管母细胞瘤患者常表现为头痛(75%)、步态共济失调(55%)、辨距不良(29%)、脑积水(28%)和复视(12%)[1,5]。血管母细胞瘤患者在出现症状和体征后,通常应先做头部 CT 扫描来评估病情。进一步的 MRI 增强扫描是评估这些肿瘤的最佳方法。对于伴有瘤周边囊肿的血管母细胞瘤,MRI 显示 T2 加权像上呈高信号的囊肿,伴 T1 加权像上一个较小的增强的壁结节。T2 加权血管流空影像常与肿瘤有关。在实性血管母细胞瘤的病例中,MRI 的 T2 加权和液体衰减反转恢复序列(FLAIR)像可显示肿瘤周围水肿情况[6]。脑血管造影在少数病例中可用来明确病变的血供情况。根据病变的位置,医生进行手术入路的规划[5,7,8]。

问题

1. 血管母细胞瘤最常发生于神经系统的哪个部位?
   (1)小脑半球(83%)是血管母细胞瘤最常见的部位,其次是脊髓(13%)和脑干(2%)[9]。
   (2)VHL 患者通常多个部位存在血管母细胞瘤。
   (3)在 VHL 患者中,88%的患者有小脑血管母细胞瘤,85%的患者有脊髓血管母细胞瘤,62%的患者有马尾血管母细胞瘤,42%的患者有脑干血管母细胞瘤[10]。
2. 还有哪些部位需要筛查,尤其是年轻患者或已知 VHL 患者?
   (1)VHL 患者应行脑脊髓 MRI,评估血管母细胞瘤和内淋巴囊瘤累及神经系统程度。
   (2)全身影像学检查(CT 和 MRI)与实验室检查对于发现内脏肿瘤至关重要(如肾细胞癌、嗜铬细胞瘤和胰腺神经内分泌肿瘤)[1]。
3. 血管母细胞瘤的治疗选择有哪些?
   (1)手术切除是首选治疗方式[5]。
   (2)对于不能耐受外科手术的患者,立体定向放疗是可选择的治疗方法,但这种治疗的长期疗效还不确定[11]。

诊断要点

1. VHL 基因是 3 号染色体短臂上的抑癌基因，其种系突变导致 VHL 疾病。

2. 磁共振是最好的诊断及评估方式。磁共振可以清晰显示增强的肿瘤、瘤周水肿及肿瘤周边囊肿情况。

3. 约 2/3 中枢神经系统血管母细胞瘤是散发的，约 1/3 的中枢神经系统血管母细胞瘤为 VHL 相关性疾病。在进行外科手术前，应进行嗜铬细胞瘤的排查和评估。

4. 成人小脑半球强化病变的鉴别诊断，包括血管母细胞瘤、毛细胞型星形细胞瘤和转移瘤。儿童小脑半球强化病变的鉴别诊断，包括毛细胞型星形细胞瘤、室管膜瘤和多形性黄色瘤型星形细胞瘤，以及较少见的血管母细胞瘤。

决策

　　中枢神经系统血管母细胞瘤是散发还是与 VHL 相关，可影响手术和围术期的决策。因此，重要的是确定患者（影像学上）中枢神经系统血管母细胞瘤是否与 VHL 相关。散发性神经系统血管母细胞瘤的切除指征包括明确诊断及缓解症状。VHL 相关的血管母细胞瘤通常只在有症状时进行切除手术，避免不必要的肿瘤切除[10]。VHL 患者应接受全神经轴 MRI 检查，以确定是否存在其他部位肿瘤，并对存在的嗜铬细胞瘤、肾细胞瘤和胰腺神经内分泌肿瘤进行系统评估。患有嗜铬细胞瘤的 VHL 患者可能需要进行化学阻滞，以预防围术期肾上腺素能危象的发生。

　　血管母细胞瘤的病灶部位决定了手术入路。小脑血管母细胞瘤最常位于小脑半球后部（占小脑血管母细胞瘤的 74%）[5]。在这些病例中，可采用枕下颅骨开瓣术或颅骨切除术进行肿瘤切除[5]。少数情况下，肿瘤也可能发生在小脑的其他部位，这可能需要采用不同的手术入路。肿瘤发生在小脑外侧和前外侧下段可通过乙状窦后入路进入。在罕见情况下，位于小脑幕切迹附近的小脑前上部位的血管母细胞瘤，可能需要通过颞下或外侧小脑上入路[7,8]。同样，大部分位于脑干（33%发生在闩部）和脊髓的血管母细胞瘤（96%血管母细胞瘤发生在齿状韧带后方），可以通过后路直接进入[12]。

> **问题**
>
> 1. 在切除正中孔附近的血管母细胞瘤时，术者可能会遇到大动脉出血。用双极电凝控制出血，但患者术后醒来时会出现眩晕、吞咽困难和霍纳综合征。磁共振成像显示脑干出现小梗死。梗死的来源是什么？术中应如何预防？
>   （1）梗死的可能原因是来自小脑后下动脉的脑干后穿支被电凝闭塞。
>   （2）肿瘤切除过程中，仔细解剖和保留小脑后下动脉分支是至关重要的。
> 2. VHL 的临床诊断标准是什么？
>   （1）中枢神经系统存在 2 个及以上的血管母细胞瘤，或 1 个血管母细胞瘤合并 1 个及以上内脏肿瘤的患者符合 VHL 诊断。
>   （2）有 VHL 家族史的个体只要有单一的血管母细胞瘤、嗜铬细胞瘤或肾细胞癌即可做出诊断[1]。

手术方法

大多数小脑血管母细胞瘤位于小脑后部，可通过经枕下骨瓣开颅/颅骨切除术从后方切除。本例患者采用俯卧位，自枕外隆凸至 C2 棘突做一个中线直切口。使用单极电凝沿中线切开颈后肌、骨膜，向两侧分离，暴露枕骨、C1 后弓和 C2 椎板/棘突。充分暴露后，用高速钻和颅骨钳完成骨瓣开颅/颅骨切除术。利用超声检查，确保骨窗得以充分暴露。然后 Y 形切开硬脑膜，上边界达到骨窗边缘，下边界达到 C1 后弓。用手术刀在硬脑膜上切开一个小口，再用剪刀按设计切口剪开硬脑膜，将硬脑膜缝合到颈部肌肉上，以确保手术区域充分暴露。然后打开蛛网膜，用微小钛血管夹将其固定在硬脑膜上。

暴露小脑和肿瘤后，应先从后颅窝池释放脑脊液进行减压。利尿剂和过度通气，也可以用来减轻脑组织张力。可抽吸瘤周囊肿，以减少后颅窝占位效应。如果肿瘤不在小脑表面，则首先要切开肿瘤表面的皮质。用双极电凝电灼肿瘤表面的小脑组织，用显微剪刀锐性切开软脑膜，从脑表面逐渐深入、直到肿瘤。一旦发现肿瘤，通过双极电灼和显微剥离，将其与正常大脑组织进行分离。肿瘤表面的血管用双极电凝并确切切断。由于复发率与肿瘤是否残留有关，因此手术目的是全切肿瘤。肿瘤切除后，应彻底检查术腔和囊肿壁，以免肿瘤残留。逐层缝合硬脑膜、肌肉和皮肤。

方法如上，通常采用枕下后正中入路切除脑干的血管母细胞瘤；采用后路椎板切除术切除脊髓血管母细胞瘤。显微外科技术（双极烧灼术和锐性切断供血血管）完整地切除肿瘤，可以防止肿瘤复发，这在大多数患者（大于 90%）中可以安全地实现。

手术要点

1. 术中超声确保足够的骨窗/暴露，以便进行手术切除。
2. 囊肿抽吸可作为一种早期策略，以降低颅压。使用利尿剂、打开后颅窝池（枕骨大孔）和轻度过度通气，可减少占位效应和脑肿胀。在梗阻性脑积水的病例中，可以使用脑室造口引流术来降低颅压。
3. 对增强的瘤结节应进行标准的显微外科切除，不需要切除囊肿壁。
4. 应避免瘤内切除，以防止肿瘤出血过多。
5. 肿瘤整体切除可避免复发。

术后护理

术后患者应在神经外科重症监护室过夜，并进行密切监测。术后头部 CT 检查可以及时发现手术相关并发症，包括出血、脑肿胀、脑积水和脑梗死。出院后，最初的术后随访重点是手术恢复和伤口愈合情况。患者术前功能水平可以预测术后功能状态[5,12,15]。VHL 的血管母细胞瘤患者应进行基因检测。VHL 患者转给遗传学家进行随访，每 1~2 年进行一次全神经轴影像检查，同时检查眼部（视网膜毛细血管母细胞瘤）、腹部（肾细胞癌、嗜铬细胞瘤、胰腺肿瘤）和耳朵（内淋巴囊瘤）[1]。

并发症处理

血管母细胞瘤的潜在并发症，包括伤口感染、脑脊液漏、邻近神经组织结构损伤、术后脑内血肿和脑卒中。共济平衡失调可发生在术后早期，通常在数周后可以恢复。切除肿瘤，导致梗阻减轻后，患者的脑积水大多数会消失[5]。很少情况下，肿瘤切除后继续存在症状性脑积水，需要放置分流管。血管母细胞瘤安全手术，依赖于识别和保护正常神经组织结构，在肿瘤与正常神经组织的交界面进行精确分离，仔细止血和尽量减轻对神经组织的牵拉。

并发症要点

1. 大多数血管母细胞瘤引发的梗阻性脑积水，通过肿瘤切除可以解决，并不需要实施脑室分流手术。
2. 轻度暂时性小脑功能障碍可在手术后出现，数天至数周内消失。
3. 术前功能状态可以预测术后功能状态。

证据和预后

对于手术切除中枢神经系统血管母细胞瘤的有效性和预后，一些大宗系列研究给出了结论。这些研究结果显示，脑脊髓血管母细胞瘤可以安全地切除。决定长期功能状态的最主要因素是术前神经系统状态。90%以上患者在脑脊髓血管母细胞瘤切除后，仍能保持术前状态或得到进一步改善。完全切除肿瘤可以有效防止复发。

（杨富强　尹丰　译）

参考文献

1. Lonser RR, Glen GM, Walther M, et al. von Hippel-Lindau disease. *Lancet.* 2003;361:2059–2067.

2. Aldape KD, Plate KH, Vortmeyer AO, et al. Haemangioblastoma. In: Louis DN, Ohgaki H, Wiestler OH, eds. *WHO Classification of Tumours of the Central Nervous System.* 4th ed. Lyon, France: International Agency for Research on Cancer (IARC); 2007: 184–186.

3. Conway JR, Chou D, Clatterbuck RE, et al. Hemangioblastomas of the central nervous system in von Hippel-Linday syndrome and sporadic disease. *Neurosurgery.* 2001;48:55–63.

4. Latif F, Tory K, Gnarra J, et al. Identification of the von Hippel-Lindau disease tumor suppressor gene. *Science.* 1993;260(5112):1317–1320.

5. Jagannathan J, Lonser RR, Smith R, et al. Surgical management of cerebellar hemangioblastomas in patients with von Hippel-Lindau disease. *J Neurosurg* 2008;108:210–222.

6. Slater A, Moore NR, Huson SM. The natural history of cerebellar hemangioblastomas in von Hippel-Lindau disease. *Am J Neuroradiol.* 2003;24:1570–1574.

7. Ammerman JM, Lonser RR, Oldfield EH. Posterior subtemporal transtentorial approach to intraparenchymal lesions of the anteromedial region of the superior cerebellum. *J Neurosurg.* 2005;103(5):783–788.

8. Vishteh AG, David CA, Marciano FF, et al. Extreme lateral supracerebellar infratentorial approach to the posterolateral mesencephalon: technique and clinical experience. *Neurosurgery.* 2000;46(2):384–388.

9. Neumann HPH, Eggert HR, Weigel K, et al. Hemangioblastomas of the central nervous system. *J Neurosurg.* 1989;70:24–30.

10. Lonser RR, Butman JA, Huntoon K, et al. Prospective natural history study of central nervous system hemangioblastomas in von Hippel-Lindau disease. *J Neurosurg.* 2014;120:1055–1062.

11. Asthagiri AR, Mehta GU, Zach L, et al. Prospective evaluation of radiosurgery for hemangioblastomas von Hippel-Lindau disease. *Neuro Oncol.* 2010;12(1):80–86.

12. Weil RJ, Lonser RR, DeVroom HL, et al. Surgical management of brainstem hemangioblastomas in patients with von Hippel-Lindau disease. *J Neurosurg.* 2003;98(1):95–105.

13. Wind JJ, Bakhtian KD, Sweet JA, et al. Long-term outcome after resection of brainstem hemangioblastomas in von Hippel-Lindau disease. *J Neurosurg.* 2011;114(5):1312–1318.

14. Mehta GU, Asthagiri AR, Bakhtian KD, et al. Functional outcome after resection of spinal cord hemangioblastomas associated with von Hippel-Linda disease. *J Neurosurg Spine.* 2010;12(3):233–242.

15. Lonser RR, Oldfield EH. Microsurgical resection of spinal cord hemangioblastomas. *Neurosurgery.* 2005;57(4 Suppl):372–376.

第8章 原发性中枢神经系统淋巴瘤

Roberto Jose Diaz，*Gregory W. Basil*，*Ricardo J. Komotar*

病例介绍

患者，男性，43 岁，主诉头痛、恶心、呕吐 3 天。否认发热、寒战、体重下降等病史。17 年前曾行肾脏移植手术，目前不需要透析治疗，但一直服用他克莫司和环孢素免疫抑制剂。体格检查发现，共济失调和右侧辨距不良，其他神经系统检查未见明显异常。生化检查显示血肌酐升高，3.27mg/dL，白细胞（WBC）$11.3×10^9$/L，血沉（ESR）9mm/h，C 反应蛋白（CRP）0.8mg/L。因患者肾功能受损，不能使用增强造影剂。头颅磁共振（MRI）平扫显示右侧小脑半球占位性病变（图 8.1）。

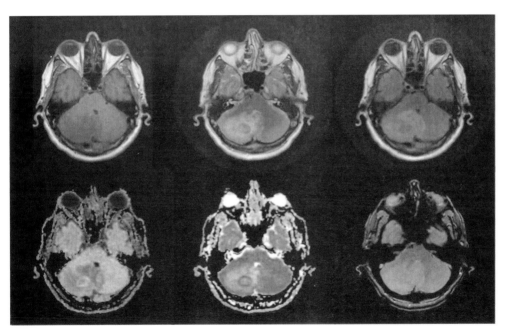

图 8.1 上排自左至右依次为 MRI 轴位 T1、T2 和 FLAIR 成像，显示右侧小脑半球内肿瘤，伴有明显脑水肿。下排自左至右依次为轴位 DWI、ADC 和 GRE 成像，显示有细胞环（DWI 呈高信号，ADC 呈低信号），神经血管征象不明显。

问题

1. 免疫功能低下患者的中枢神经系统（CNS）病变性质可能是什么？
   免疫功能缺陷相关的原发性中枢神经系统淋巴瘤（PCNSL）、脑脓肿、脑结核、弓形虫病、多发性脑白质病。
2. CRP 正常的化脓性脑脓肿患者所占比例有多少？
   在化脓性脑脓肿的患者中，CRP 正常者占 26%。
3. 哪些检查可以判定弓形虫病？
   弓形虫病可以通过检测血清学抗体，聚合酶链式反应（PCR）、培养和病理学检查证实。
4. 什么病毒可导致免疫缺陷患者的中枢神经系统淋巴瘤？
   EB 病毒（EBV）。

评估和计划

免疫功能低下的患者颅内单发病变的鉴别诊断包括化脓性脑脓肿、结核性脑脓肿、弓形虫病、原发性中枢神经系统淋巴瘤、转移瘤和原发性脑肿瘤。应当全面了解患者的暴露史、旅行史、牙科手术史、菌血症、静脉药物使用等情况。通常体检时，医生需要注意评估是否存在细菌性心内膜炎、皮肤病变、肺炎、腹部和睾丸病变等情况；女性患者还需查看有无乳腺病变。实验室检查包括 HIV 检测、弓形虫血清学检测或聚合酶链式反应（PCR）检测以及血培养（如果有发热）等；还需行胸部、腹部和盆腔的 CT 检查，以排查体检难以发现的转移瘤。

在免疫功能低下的患者中，可以应用影像检查这个有用的工具，缩小孤立性肿块的鉴别诊断范围。头颅增强 MRI 是原发性中枢神经系统淋巴瘤最敏感的影像学检查；病灶 T1 像呈低或等信号，T2 像信号多变；FLAIR 像可见明显水肿信号，增强像可见均匀一致强化[1-3]。由于肿瘤细胞密度高，DWI 像弥散受限（高信号），ADC 像呈低信号[4]。但是，传统的 MRI 成像技术难以区分 PCNSL、转移瘤和高级别胶质瘤[5]。因此，要鉴别这些病变，就需要特别的成像技术——磁敏感加权成像（SWI），这项技术对血管和血液成分极为敏感[5]。转移瘤和高级别胶质瘤富含血管，常伴有肿瘤内出血；而淋巴瘤基本没有新生血管，与前述两种疾病形成鲜明对比。鉴于肿瘤的特质，转移瘤和高级别胶质瘤在 SWI 像上呈多点状和线状低信号，而淋巴瘤则缺少这种低信号[5]。动态增强扫描成像（DCE）是另外一种鉴别 PCNSL 与高级别胶质瘤的影像学手段[6]。DCE 本质上就是定量分析微血管的渗透性，这项技术的应用主要依赖于两种肿瘤潜在的组织病理学差异，即高级别胶质瘤具有相对完整的血管结构，相比之下，PCNSL 的血管通透性更高[6]。在 DCE 成像中，可以从体积转移常数（K-trans）中看到这种通透性的变化，K-trans 是衡量对比剂在毛细血管内皮中的扩散运动指标。

与胶质母细胞瘤相比，淋巴瘤的 K- trans 值明显更高[6]。

在急诊科时，后颅窝病变的患者会应用地塞米松，以期减轻肿瘤造成的脑水肿。皮质醇可能会诱导淋巴瘤细胞凋亡，从而导致"淋巴瘤消失现象"。不过，激素对肿瘤的效应各不相同，肿瘤完全消失也是很罕见的（约为 4%）[7]。在强化成像中，如果肿瘤依旧显影，即便是应用了糖皮质激素，依然可以诊断 PCNSL。病灶消失并不是 PCNSL 独有的病变特征；其他疾病，如脱髓鞘疾病、梗死、结节病、肾细胞癌等，也可以显示类似现象[8]。

问题

1. HIV 阳性和病灶的环形强化会改变你的治疗方案吗？
2. 此患者合适的外科干预措施是什么？
3. 在 HIV 阳性或有免疫抑制的患者中，观察到的 PCNSL 是什么亚型？

诊断要点

1. 虽然皮质类固醇的使用会影响 PCNSL 的诊断，但如果临床需要，也应该使用。如果情况允许，在活检取得病变组织之前，尽量不用皮质类固醇。应用皮质类固醇的 PCNSL 患者，治愈组织直接确诊率仅为 48%[9]。
2. 没有炎症标志物升高，也不能除外脑脓肿。
3. 对于脑实质内有环状强化病变的患者，确定其免疫状态是很重要的。这将有助于进行诊断和鉴别诊断，并在手术切除之前进一步完善相关检查。
4. 移植术后、免疫抑制、HIV 患者均是 PCNSL 的危险因素。支持诊断的辅助检查包括铊-201 SPECT 和脑脊液 PCR 检测 EBV 的 DNA[10]。
5. MRI 影像学特征提示弓形虫病的 HIV 患者，可以根据临床经验进行治疗。如果患者对治疗没有反应，则需要活检证实诊断，以除外淋巴瘤。
6. 对于有颅内压增高症状和体征，或存在后颅窝病变的患者，腰椎穿刺进行脑脊液检查是禁忌。16% 的 PCNSL 患者，可以在脑脊液中检测到淋巴瘤；不过脑脊液细胞学检查阴性的患者，也不能除外淋巴瘤诊断[11]。

决策

本例免疫抑制患者，后颅窝单发病变造成第四脑室受压、小脑扁桃体向下移位。

体格检查和胸、腹、盆腔 CT 扫描均未发现颅外肿瘤和感染性病变。HIV、弓形虫血清学检查均为阴性。MRI 影像学特点提示淋巴瘤或转移瘤，但脓肿和原发脑肿瘤不能排除。具体来说，病变在 T1 像呈低-等信号，病灶有强化，FLAIR 像有明显水肿，DWI 像可见环形高信号，ADC 像呈低信号（图 8.1）。考虑到后颅窝病变有明显占位效应，腰椎穿刺有危险，故未行脑脊液检查。鉴于诊断不明确，拟行开颅活检，根据情况可行外科引流或切除。如果病变为伴有明显水肿和占位效应的转移瘤，也应手术切除。因此，立体定向脑内病变活检并不适合。

手术方法

术前导航采用 MRI 扫描 T2 序列。患者取俯卧位，Mayfield 头架 3 点固定头部。放置脑室外引流管，控制脑脊液引流。完成枕下开颅，切开小脑皮质 1cm 可见病灶。多点取材送检，未见脓性液；术中冰冻病理提示淋巴瘤。未尝试切除肿瘤，彻底止血后，应用胶原基质膜和凝血酶胶封闭硬脑膜。

手术要点

1. 确定手术目标：①明确诊断；②缓解病灶对右侧小脑半球的占位效应。
2. 当后颅窝有明显水肿和占位效应时，放置脑室外引流是保障手术安全的必要措施。
3. 根据术中诊断调整手术方案，如排除脑脓肿和淋巴瘤，就有必要全切病变；如果证实是淋巴瘤，则无须切除，因为其对化学治疗敏感。
4. 硬脑膜应水密性缝合，不过有时候很难实现。

关键点

1. 后颅窝没有占位效应的病变，可以选择立体定向穿刺活检。
2. 打开硬脑膜前，应先完成脑室置管引流，术中可以防止小脑扁桃体下疝，术后便于脑脊液引流。
3. 行后颅窝颅骨切除术，能够缓解开放活检或脓肿引流后的小脑组织肿胀。

术后护理

脑室外引流持续开放 72h，维持压力为 $10cmH_2O$。夹闭观察 48h，如果没有脑室扩大和颅内压升高的情况，即可拔除引流管。最终病理证实为弥漫大 B 细胞淋巴瘤，

EVB 阳性。患者被转到血液科/肿瘤科接受进一步治疗。虽然全身性非霍奇金淋巴瘤出现在中枢神经系统是罕见的，但所有诊断为中枢神经系统淋巴瘤的患者都需要进行检查，以排除这种可能性。在确诊中枢神经系统淋巴瘤后，其他必要检查包括眼部裂隙灯检查、18-氟脱氧葡萄糖 PET-CT、双侧骨髓抽吸活检、乳酸脱氢酶、脊柱 MRI 和 HIV 检测[12]。脑脊液检查能够证实，16%的 PCNSL 患者存在软脑膜播散，但后颅窝巨大占位性病灶或幕上病变造成颅内压明显升高者，应视为禁忌。即便有软脑膜播散，脑脊液细胞形态学检查假阴性率也高达 41%[13]。因此，重复检查和增加检测的脑脊液量，可以提高脑脊液细胞学的阳性率[14,15]。

并发症处理

术后 1 周，患者出现嗜睡和明显的颈部僵硬。急诊复查头颅 CT 后，行腰椎穿刺检查。按细菌性脑膜炎给予治疗后，患者意识水平恢复到术前。后颅窝的开放活检可能带来脑脊液漏和脑膜炎的风险。为避免脑脊液漏，可以在脑室外引流同时，用颅骨膜、牛心包膜和人工合成硬膜片修补硬膜。单纯生物材料修补并不可取，因其脑脊液漏发生率仍可达 8.3%[16]。后颅窝硬脑膜原位缝合通常难以完成，并可能造成开颅部位出血。术后骨瓣复位，可以降低脑脊液漏和假性脑膜膨出的风险[17]。多层缝合和无张力皮肤缝合，也是关颅手术的重要步骤。

> **并发症要点**
> 1. 对于有显著小脑水肿或较大的小脑实质内肿瘤的患者，术中和术后控制脑脊液排出非常重要，在开颅手术前应完成脑室置管外引流。
> 2. 脑脊液漏导致伤口破裂或脑膜炎是小脑恶性肿瘤患者后颅窝手术的常见并发症。术后留置脑室外引流 48~72h，有助于伤口愈合，降低脑脊液漏的发生率。
> 3. 淋巴瘤患者在创面愈合前（3~4周），过早使用甲氨蝶呤，切口裂开的风险较高。由于营养欠佳和负氮平衡，可能延迟切口愈合。
> 4. 在后颅窝手术中，硬脑膜水密缝合是目标，如不能严密缝合，应考虑行硬脑膜修补及其他治疗措施。
> 5. 后颅窝手术可能会导致化学性脑膜炎，术后 2 周内通常使用地塞米松预防。一旦出现脑膜炎症状，应即刻排除细菌性脑膜炎（腰椎穿刺释放少量脑脊液进行检查）；如担心腰穿引起小脑扁桃体下疝，可给予经验性治疗。在腰椎穿刺之前，应完成头颅 CT 检查，以除外术区部位出血引起的颈部僵硬。

证据和预后

当前，PCNSL 患者经化学治疗的 3 年生存率可达 60%~80%[18]。生存时间的延长主要得益于有效化学治疗。放射治疗仅用于对初始化学治疗无反应的患者，而且也没有显示出超越一线化学治疗的特殊作用[19]。目前标准治疗是采用大剂量甲氨蝶呤联合大剂量阿糖胞苷-胞嘧啶[20]。强化化学治疗包括诱导化学治疗（利妥昔单抗、大剂量甲氨蝶呤、长春新碱、丙卡巴肼），大剂量巩固化学治疗（噻替哌、白消安、环磷酰胺）和自体干细胞移植。近期的一项 II 期临床试验中，那些能够耐受加强化学治疗方案的患者 3 年生存率可达 81%[21]。

（李志超 译）

参考文献

1. Partovi S, Karimi S, Lyo JK, Esmaeili A, Tan J, Deangelis LM. Multimodality imaging of primary CNS lymphoma in immunocompetent patients. *Brit J Radiol*. 2014;87. doi: 10.1259/bjr.20130684

2. Kuker W, Nagele T, Korfel A, et al. Primary central nervous system lymphomas (PCNSL): MRI features at presentation in 100 patients. *J Neuro-Oncol*. 2005;72:169–177.

3. Buhring U, Herrlinger U, Krings T, Thiex R, Weller M, Kuker W. MRI features of primary central nervous system lymphomas at presentation. *Neurology*. 2001;57:393–396.

4. Haldorsen IS, Espeland A, Larsson EM. Central nervous system lymphoma: characteristic findings on traditional and advanced imaging. *Am J Neuroradiol*. 2011;32:984–992.

5. Ding Y, Xing Z, Liu B, Lin X, Cao D. Differentiation of primary central nervous system lymphoma from high-grade glioma and brain metastases using susceptibility-weighted imaging. *Brain Behav*. 2014;4:841–849.

6. Kickingereder P, Sahm F, Wiestler B, et al. Evaluation of microvascular permeability with dynamic contrast-enhanced MRI for the differentiation of primary CNS lymphoma and glioblastoma: radiologic-pathologic correlation. *Am J Neuroradiol*. 2014;35:1503–1508.

7. Porter AB, Giannini C, Kaufmann T, et al. Primary central nervous system lymphoma can be histologically diagnosed after previous corticosteroid use: a pilot study to determine whether corticosteroids prevent the diagnosis of primary central nervous system lymphoma. *Ann Neurol*. 2008;63:662–667.

8. Bromberg JE, Siemers MD, Taphoorn MJ. Is a "vanishing tumor" always a lymphoma? *Neurology*. 2002;59:762–764.

9. Onder E, Arikok AT, Onder S, et al. Corticosteroid pre-treated primary CNS lymphoma: a detailed analysis of stereotactic biopsy findings and consideration of interobserver variability. *Int Journal Clin Exp Patho*. 2015;8:7798–7808

10. Antinori A, De Rossi G, Ammassari A, et al. Value of combined approach with thallium-201 single-photon emission computed tomography and Epstein-Barr virus DNA polymerase chain reaction in CSF for the diagnosis of AIDS-related primary CNS lymphoma. *J Clin Oncol*. 1999;17:554–560.

11. Fischer L, Martus P, Weller M, et al. Meningeal dissemination in primary CNS lymphoma: prospective evaluation of 282 patients. *Neurology.* 2008;71:1102–1108.

12. Giannini C, Dogan A, Salomao DR. CNS lymphoma: a practical diagnostic approach. *J Neuropath Exp Neur.* 2014;73:478–494.

13. Freilich RJ, Krol G, DeAngelis LM. Neuroimaging and cerebrospinal fluid cytology in the diagnosis of leptomeningeal metastasis. *Ann Neurol.* 1995;38:51–57.

14. Balmaceda C, Gaynor JJ, Sun M, Gluck JT, DeAngelis LM. Leptomeningeal tumor in primary central nervous system lymphoma: recognition, significance, and implications. *Ann Neurol.* 1995;38:202–209.

15. Glantz MJ, Cole BF, Glantz LK, et al. Cerebrospinal fluid cytology in patients with cancer: minimizing false-negative results. *Cancer.* 1998;82:733–739.

16. Kshettry VR, Lobo B, Lim J, Sade B, Oya S, Lee JH. Evaluation of non-watertight dural reconstruction with collagen matrix onlay graft in posterior fossa surgery. *J Korean Neurosurg S.* 2016;59:52–57.

17. Legnani FG, Saladino A, Casali C, et al. Craniotomy vs. craniectomy for posterior fossa tumors: a prospective study to evaluate complications after surgery. *Acta Neurochir.* 2013;155:2281–2286.

18. Montserrat E. Primary CNS lymphoma: in search of the evidence. *Lancet. Haematol.* 2015;2:e227–e228.

19. Korfel A, Thiel E, Martus P, et al. Randomized phase III study of whole-brain radiotherapy for primary CNS lymphoma. *Neurology.* 2015;84:1242–1248.

20. Ferreri AJ, Reni M, Foppoli M, et al. High-dose cytarabine plus high-dose methotrexate versus high-dose methotrexate alone in patients with primary CNS lymphoma: a randomised phase 2 trial. *Lancet.* 2009;374:1512–1520.

21. Omuro A, Correa DD, DeAngelis LM, et al. R-MPV followed by high-dose chemotherapy with TBC and autologous stem-cell transplant for newly diagnosed primary CNS lymphoma. *Blood.* 2015;125:1403–1410.

第9章 脑室肿瘤

Neil Majmundar，James K. Liu

病例介绍

患者，女性，22 岁，无明显既往病史，主因头痛逐渐加重 3 周，伴有恶心、呕吐和视力模糊急诊就诊。起初使用止痛药可以很好地控制头痛，但就诊前 2~3 天病情加重。否认听力下降、颈部疼痛、胸痛、大小便失禁、运动障碍、感觉障碍和步态异常。患者没有发热，而且其他生命体征正常。头颅 CT 平扫发现异常，来神经外科就诊。详细的神经系统查体如下：清醒和警觉，人物、地点和时间定向力正常。Snellen 视力表检查，显示双眼视力为 20/40；眼底镜检查显示双眼视神经盘水肿，眼外肌活动和视野均完好无损。其余神经系统查体包括脑神经、运动/感觉功能和反射均无定位性体征。最初的实验室检查无明显异常。

问题

1. 根据患者出现的一系列症状，最有可能的诊断是什么？
2. 下一步最合适的影像学检查是什么？
3. 诊断性检查的适当时机是何时？
4. 是否需要开始初步治疗？

评估和计划

在预约和进行影像复查之前，神经外科团队怀疑 ICP 升高是导致患者出现症状的原因。颅内高压的证据包括患者头痛、视觉症状和神经系统查体结果。患者头痛的原因考虑如下可能：颅内压升高、偏头痛、紧张性头痛和丛集性头痛。患者的眼底镜检查结果，常见于颅内压升高，而少见于其他几种头痛。

在这种情况下，头颅 CT 是一个可选择的影像检查方法。在大多数情况下，急诊科（ED）会在神经外科会诊之前就完成 CT 检查。头颅 CT 显示脑室内中线处有一个混杂密度肿块，突入左侧脑室内。肿块压迫周围组织结构，形成占位效应，并造成了梗阻性脑积水，表现为侧脑室额角和颞角扩张（图 9.1）。

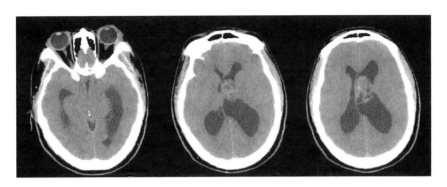

图 9.1 头颅 CT 平扫显示左侧侧脑室混杂密度肿块，因肿块压迫，透明隔偏离中线，侧脑室颞角扩张提示梗阻性脑积水。

　　在 CT 扫描后，下一步是对脑室内肿块进行鉴别诊断，并判断梗阻性脑积水是否为导致患者神经功能突然下降的原因。

　　脑室内肿块需要鉴别的诊断较多，包括室管膜瘤、室管膜下瘤、中枢神经细胞瘤、室管膜下巨细胞星形细胞瘤（SEGA）、脉络丛乳头状瘤/癌、脑膜瘤、胶样囊肿、转移瘤、星形细胞瘤、少突胶质细胞瘤、毛细胞型星形细胞瘤、颅咽管瘤、生殖细胞瘤和血管畸形。当然，根据肿块在脑室系统内的位置、邻近结构的受累程度和影像特征，我们可以缩小鉴别范围。对于此例患者，肿块位于中线，密度混杂，有囊变和钙化的区域，尤其是肿块起源于透明隔，大部分位于侧脑室内，毗邻并压迫室间孔，导致侧脑室扩张。

　　根据患者的临床表现、病变位置和影像特征，以及患者的年龄，可能的诊断是中枢神经细胞瘤，但在没有获得组织标本的情况下无法得到病理证实。室管膜下瘤见于年龄较大的患者，多位于第四脑室，但有些患者病变也可位于幕上靠近室间孔的位置。室管膜瘤多见于儿童，多位于第四脑室。室管膜下巨细胞星形细胞瘤与中枢神经细胞瘤的位置相似，多位于侧脑室前角和室间孔区。但前者多与结节性硬化症有关；结节性硬化症有其独特的临床表现，常见症状为癫痫、智力低下和皮脂腺瘤。脑室内的转移瘤更常位于侧脑室的脉络丛，而不是位于前角或体部。脑室内脑膜瘤多发生在侧脑室三角区，而且更常见于左侧。胶样囊肿一般呈圆形或卵圆形，位于第三脑室前部，附着其顶部室间孔水平。脑室内少突胶质细胞瘤极为罕见，只有通过免疫组化和基因检测，才能与中枢神经细胞瘤相鉴别。

　　CT 影像上中枢神经细胞瘤表现为等密度至高密度，可有囊性及钙化成分（见图9.1）。CT 增强上表现为轻至中度不均匀强化。

　　继 CT 之后，我们可对脑室肿瘤进行磁共振（MRI）平扫或增强检查。在 MRI 影像，中枢神经细胞瘤呈分叶状，T1 加权像上为等信号，T2 加权像上信号多变。肿瘤内的流空和囊变，在 T1 和 T2 加权像上都很常见（图 9.2）。同样，在增强 T1 加权像上，病灶显示中等强度的不均匀强化。偶有病灶导致脑室内出血（IVH）的报道。

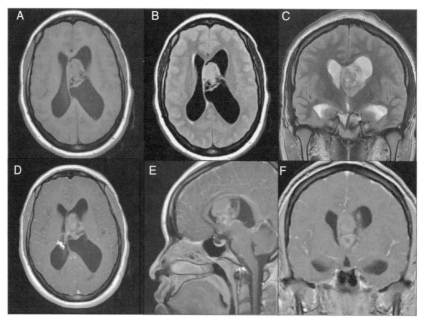

图9.2　术前头颅 MRI 检查。（A）T1 加权轴位像。（B）FLAIR 轴位像。（C）T2 加权冠状位像。（D）增强 T1 加权轴位像。（E）增强 T1 加权矢状位像。（F）增强 T1 加权冠状位像。显示起源于透明隔的不均匀强化肿块，占据左侧侧脑室伴梗阻性脑积水。影像表现符合中枢神经细胞瘤。

　　患者 MRI 影像显示，左侧侧脑室前角透明隔处有一个等信号的肿物，增强后不均匀强化（见图9.2）。T2 液体衰减反转恢复（FLAIR）序列，也可见跨室管膜脑脊液流动征象，进一步提示脑积水的存在。

　　根据患者的临床表现和影像检查所见，此次住院期间应当进行相关的诊断检查和必要干预，不应延误。此外，也应启动最优化流程进行术前准备。

　　与其他继发脑积水的疾病相似，脑室内肿物的患者常出现因梗阻性脑积水而导致的急性颅内压升高的情况。在极端情况下，也有猝死的报道，特别是胶样囊肿患者。这种突发的神经功能恶化，主要缘于梗阻性脑积水，但第三脑室肿物的占位效应对周围的下丘脑心血管中枢产生的影响，也视为是这些患者猝死的可能原因。对于神经系统检查发现症状急性加重的患者，必须考虑神经外科急诊手术。

诊断要点

1. 临床表现：某些脑室肿瘤，特别是中枢神经细胞瘤的患者，可出现颅内压升高的症状。
（1）头痛、视力障碍、恶心和呕吐是常见的初始症状。
（2）局灶性神经功能障碍、癫痫发作和步态问题是罕见的首发症状。
（3）精神状态改变和大小便失禁也不常见，如果出现提示有必要紧急进行神经外科手术。

（4）发病年龄在 20~40 岁；中枢神经细胞瘤常见于 30 多岁患者。

（5）中枢神经细胞瘤是年轻人最常见的原发性脑室肿瘤，占所有病例的一半左右，占所有颅内肿瘤的 0.25%~0.5%，占所有脑室肿瘤的 10%。

2. 中枢神经细胞瘤的影像学特征

（1）典型的中枢神经细胞瘤多见于侧脑室。

（2）肿瘤通常位于中线，起源于靠近室间孔的透明隔。

（3）肿瘤呈分叶状，边界清楚，常伴钙化，可引起梗阻性脑积水。

（4）可呈"肥皂泡样"团块。

（5）生长缓慢，很少累及脑实质。

3. 病理学

（1）WHO 分级 Ⅱ 级，被认为是良性的，以前被认为是少突胶质瘤的亚型。

（2）分化良好的神经上皮肿瘤，有成熟的神经细胞成分。

（3）具有圆形细胞核和染色质，以及致密核心小泡的均质细胞。

（4）表现为排列成片状或小叶的圆形均质细胞。

（5）神经元特异性烯醇化酶和突触蛋白为阳性，对胶质纤维酸性蛋白（GFAP）和神经丝有轻度反应性。

（6）少突胶质细胞转录因子（OLIG₂）为阴性，有助于将其与少突胶质瘤相鉴别。

（7）少突胶质细胞瘤存在染色体 1p 和 19q 的共同缺失，而在中枢神经细胞瘤中没有发现。

问题

1. 对此患者进行干预的最佳时机是什么时候？
2. 如果这例患者的精神状态恶化，神经外科应该如何应对？
3. 患者的临床和影像检查结果对手术计划有何影响？
4. 对于这例患者应该采用哪种手术入路？不同手术入路的优缺点分别是什么？

决策

由于该患者的脑室肿瘤已经导致脑积水和颅内压升高，所以在此次住院期间必须制订手术规划。在某些情况下，如果患者手术耐受性差，或者术前准备可能比平时需要更长的时间（如患者正在服用抗凝剂或抗血小板药物），可以先通过脑室外引流或脑室腹腔分流术进行脑脊液分流；后者也适用于不适合接受最终的手术干预，或者拒绝接受更具侵入性治疗的患者。

对于因梗阻性脑积水而出现精神状态突然下降、反应迟钝的患者，急诊行脑室外引流术可缓解脑脊液压力。如果两侧脑室不通，单侧引流只能缓解同侧脑室升高的压力，因此必须进行双侧脑室外引流。这种处置已在胶样囊肿的病例中报道过，胶样囊肿通常位于第三脑室内，有时可能阻塞双侧室间孔。一旦患者病情稳定，下一步应进行手术。值得注意的是，脑脊液分流的作用不是减轻脑室扩张，而是降低颅内压升高的危险。由于增大的脑室有利于采用经皮质-脑室入路切除肿瘤（本章稍后将讨论），所以对于脑室虽然扩大，但神志清醒，能遵循指令的患者，可以先在重症监护病房进行密切监测，至术中再放置脑室外引流。

对于中枢神经细胞瘤，手术全切肿瘤可最大限度地减少肿瘤复发的可能。手术的目标是在不损害神经功能的情况下全切肿瘤，术中获得足够的标本以便得到明确的病理诊断，并恢复正常的脑脊液通路，从而使脑积水得到缓解。切除程度通常取决于肿瘤的大小、位置、血运，与重要结构的粘连程度及术者的经验。

手术方法

手术切除是该病治疗的金标准和最佳方式，因为完整切除肿瘤将解决脑积水、占位效应，降低猝死风险和复发率。手术入路的选择在很大程度上取决于肿瘤的位置、脑室的大小、肿瘤的偏侧性和外科医生的习惯。传统上应用更广泛的是经皮质或经胼胝体入路进行显微手术切除。也有一些人采用内镜下经皮质入路。有些文章已经讨论并证实了两种方法各自的优势和不足之处。

无论是经皮质还是经胼胝体的显微手术入路，均可以很好地暴露侧脑室、室间孔和第三脑室。此外，这些入路允许双手操作，更有利于术中止血，从而更安全地进行血管分离和肿瘤切除。这些入路也可以提高肿瘤的全切率和降低复发的风险。经皮质入路仅限于脑室扩大到一定程度，形成较充分的手术通道的病例。由于需要经过正常皮质，术后癫痫发作的风险较高。此外，由于入路的倾斜角度问题，对位于胼胝体下方向对侧额角延伸的肿瘤显示不佳，这将成为肿瘤残留导致日后复发的隐患。另一方面，经中线胼胝体入路可均等进入两侧侧脑室的额角，而且因为不需要切除皮质，术后癫痫发作的风险较低。

单纯的内镜手术入路造成的创伤更小，可以减少并发症，缩短住院时间，降低死亡率，但切除的范围受限。内镜手术通常采用单骨孔入路，主要依靠单手操作技术，先进行吸引，然后再进行双极烧灼止血。显微镜下双手操作技术比单手操作技术更有优势，特别是在对侵及诸如穹隆和丘脑纹状静脉等重要结构的肿瘤进行精确的显微解剖和止血时。尽管许多文献报道内镜手术的并发症风险较低，但显微外科手术的支持者已经证实，显微手术可达到同样的疗效，在手术时间和住院时间上也与内镜手术相似。虽然内镜手术也可以做到肿瘤全切，但与显微外科手术相比，实现这一目标的可能性较小。

本病例采取了双额开颅经纵裂胼胝体半球间入路，以期实现肿瘤全切。使用侧卧位可以依靠重力作用牵开额叶，使其远离大脑镰，便于进入纵裂。位于侧脑室更内侧的病变，如本例患者，可采用同侧纵裂入路，而位于侧脑室更外侧的病变更适合对侧纵裂入路。术中影像导航有助于设计皮瓣和骨瓣、手术入路和胼胝体切开范围，以便于充分暴露肿瘤。

本例患者采用左侧卧位，体位摆放时必须注意充分垫起所有受压点，并在左腋下放置一个腋窝卷。右臂放在克劳斯扶手架上。

通常在神经导航的引导下，在冠状缝水平做一个直切口，分离皮瓣暴露额骨。使用磨钻在上矢状窦的正上方小心地钻一对骨孔，一个在前方，另一个在后方，暴露窦旁的硬脑膜。下一步，进行左额开颅，骨瓣跨过中线。C 形切开硬脑膜，向上矢状窦方向翻转。去掉中线处覆盖在上矢状窦顶部的骨质，窦可以随着硬脑膜反折轻微牵向对侧，以便更好地暴露纵裂。

当进入纵裂时，要注意控制对脑组织的牵拉程度，这对保护桥静脉以避免静脉性梗死至关重要。采用侧卧位可以依靠重力的作用牵开额叶，使其远离大脑镰，充分打开手术通路，以便到达胼胝体。如果暴露充分，可以不使用固定脑牵开器（图 9.3）。必须注意保护桥静脉，但如果静脉阻碍肿瘤的暴露，则可以谨慎的考虑切断静脉。如果可能，更好的选择是绕过桥静脉，从其周围操作。手术中可以用湿润的吸收性明胶海绵保护这些静脉。然后，使用无牵开器技术进入纵裂间隙，以显示胼缘动脉、胼周动脉和胼胝体。

在神经导航的辅助下，用双极电凝和显微枪状镊进行胼胝体切开（图 9.4）。胼胝体切开的长度取决于肿瘤的位置。一般情况下，胼胝体切开的长度为 2~2.5cm，要避免过多切断前后连合纤维，导致相关的言语减退、缄默和行为异常等常见症状。

一旦到达并显露肿瘤，必须注意准确地识别肿瘤的边界和附着部位。大多数肿瘤质地较软，使用吸引器和双极电凝就能够进行肿瘤切除。也可以使用超声吸引器减小肿瘤的体积。对于中枢神经细胞瘤，如果安全可行，应该尽量尝试全切。由于中枢神经细胞瘤血运丰富，所以双极电凝彻底止血是避免术后脑室出血的关键。一般情况下，肿瘤全部切除后，瘤内出血就停止了。随后顺着肿瘤找到其侵犯透明隔的附着点，然后进行透明隔开窗，以便看到和检查对侧侧脑室和室间孔。在切除附着在透明隔上的肿瘤时，必须小心避免对穹隆造成任何损害。此外，必须注意观察并避免损伤丘纹静脉和大脑内静脉。在某些情况下，肿瘤可以粘连并侵犯侧脑室底部的尾状核头。这种情况下，可以使用显微吸引器和双极电凝，轻柔地将肿瘤安全去除。如果需要进入第三脑室，可以通过穹隆间、脉络膜下、经脉络膜或经室间孔途径进入。彻底止血和脑室冲洗完成后，先将脑室外引流管放置到侧脑室，然后进行标准的一期硬脑膜缝合（用或不用硬脑膜补片）和骨瓣固定，最后分层缝合伤口，术毕。

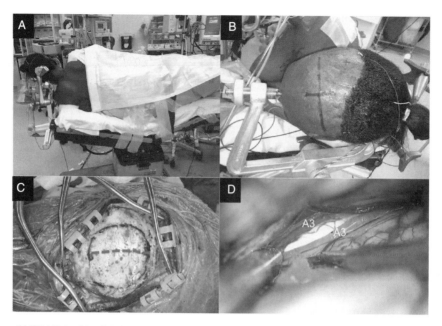

图9.3 经胼胝体入路切除中枢神经细胞瘤术中照片。（A）侧卧位可以借助重力作用进入纵裂。摆放头位使大脑镰和水平位大约成30°角。（B）线性冠状切口。（C）采用患侧（本例为左侧）跨中线的骨瓣，将上矢状窦（虚线）轻轻牵向右侧，以便进入纵裂。（D）沿纵裂分开，暴露胼周动脉（A₃）和白色的胼胝体。

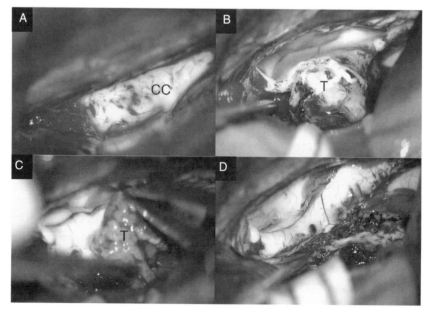

图9.4 （A）切开胼胝体，进入侧脑室。（B，C）识别并从左侧脑室切除肿瘤（T）。（D）肿瘤切除后，可见双侧侧脑室。

手术要点

1. 如术前行脑脊液分流，应注意避免过度引流，因为扩大的脑室有利于肿瘤的暴露。
2. 如果安全可行，应尽量尝试全切中枢神经细胞瘤，以减少肿瘤复发。
3. 肿瘤切除时应注意保护大脑内静脉、丘纹静脉和穹隆。
4. 术后使用脑室外引流，可以密切监测引流量和颅内压，以判断是否需要永久性脑脊液分流。

关键点

1. 如果患者表现迟钝，影像学显示脑室内占位，继发脑积水，应急诊放置脑室外引流（EVD）。
2. 常在影像学检查时偶然发现脑室内占位。MRI 平扫或增强是下一步影像检查方式。如果患者有症状，并且有脑积水的迹象，应该进行手术干预。
3. 肿瘤切除后，强烈建议放置 EVD，特别是在脑室内有血液存在的情况下。

术后护理

术后将患者送至神经外科重症监护病房（NICU），密切监测神经系统体征、ICP 和进行 EVD 管理。患者需要给予静脉注射抗生素（EVD 存在时）、预防癫痫和短期激素维持治疗。CT 扫描在术后 4h 内进行。在术后无 IVH 的情况下，夹闭左侧 EVD，连续测量颅内压（ICP）。24h 后，如果没有出血或颅内压增高等并发症，就可以拔除引流管。如果术后有明显的 IVH，可以打开 EVD 进行引流。由于外科医生的培训方法和习惯不同，对 EVD 的引流量的限定也有很大差异；但在准备拔除脑室引流管前，都应该进行 EVD 夹闭试验，以确定是否有必要进行永久性脑脊液分流。如果患者 EVD 夹闭试验失败，则应放置脑室 - 腹腔分流。

磁共振成像应在术后 48h 内进行，以评估切除范围（图 9.5）。如果存在肿瘤残留（次全切除）或随后出现肿瘤复发，可选择的治疗包括再次切除（再次探查）、立体定向放射治疗（SRS）和用于局部肿瘤控制的常规放射治疗。

并发症处理

本例患者术后神经功能完好无损，没有任何记忆及认知缺陷。穹隆和所有血管结构，包括上矢状窦、皮质桥静脉和大脑深静脉都被完好保留。患者没有发生迟发性或持续性脑积水，也不需要分流。

虽然显微外科技术的应用提升了手术的安全性，但术后还是有可能遇到各种并发症。入路和瘤腔可发生实质内和脑室内出血。术中胼周动脉和胼缘动脉的血管损伤可导致突发动脉性出血，应尽一切努力修复动脉，维持动脉的血供，以避免缺血性脑卒中。小侧支撕脱后动脉上的小孔可以通过轻柔地手术填塞和棉片临时加压来控制；较大的动脉撕裂应直接进行修复，主要是采用显微血管缝合技术。

应避免胼胝体切开过多，以防止患者术后出现缄默和行为改变。其他结构的损伤，包括扣带回、穹隆、丘脑和基底节，也可能导致缄默、记忆丧失和其他认知障碍。

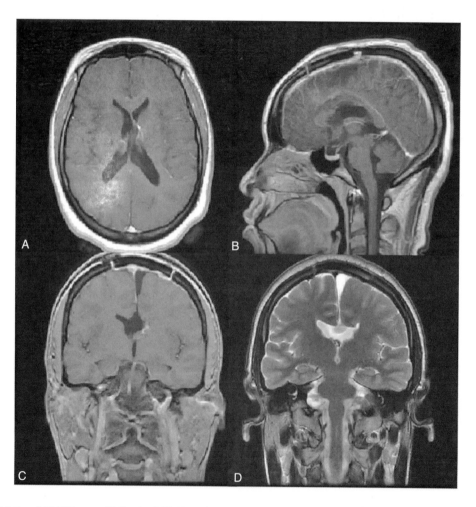

图 9.5 术后颅脑 MRI 影像：（A）增强 T1 加权轴位像；（B）增强 T1 加权矢状位像；（C）增强 T1 加权冠状位像；（D）T2 加权冠状位像。3 个月时，证实肿瘤完全切除，无肿瘤残留和复发。左侧脑室强化考虑为肉芽组织，并且术后 4 年 MRI 扫描未见进展。

一过性遗忘可发生在显微切除术后，通常在 1 周内缓解，但可能需要更长时间才能完全消失。虽然血管损伤和缺血性脑卒中可能导致永久性偏瘫，但暂时性偏瘫更常见，为脑牵拉时间过长和皮质静脉受损所致。前额叶皮质的牵拉也可能导致辅助运动区（SMA）综合征，表现为语言缺乏和运动启动困难，以及轻偏瘫。这些通常是短暂的，患者可在术后 4 周至 3 个月内恢复。因此，保护桥静脉和避免使用脑牵开器是避免这些并发症的关键。

与其他经脑皮质入路一样，术后使用抗癫痫药物预防癫痫发作。此外，内镜和显微外科手术均有伤口感染、脑膜炎和脑室炎的报道。

并发症要点

1. 保留皮质桥静脉，避免脑组织过度牵拉，有助于避免术后偏瘫和与皮质梗死相关的神经功能障碍。
2. 控制胼胝体切开的范围可以避免缄默和行为改变。
3. 如果进入第三脑室，避免损伤穹隆和其他局部结构，以避免严重的记忆障碍。
4. 术后应进行密切监测有无迟发性脑积水，以及是否需要永久性脑脊液分流。

证据和预后

手术全切肿瘤是中枢神经细胞瘤的首选治疗方法。肿瘤切除范围是影响预后的最重要因素。术后复发少见，估计 5 年生存率为 90%（肿瘤全切为 99%，次全切为 85%）。最近的一项荟萃分析显示，3 年局部控制率为 95%，5 年为 85%。有证据表明，手术全切是影响中枢神经细胞瘤患者肿瘤复发和生存期的最重要因素。

（霍文君　郭辉　译）

拓展阅读

Chun-Lin C, Shen C, Wang J, Lu C, Lee H. Central neurocytomas: a clinical, radiological and pathological study of nine cases. *Clin Neurol Neurosur*. 2008;110 (2):129–136.

Patel DM, Schmidt RF, and Liu JK. Update on the diagnosis, pathogenesis, and treatment strategies for central neurocytoma. *J Clin Neurosci*. 2013;20 (9): 1193–1199.

Perneczky A, Reisch R, Tschabitscher M. *Keyhole Approaches in Neurosurgery*. New York, NY: Springer; 2003.

Rades D, Schild SE. Treatment recommendations for the various subgroups of neurocytomas. *J Neuro-Oncol*. 2006;77(3):305–309.

Yasargil MG, von Ammon K, von Deimling A, et al. Central neurocytoma: histopathological variants and therapeutic approaches. *J Neurosur*. 1992;76(1):32–37.

脑转移瘤

Adam M. Robin，Steven N. Kalkanis

病例介绍

患者，女性，75 岁，右利手。主因间断性平衡障碍影响步态，就诊于初级保健医生。自述总感觉自己"走路像喝醉了一样"，伴随偶尔说话找词困难，无头痛。曾于 2 年前因肺内占位（大小约 2cm）行左下肺切除术，术中全切病变，未观察到淋巴结和胸膜侵犯，术后确诊为中分化腺癌，1 期。未进行进一步干预治疗。有 43 年的吸烟史。距离上次影像检查已经一年多。

患者转至神经外科，详细的神经系统检查显示，75 岁女性，貌如其龄，神志清醒，和善、得体，知识储备正常，熟知自己既往的医疗状况。脑神经评估显示，向左凝视时有轻度的水平眼球震颤；肌力、感觉、肌张力和肌容积均正常；左侧轮替试验、指鼻试验和跟-膝-胫试验阳性；腱反射正常对称，步态缓慢、脚间距宽、稳定，左上肢伴随动作减少；踝背屈和辨距障碍，导致偶有左侧摇晃和转弯困难。KPS 为 90。

> **问题**
> 1. 可能的诊断是什么？
> 2. 下一步如何评估？
> 3. 最可能受累的解剖区域在哪里？
> 4. 有哪些需要考虑的鉴别诊断？

评估和计划

综上所述，患者的病史和体格检查高度提示左侧小脑病变。

需要行 MRI 进一步评估病情。通常建议使用钆对比剂进行高分辨率增强扫描，以便制订手术计划和使用立体定向神经导航辅助。T1 增强序列能够很好地显示病变的强化特征及其周围的解剖细节，帮助区分病变是位于轴内还是轴外，边界是清晰还是难以分辨。需要强调的是，阅片者要注意观察邻近病变的脑神经和脑叶是否强化，如果有强化则提示存在软脑膜病变。软脑膜病变多见于后颅窝，其中 40% 为小脑转移所致[1-3]。

本例 MRI 影像显示轴内不均匀强化病变，T1、T2 和 T2 FLAIR 信号强度轻微增加，最大直径约为 2cm（图 10.1）。病灶的边界比较清楚，水肿明显，未侵犯乙状窦（图 10.1）。

问题

1. 小脑哪个脑叶的损伤会导致躯干共济失调？
2. 小脑病变没有弥散受限这一特点，有助于排除哪些常见的转移性肿瘤？
3. 还有哪些影像学检查有助于该患者的评估？

诊断要点

1. 对于有癌症病史和步态障碍的患者，体格检查对于定位病变和确定影像检查部位以帮助确诊至关重要。
   （1）共济失调/小脑步态的特征包括脚间距宽、向同侧摇晃、转身困难、落脚时脚跟碰撞，连足直线行走困难。注：小脑蚓部和绒球病变引起躯干共济失调，坐下和站立困难。
   （2）脊髓上运动神经元病变，常会出现长束损害征象和感觉缺失平面，而本例患者没有类似症状，有助于排除脊柱病变的可能。
2. 眼球震颤和病变定位[1]。
   （1）间脑、视交叉受累——跷跷板式眼球震颤（眼球内侧向上、外侧向下运动，然后返转）。
   （2）中脑被盖上部受累——辐辏性眼球震颤/退缩性眼球震颤（眼球缓慢外展，随后内收会聚痉挛）/所有眼外肌共同收缩。
   （3）延颈髓交界/枕骨大孔受累——下行性眼球震颤，快速相向下。
   （4）延髓受累——上行性眼球震颤，快速相向上。
   （5）小脑半球受累——水平性眼球震颤，快速相朝向病变同侧。
3. 癌症患者可能伴有一系列疾病，包括感染、血栓栓塞性疾病、脑卒中、副肿瘤综合征/自身免疫性疾病等。进行胸部、腹部和盆腔 CT，有助于发现转移灶的可能来源。磁共振弥散加权成像（DWI）受限的病变：
   （1）脓肿。
   （2）淋巴瘤。
   （3）表皮样囊肿。

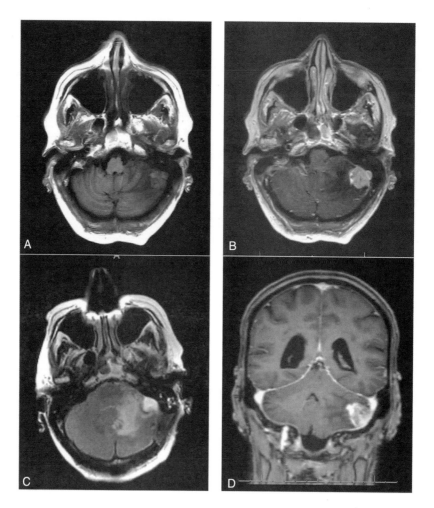

图 10.1 MRI 影像：（A）T1 轴位。（B）T1 轴位增强。（C）T2 FLAIR 及 D T1 冠状位增强，显示轴内不均匀强化病变，T1、T2 和 T2 FLAIR 信号略高；在横窦和乙状窦交界处测量病灶的最大直径约为 2cm。

决策

患者是一名功能良好的 75 岁女性，KPS 评分为 90，合并症轻微，有进展性共济失调，步态障碍。后颅窝单发强化转移灶，并引起水肿、占位效应和早期梗阻性脑积水。胸部、腹部和盆腔的 CT 检查未见其他病变。

本例患者可选择的治疗方式包括手术联合术后放射治疗，放射治疗方式可选择全脑外放射治疗（WBRT）或立体定向放射治疗（SRS）；或者 SRS 联合 WBRT 治疗，甚至选择单独 SRS[4]。在这种情况下，唯一不理想的治疗选择是只行 WBRT，因为与手术联合 WBRT 和 SRS 联合 WBRT 相比，其生存率较低[5-7]。关于不同治疗方案选择的依据和相关指南将在本章后文总结，以飨读者。由于本例患者没有全身性疾病、

KPS 评分良好，存在脑水肿和占位效应，作者选择行枕下开颅（SOC）肿瘤切除术（图 10.2）。

脑转移瘤患者选择手术切除或放射治疗时需要考虑的重要事项

<u>手术或手术+WBRT</u>

- 有明显占位效应或水肿（尤其在后颅窝）
- 需要组织学诊断
- 位置容易到达
- 直径为 30~40mm

<u>放射治疗或放射治疗+WBRT</u>

- 肿瘤位置难以到达
- 直径小于 30mm
- 位于脑功能区
- 组织学放射抵抗

*多发病灶可考虑多种治疗方法

+评估全身疾病情况和是否需紧急减压

图 10.2　脑转移瘤患者选择手术切除或放射治疗时，需要考虑的重要事项。SRS：立体定向放射治疗；WBRT：全脑放射治疗。

问题

1. 对于 2.2cm 单发小脑转移瘤有哪些治疗选择？
2. 哪些因素可能会影响你的决策？
3. 这类疾病的最佳治疗方法是手术，还是放射治疗？
4. 如果使用放疗，应该选择 WBRT，还是 SRS？

手术方法

患者可以选择侧卧位，或仰卧位同侧肩下垫高，头部向对侧旋转约 90°。要小心地将头部和颈部稍向地板侧弯曲，以便打开同侧肩和手术部位之间的工作角度。头部的过度旋转和屈曲可导致静脉回流受阻。立体定向导航有助于确认横窦和乙状窦交界（横乙交界）的位置。为了找到横乙交界，可从枕外隆凸到颧弓根部画一条线，在乳突尖后方约一横指，其与二腹肌沟延长线相交，该点就是横乙交界点，通常对应于星点的位置，这是确定横乙交界的一个常用解剖标志。在手术开始前，可以放置一个腰椎外引流。此外，对有明显小脑水肿的患者，在开颅手术期间，使用甘露醇和呋塞米，以帮助降低后颅窝压力。

在耳郭后两指宽处做一个弧形手术切口，自星点上方 2cm 处起始，向下经乳突尖到达枕骨大孔水平。使用单极电凝进行解剖显露，软组织应逐层切开，以便当遇到乳突导静脉时可以很容易地识别、电凝或骨蜡止血。随着切口加深，骨性解剖结构逐渐显露，可使用后颅窝牵开器保持显露。在这个位置，作者习惯将颅骨去除而不是行骨瓣开颅术，所以用一个带沟槽的橡果形钻头来磨薄小脑下部和星点内侧的骨质，当磨到足够薄时，用椎板咬骨钳咬除，向四周扩大颅骨咬除范围，直到充分暴露横窦、乙状窦和枕骨大孔上方的硬脑膜。

"K"形切开硬脑膜，内侧沿着骨窗的内侧缘切开，斜向上至横乙窦交界处，斜向下至乙状窦的尾部。最终形成一个翻向横窦的上方硬膜瓣和一个翻向乙状窦的侧方硬膜瓣。打开小脑延髓池外侧蛛网膜，至少用几分钟的时间缓慢释放脑脊液（CSF）使小脑松弛。在小脑表面放置 Adaptic（爱惜康）进行保护，小脑压板固定在后颅窝牵开器上，轻轻放置在小脑半球外侧上方以暴露颞骨岩部和小脑幕。可见肿瘤沿小脑表面向前生长，侵及横窦和乙状窦。采用吸引器轻吸和双极电凝烧灼配合的方式，沿肿瘤边缘将肿瘤与小脑分离，肿瘤与窦粘连的部分以钝性和锐性分离相结合的方法切除，分离过程注意避免损伤硬膜静脉窦，将肿瘤整块切除。

彻底止血，硬脑膜水密缝合，人工脑膜 Duragen（Integra Neurosciences 公司）铺在硬膜闭合口上，并使用 DBX 骨泥（DePuy Synthes 公司）进行颅骨成形，皮肤以尼龙线连续缝合。

手术要点
1. SOC 的体表标志包括枕外隆凸、颧弓根、乳突尖和二腹肌沟。
2. 星点是指顶骨、枕骨和颞骨乳突交汇处的骨缝，是乙状窦后区域常用的一个标志点，但存在变异。通常在星点内下方进行钻孔。
3. 手术中应注意对小脑采用最小牵拉；在不需要整块切除的情况下，可使用超声吸引器吸除肿瘤，以减轻因小脑水肿所致的损伤。

关键点
1. 对于硬脑膜增厚或后颅窝脑神经和（或）小脑叶间的强化，应进一步评估是否存在软脑膜播散。
2. 肿瘤的颅内转移意味着预后不良，应该就手术的目标展开深入讨论。

术后护理

术后对患者进行密切观察。在围术期继续使用类固醇激素以减轻肿胀，适当补液既有助于静脉窦通畅，又不至于引起过度的水肿。术后 48h 内复查 MRI，建立术后基线，以便与后续的随访影像进行比较（图 10.3）。围术期常规使用抗生素。术后第一天拔除导尿管下床活动。最重要的是，要尽快开始辅助治疗，避免不必要的延迟。在手术后，每 2 个月进行一次磁共振扫描。围术期类固醇药物的使用不超过 2 周，除非患者接受放射治疗。

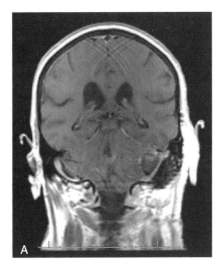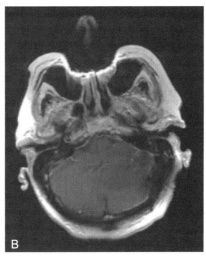

图 10.3　MRI 影像显示（A）T1 冠状位增强。（B）T1 轴位增强，左小脑病变完全切除，无明显强化。

并发症处理

在手术过程中，硬脑膜静脉窦损伤并不少见。如果在开颅过程中静脉窦开放，应迅速去除剩余骨质，用吸收性明胶海绵和湿棉片压迫破损处，以防空气栓塞。在去除骨瓣其余部分时，可以使用骨蜡止血。对于静脉窦的小撕裂伤，可以使用吸收性明胶海绵及肌肉块封闭缺损，以获得闭合效果。对于较大的窦壁缺损，可能需要稍大的骨窗暴露，然后用硬膜或骨膜瓣重建窦壁。术后静脉补液，防止血栓进一步形成。

术后数小时至数天内，常见脑肿胀或血肿，可表现为脑神经功能异常、精神状态下降及脑积水。术前积极使用甘露醇和地塞米松治疗，术中使用腰椎外引流，有助于减轻术中脑组织牵拉的程度，可减少术后脑肿胀。在轻柔牵拉小脑之前，打开后颅窝下外侧池的蛛网膜释放脑脊液，也能减轻术中脑组织的牵拉程度。

并发症要点

1. 窦的损伤应压迫处理，避免电凝。
   （1）可能需要使用硬膜或骨膜瓣，通过缝合重建来进行一期修复。
   （2）修补时应使用湿棉片或吸收性明胶海绵，以防止空气栓塞。
2. 空气栓塞可通过降低手术野高度和手术区注水来预防。
   （1）湿棉片也可用来防止空气进入。
   （2）与麻醉师同事的沟通对于有效应对这一临床挑战至关重要。

（3）如果能预见会有窦的损伤，术前放置的中心静脉导管可以在需要时快速抽吸空气。

3. 术后出现新的神经功能障碍应进行影像学检查，以排除术后脑出血或水肿加重的可能性。使用类固醇可能有效。

4. 术后脑水肿应首先采用高渗性脱水和类固醇治疗。如果经足量药物治疗无效，则应尽早进行手术减压。

证据和预后

Ⅰ类证据支持对于新诊断的单发脑转移瘤、无晚期全身性疾病、不需要长期卧床的患者实施切除手术，术后进行 WBRT 或 SRS 治疗[6]。这一建议是基于如下数据，与单纯 WBRT 相比，接受手术切除后辅助 WBRT 治疗患者的神经组织死亡和肿瘤复发率显著降低，但生存期没有延长[5,6]。

不幸的是，大多数单发脑转移瘤的治疗数据既未进行组织学分类，也未明确肿瘤位置（如幕上或幕下）。正如最近指出的，这些数据更多是描述患有不同类型肿瘤的不同的人群[8]。尽管如此，关于转移性疾病治疗的第一个循证指南还是给出了 1 级推荐：对于单发转移灶，直径小于 30mm、中线移位小于 10mm 的患者，单剂量 SRS 加 WBRT 比单纯 WBRT 可以延长生存期[9]。此外，根据证据不足的Ⅰ类数据，提出了 3 级推荐：影像随访一旦发现病灶早期进展，就应给予及时治疗；单独 SRS 可以达到手术切除辅助 WBRT 一样的效果[9]。框 10.1 和框 10.2 为读者提供了汇总数据。

框 10.1　脑转移瘤指南推荐——手术切除术

---

1 级：手术+WBRT

• 比单独手术更有利于局部和远处肿瘤的控制及患者生存

2 级：手术+WBRT 和 SRS+WBRT

• 两种方法都是有效的治疗，生存率相当

3 级：单纯 SRS

• 强度不足、相互矛盾的证据提示：对于单发脑转移灶，只要能密切监测并随时进行补救性 SRS，单纯 SRS 就可能达到与手术切除辅助 WBRT 同等的功效和生存结果

（Source. Kalkanis SN, Kondziolka D, Gaspar LE, et al. The role of surgical resection in the management of newly diagnosed brain metastases: a systematic review and evidence-based clinical practice guideline. *J Neuro-Oncol*. 2010;96（1）:33–43. doi:10.1007/s11060-009-0061-8.）

框 10.2　脑转移瘤指南推荐——WBRT

1 级：手术切除术+WBRT

对于功能自理、颅外疾病较轻的患者，效果优于单纯 WBRT

（ Source. Gasper LE, Mehta MP, Patchell RA, et al. The role of whole brain radiation therapy in the management of newly diagnosed brain metastases: a systematic review and evidence-based clinical practice guideline. J Neurooncol. 2010; 96(1): 17–32. doi:10.1007/ s11060-009-0060-9. ）

（郭辉　译）

参考文献

1. van der Ree TC, Dippel D, Avezaat C, Smitt P, Vecht C, van den Bent MJ. Leptomeningeal metastasis after surgical resection of brain metastases. *J Neurol Neurosurg Ps.* 1999;66(2):225–227.

2. Suki D, Hatiboglu MA, Patel AJ, et al. Comparative risk of leptomeningeal dissemination of cancer after surgery or stereotactic radiosurgery for a single supratentorial solid tumor metastasis. *Neurosurgery.* 2009;64(4):664–674; discussion 674–676. doi:10.1227/ 01.NEU.0000341535.53720.3E.

3. Siomin VE, Vogelbaum MA, Kanner AA, Lee S-Y, Suh JH, Barnett GH. Posterior fossa metastases: risk of leptomeningeal disease when treated with stereotactic radiosurgery compared to surgery. *J Neuro-Oncol.* 2004;67(1-2):115–121.

4. Marko NF, Weil RJ. Radiotherapy: neurocognitive considerations in the treatment of brain metastases. *Nat Rev Clin Oncol.* 2010;7(4):185–186. doi:10.1038/nrclinonc.2010.30.

5. Patchell RA, Tibbs PA, Walsh JW, et al. A randomized trial of surgery in the treatment of single metastases to the brain. *N Engl J Med.* 1990;322(8):494–500. doi:10.1056/ NEJM199002223220802.

6. Kalkanis SN, Kondziolka D, Gaspar LE, et al. The role of surgical resection in the management of newly diagnosed brain metastases: a systematic review and evidence-based clinical practice guideline. *J Neuro-Oncol.* 2010;96(1):33–43. doi:10.1007/s11060-009-0061-8.

7. Gaspar LE, Mehta MP, Patchell RA, et al. The role of whole brain radiation therapy in the management of newly diagnosed brain metastases: a systematic review and evidence-based clinical practice guideline. *J Neuro-Oncol.* 2010;96(1):17–32. doi:10.1007/s11060-009-0060-9.

8. Kondziolka D, Kalkanis SN, Mehta MP, Ahluwalia M, Loeffler JS. It is time to reevaluate the management of patients with brain metastases. *Neurosurgery.* 2014;75(1):1–9. doi:10.1227/ NEU.0000000000000354.

9. Linskey ME, Andrews DW, Asher AL, et al. The role of stereotactic radiosurgery in the management of patients with newly diagnosed brain metastases: a systematic review and evidence-based clinical practice guideline. *J Neurooncol.* 2010;96(1):45–68. doi:10.1007/ s11060-009-0073-4.

第11章 脑膜瘤

K. E. Hovinga，Y. Esquenazi，P. H. Gutin

病例介绍

患者，女性，73 岁，右利手，既往有 2 型糖尿病、高血压和甲状腺功能减退病史，因逐渐加重的行走困难和右侧偏瘫就诊于外院。她注意到自己的书写能力越来越差，认知功能也在下降。患者变得健忘，其儿子也注意到她的语言能力有所退化。神经系统查体，右侧肢体轻度偏瘫，肌力 4 级（MRC 4/5），上肢障碍重于下肢，伴有轻度失语，MRI 检查如图 11.1 所示。

> **问题**
> 1. 最可能的诊断是什么？
> 2. 现在可以使用什么药物治疗？
> 3. 为什么影像检查结果提示诊断可能为非典型肿瘤？
> 4. 现在还有哪些 MRI 序列可以帮助诊断？

评估和计划

患者开始口服地塞米松，并转至神经外科肿瘤组。鉴于影像学显示肿瘤内存在不均匀强化区域，T2 序列显示脑组织与肿瘤分界不清，神经外科医生考虑诊断为非典型脑膜瘤。鉴别诊断包括世界卫生组织（WHO）分级 Ⅰ 级或更高级别脑膜瘤，其他原发性脑肿瘤（如血管外皮细胞瘤和室管膜瘤）。脑膜瘤是现阶段最有可能的诊断，但也不能完全排除原发灶不明确的转移瘤。在制订手术计划时，可以观察 T2 序列，以确定肿瘤和大脑之间是否存在清晰的界面；该界面被认为是肿瘤和脑组织之间的蛛网膜平面，术中可沿该层面进行解剖分离。计算机断层扫描（CT）也可以用来评估相关的肿瘤钙化和骨质改变。虽然诊断性脑血管造影和 MR-V 有助于明确肿瘤的血管供应，以及上矢状窦和其他主要静脉窦的通畅情况，但在我们看来，术中基本不需要切除静脉窦或较大的皮质静脉。

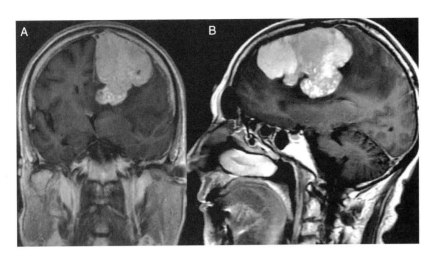

图 11.1　颅脑增强 MRI 影像：冠状位（A）和矢状位（B）显示一个巨大分叶状强化肿块。肿瘤起源于额叶凸面，向中线生长，侵及上矢状窦，并使大脑镰和扣带回移位，形成大脑镰下疝。胼胝体受压，左侧脑室额角部分消失，可见瘤内不均匀强化。血管源性水肿并向顶叶延伸。

　　肿瘤不典型时，通常在 T2 加权像上显示与周围大脑边界不清。脑膜瘤血供丰富，并可侵犯上矢状窦。因此，当病变毗邻或侵犯窦的结构时，术前应进行 MR-V 评估窦的通畅性。

　　在本病例，患者左额有一个较大的脑膜瘤，具有非典型脑膜瘤的特征，如不均匀强化、边界不规则、脑-肿瘤分界不清等。冠状位成像显示肿瘤基底位于凸面，有血管源性水肿和中线移位。

诊断要点

1. 脑膜瘤在增强 MRI T1 加权像上呈硬脑膜为基底的均匀强化肿块，常伴有脑膜尾征。如果脑膜瘤在 T2 加权像上表现为高信号并伴周围实质 T2 信号改变，可提示病变血供丰富或侵袭性更强。大多数脑膜瘤为良性（WHO 分级 I 级），约 10% 为非典型（WHO 分级 II 级）或间变性（WHO 分级 III 级）。

2. CT 可作为评估疑似脑膜瘤的一种重要影像学方法，因为其可判断肿瘤相关的钙化和颅骨改变。肿瘤表现为边界清楚的高密度肿块（与脑实质相比），有时伴有钙化，还可以引起相邻骨质增生，这些在 CT 影像比 MRI 显示更清晰。

3. 随着血管内栓塞技术的不断发展，术前栓塞已成为脑膜瘤治疗中越来越常用的干预手段。栓塞供血动脉可减少术中因失血引起的并发症，还可以缩短手术时间，提高手术全切率。此外，血管造影可以评估相关的硬脑膜静脉窦通畅程度，这是手术切除要考虑的一个重要解剖因素。虽然作者在临床中很少使用，但对于巨大的、具有多重血供的，以及有在手术开始阶段难以控制的深部供血动脉的肿瘤，都应考虑采用术前栓塞。

问题

1. 这些临床和影像学检查结果对制订手术计划有何帮助？
2. 何时是对该患者进行手术干预的最佳时机？
3. 患者的年龄对手术决策有何影响？

决策

对于这种巨大的强化病变，同时在伴有占位效应和中线移位的情况下，只要患者的健康状况可以耐受手术，就应该进行手术切除肿瘤。对于没有明显占位效应的、较小的脑膜瘤，可以采用相对保守的方法，进行定期的影像随访。手术干预可以推迟到病变出现症状或显示肿瘤增长，预示将来会引起症状时再进行。

脑膜瘤是可以治愈的，因此术中应尽可能地全切肿瘤。如果可能，肿瘤周围 1~2cm 的硬脑膜也应该被切除，以降低复发率。在设计切口时，应该注意充分暴露肿瘤及周边累及的硬脑膜（强化的"脑膜尾征"）。

对于老年患者，尤其当肿瘤与周围脑实质、静脉窦或脑神经粘连时，治疗应相对保守。对于不能完全切除的肿瘤，建议术后放射治疗以避免肿瘤复发。对于更高级别的肿瘤，不管是否全切，术后均建议放射治疗。

问题

1. 如果肿瘤闭塞了血管，可以切除上矢状窦吗？为什么？
2. 手术后大脑可能需要一段时间才能重新复张，那么患者在术后早期面临的风险是什么？

手术方法

在全身麻醉下，医生进行大骨瓣开颅肿瘤切除手术。术前留置尿管，开放两条静脉（IV）通路和一条动脉通路。使用梅菲尔德头架固定，以便暴露术野。头部应轻微抬高，以改善静脉回流。手术期间仔细监测血压（BP），既要保证充分的脑灌注，又要防止血压过高导致止血困难。所有抗凝药物都应该在征询处方医生意见后，于手术前停用；特别值得注意的是，阿司匹林应术前停用至少 7 天。

对于左侧额部病变，患者仰卧位，头部向右侧偏斜。采用耳屏前的一个大的马蹄形切口或问号切口应能满足手术要求。一般而言，不管采用哪种切口，只要能够保证颞浅动脉、枕动脉或眶上动脉的血供，同时能够暴露肿瘤周围 2~3cm 的空间就可以。可以考虑直切口，但暴露的手术空间可能不足，不利于肿瘤切除。

本例手术应特别注意对上矢状窦的保护。由于肿瘤靠近此结构，肿块内侧的硬脑膜不可能完全切除。设计开颅位置时，应尽量靠近窦。一种安全的方法是在窦附近开足够数量的骨孔，以便在打开骨瓣前能够将硬脑膜与颅骨分离，这将减少窦壁撕裂损伤的机会。如果 MRV 显示窦腔被肿瘤堵塞，已经形成新的静脉侧支代偿，可以考虑切除这部分窦腔。需要注意的是，这种方法并不常用，作者也不推荐这种方法。可以选择刮剥和电凝窦壁，以达到肿瘤次全切除；如果术中出血可控，也可分块切除突入窦内的肿瘤。即使窦看上去已完全闭塞，切除窦仍然有可能导致静脉性梗死，这很可能是由于矢状窦闭塞段前后的引流静脉损伤所致。

肿瘤切除过程可以是简单的，也可以是非常复杂的，这取决于肿瘤与脑组织之间粘连程度，以及是否存在明确的蛛网膜分界面。如果有清晰的边界可以很容易剥离。切断血供后，瘤内切除减容有助于移动肿瘤，更容易找到解剖平面。术前应根据患者的年龄、症状和术后可选方案，制订个体化治疗计划。由于大多数脑膜瘤生长缓慢，且放射治疗可作为术后治疗选择，所以在术中对于与功能区皮质、脑神经或血管粘连紧密的肿瘤不必强行切除，避免功能损伤。有些少见的病例，肿瘤会将一些重要的动脉包裹其内，手术中要特别注意对血管的保护。本例肿瘤完全切除是可行的（图 11.2）。

手术要点
1. 手术切除是对有症状的脑膜瘤的根治性治疗方法。手术切除这些病变通常要遵循以下原则：充分暴露，以便在情况允许时能够切除肿瘤周围 2cm 的硬脑膜。
2. 瘤周硬膜上的血管是肿瘤的主要血供，因此在开始切除肿瘤之前，应先电凝能够处理的硬膜血管。在切除较大的肿瘤时，可先分块切除，减小肿瘤的体积，找到肿瘤与脑组织的解剖分界面，再进行肿瘤全切。受侵犯的颅骨也应被切除。

关键点
1. 脑膜瘤手术的入路取决于肿瘤的位置和大小。脑膜瘤幕上多见，通常发生在矢状窦旁和大脑凸面。位于颅底的脑膜瘤也很常见，包括蝶骨嵴、嗅沟和蝶骨平台。

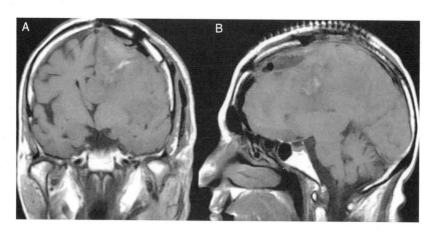

图 11.2　术后增强 MRI（A）冠状位和（B）矢状位，显示 1 级脑膜瘤全切。术腔内有少许出血；切除肿瘤后尽管仍有中线移位，但占位效应明显减小。

2. 了解这些肿瘤的血液供应，对制订手术计划至关重要。根据切除程度的几种分级系统，可用于预测复发。放射治疗可在脑膜瘤患者的整体治疗中发挥重要作用。

3. 作者提倡在不增加并发症且不提高死亡率的前提下，尽可能全切肿瘤。

术后护理

术后应将患者安置在高级别专业监护室内进行监护，每小时进行神经功能评估并进行有创血压监测。通常建议在最初的 12~24h，控制收缩压不低于 150 mmHg。开颅术后保持仰卧位，头部抬高 30°并处于中立位，以减少静脉负荷，有助于控制颅内压。术后抽血查血清钠、全血细胞计数（CBC）和凝血指标，根据结果调整液体输注，如果必要可输血。

应尽早开始术后康复。应在手术后 24 h 内拔除导尿管。应对患者进行理疗和康复治疗评估，以保障患者恢复到术前功能状态。

一般围术期抗生素常规维持到术后 24 h。类固醇应该在数周内逐渐减量，这取决于患者在手术前服用这些药物的时间。术后一到两天，可以静脉注射镇痛药物，随后可快速过渡到口服药物（如对乙酰氨基酚）。

术后应进行 MRI 检查以确定切除肿瘤的范围，判断并记录是否有肿瘤残余。为此，通常在 48h 完成术后复查。同时计划在术后 3 个月进行 MRI 检查和复诊：如果病情稳定，则在 6~12 个月后复查。进一步 MRI 随访是必要的，复查频率取决于肿瘤的分级和术后症状的变化。即使是 I 级的脑膜瘤，也有一定的复发率。

并发症处理

尽管伤口感染、皮下积液和脑脊液漏在大型的医学中心并不常见，但仍是最主要的术后并发症。伤口问题通常可以用抗生素处理，必要时也可以进行伤口清创。如果发生更深的感染，如在皮肤或颅骨下有明显的脓液积聚，必要时可去除骨瓣。

严重的术后早期并发症包括硬膜外、硬膜下或脑内血肿，可根据症状的严重程度，决定是否进行紧急手术清除。

手术过程中对皮质的刺激，可导致术后癫痫发作。对于脑膜瘤患者预防性使用抗癫痫药物的观点存在争议，一般不推荐使用。近年来，一些抗癫痫药物副作用减轻，所以预防性使用争议不大。在作者实践中，术后不常规进行癫痫的预防用药。

术后可能出现脑水肿，特别是在巨大病变切除术后。应采取大剂量类固醇、高渗液等预防措施。

术中血管操作引起的术后缺血和血管痉挛并不常见，一旦发生应采取支持措施，必要时可升高血压和保持高灌注。

本例患者术后开始恢复良好，但 2 天后出现语言障碍和右侧偏瘫，考虑为癫痫发作和术后水肿。给予抗癫痫药、大剂量类固醇激素和维持高血钠水平。患者 48 h 恢复到基线神经功能状态，最终出院。病理符合 WHO Ⅰ 级脑膜瘤。患者未行进一步的辅助治疗。术后常规进行 MRI 随访。

并发症要点

1. 伤口感染、脑脊液漏和硬膜外/硬膜下积液是最常见的术后并发症。硬膜外、硬膜下或脑内血肿也可能发生，根据血肿的大小和位置确定是否需要手术干预。
2. 静脉窦损伤是一种严重的并发症，可能导致出血、空气栓塞或静脉性梗死，切除靠近静脉窦或主要皮质引流静脉的肿瘤时，应格外小心。
3. 术后脑水肿主要出现在切除较大肿瘤、手术时间较长、脑牵拉、皮质静脉损伤等情况下。应积极采用高渗脱水和类固醇激素治疗。

证据和预后

脑膜瘤是最常见的原发性颅内肿瘤，绝大多数脑膜瘤的组织学认定是良性的。由于缺乏前瞻性随机对照试验，目前还没有标准化的治疗指南。因此，目前的治疗策略是基于回顾性证据。美国综合癌症网络指南建议，无症状小的脑膜瘤应先观察。对其他大多数患者，手术全切仍是标准治疗。当不能完全切除时，应重点考虑术后放射治疗，如立体定向放射治疗（SRS）或常规放射治疗（cEBRT）。许多研究表明，这些综合治疗能提高局部控制率和总体生存率。然而，关于次全切除术后的进一步治疗，尤其是治疗时机仍有争议。

除上述争议外，越来越多的证据表明 SRS 和 cEBRT 不仅在辅助治疗或挽救性治疗中有效，而且作为一种初始治疗也有效。但是，这还没有在精心设计的前瞻性试验中进行测试，只有小型回顾性数据证实与外科手术报告的结果相似。

目前的数据支持 WHO Ⅲ级脑膜瘤无论切除的程度如何，都应辅助放射治疗；次全切除后病理为Ⅱ级的脑膜瘤，也应该辅助放射治疗。对于完整切除的Ⅱ级脑膜瘤仍有争议，目前这类病例可以通过术后放射治疗或密切观察来处理。脑膜瘤的系统治疗正在形成，但现仍处于试验阶段。

脑膜瘤的临床前研究也正在进行。有趣的是，对 300 例脑膜瘤进行基因组分析发现，TRAF7、KLF4、AKT 和 SMO 的突变在某些分布中相互排斥。这些发现提示脑膜瘤有不同的亚型，将来也许可以使用靶向治疗。

总之，由于在脑膜瘤治疗方面缺乏前瞻性的临床试验，目前还不可能给出一个基于循证医学的治疗方法。放射治疗肿瘤组织（RTOG）和欧洲癌症研究与治疗组织（EORTC）正在开展相关临床研究，力图回答这些问题。

（李通 郭辉 译）

拓展阅读

Chamoun, Krisht KM, Couldwell WT. Incidental meningiomas. *Neurosurg Focus*. 2011;31(6):E19. doi:10.3171/2011.9.FOCUS11220

Clark VE, Erson-Omay EZ, Serin A, et al. Genomic analysis of non-NF2 meningiomas reveals mutations in TRAF7, KLF4, AKT1, and SMO. *Science*. 2013;339(6123):1077–1080. doi:10.1126/science.1233009

Kaley T, Barani I, Chamberlain M, et al. Historical benchmarks for medical therapy trials in surgery- and radiation-refractory meningioma: a RANO review. *Neuro Oncol*. 2014;16(6):829–840. doi:10.1093/neuonc/not330

Marcus HJ, Price SJ, Wilby M, Santarius T, Kirollos RW. Radiotherapy as an adjuvant in the management of intracranial meningiomas: are we practising evidence-based medicine? *Br J Neurosurg*. 2008;22(4):520–528. doi:10.1080/02688690802308687

Milker-Zabel S, Zabel A, Schulz-Ertner D, Schlegel W, Wannenmacher M, Debus J. Fractionated stereotactic radiotherapy in patients with benign or atypical intracranial meningioma: long term experience and prognostic factors. *Int J Radiat Oncol Biol Phys*. 2005;61(3):809–816. doi:10.1016/j.ijrobp.2004.07.669

Pollock BE, Stafford SL, Link MJ, Garces YI, Foote RL. Stereotactic radiosurgery of World Health Organization grade II and III intracranial meningiomas: treatment results on the basis of a 22-year experience. *Cancer.* 2012;118(4):1048–1054. doi:10.1002/cncr.26362

Rogers L, Barani I, Chamberlain M, et al. Meningiomas: knowledge base, treatment outcomes, and uncertainties. A RANO review. *J Neurosurg.* 2015;122(1):4–23. doi:10.3171/2014.7.JNS131644

Tanzler E, Morris CG, Kirwan JM, Amdur RJ, Mendenhall WM. Outcomes of WHO Grade I meningiomas receiving definitive or postoperative radiotherapy. *Int J Radiat Oncol Biol Phys.* 2011;79(2):508–513. doi:10.1016/j.ijrobp.2009.11.032

第12章 / 血管外皮细胞瘤

Bradley D. Weaver，*Randy L. Jensen*

病例介绍

患者，女性，21岁，大学生，有2个月头痛病史，右侧周边视野范围逐渐缩小。自诉近 4 年来，经常撞到右侧的物体。由于最近右侧周边视野范围缩小的情况变得愈加明显，她约诊了一位眼科医生。眼科医生检查发现，患者存在右侧同向性偏盲。在门诊进行了磁共振成像（MRI）检查（图 12.1），发现颅内病变。随后急诊由神经外科收治。体格检查提示为右侧同向性偏盲。经进一步询问，患者表示在过去 2 个月里，每天都有轻微的晨间头痛。她还认为，与前三年的学习相比，过去一个学期学习能力有所下降。她在其他方面表现良好，没有乏力、麻木及癫痫。家族史、社会史和既往病史无特殊。

问题

1. 最可能的诊断是什么？
2. 包括哪些鉴别诊断？
3. 要帮助该患者，需要立即采取哪些干预措施？
4. 该患者的下一步治疗方案是什么？

评估和计划

对于明显以硬膜为基底的颅内病变，首先需要考虑的诊断是脑膜瘤。其他需要鉴别的诊断包括转移性病变（年轻患者可能性较小）和血管外皮细胞瘤（HPC）。血管外皮细胞瘤起源于位于脑膜血管或静脉窦壁的外周细胞，该肿瘤也可发生于颅外，被归类为间充质细胞来源的孤立性纤维性肿瘤[1]。仅凭影像学特征和表现，很难区分血管外皮细胞瘤和脑膜瘤。临床中经常会遇到如下情况，术前根据影像学和患者术前表现考虑诊断为脑膜瘤，而最终的病理诊断却是血管外皮细胞瘤。事实上，后者的自然病程与脑膜瘤明显不同。因此，当面对一个病情迅速进展、疑似脑膜瘤诊断的患者，我们要进一步思考是否存在血管外皮细胞瘤的可能。血管外皮细胞瘤的复发率、颅外

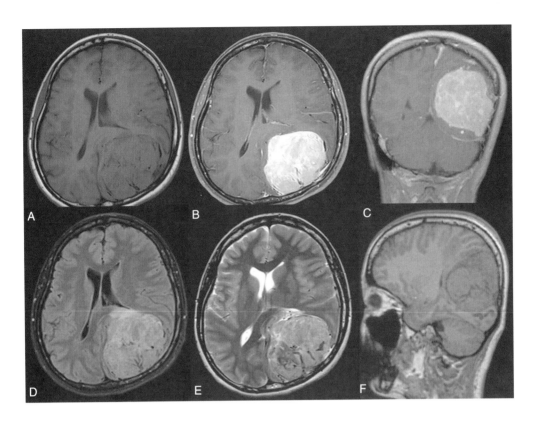

图 12.1　一位 21 岁女性，伴有视野缺损和头痛的磁共振成像。（A）平扫轴位 T1 加权像。（B）增强轴位 T1 加权像。（C）增强冠状位 T1 加权像。（D）轴位 FLAIR 像。（E）轴位 T2 加权像。（F）平扫矢状位 T1 加权像。

和晚期转移率均较高，因此 HPC 的诊断对预测患者未来的复发率和死亡率具有重要意义。

根据肿瘤累及的位置不同，患者可能出现局灶性或弥漫性神经功能障碍。本例患者表现为视野缺损。由于血管外皮细胞瘤为轴外病变，因此只有在肿瘤生长到足够大时，患者才会表现出神经系统症状。

HPC 在 CT 上表现为轴外肿块，通常没有明显的硬脑膜尾征。在 CT 平扫上，HPC 通常表现为高低密度混杂的团块影，少数病例为均匀高密度。在 CT 增强影像上，肿瘤的增强效果是可变的，可以是不均匀增强，也可以是均匀增强。通常没有钙化[2]。

磁共振成像仍然是 CNS 肿瘤诊断与鉴别诊断最敏感和最具有特异性的成像方式；然而，通过 MRI 扫描来区分单纯性脑膜瘤和 HPC 还是有一定难度的。推荐平扫和钆造影剂增强检查。HPC 在 T1 平扫序列上表现为与灰质等信号的病变，伴或不伴硬脑膜尾征，而在 T1 增强序列上显著增强，表现为一个富血管性肿瘤。在 T2 序列，肿瘤与灰质等信号，肿瘤周围实质水肿。在 T1 平扫、增强及 T2 序列均可见肿瘤内部的流空信号[3]。

如果肿瘤位置靠近硬脑膜静脉窦，则需要进行血管造影以评估静脉窦的通畅程度。若行血管造影，可以在造影过程中评估栓塞的可行性。术前栓塞是减少术中出血的常用方法。可根据肿瘤的位置和大小制订术前计划和选择手术入路。一般原则包括手术暴露要充分，最好能暴露更大范围的瘤周硬脑膜，以便阻断肿瘤血液供应；同时还应兼顾关颅时的硬脑膜修复和颅骨成形的需求。肿瘤标本活检对鉴别脑膜瘤和HPC 是绝对必要的，病理结果可以明确 HPC 的世界卫生组织（WHO）分级；Ⅱ级（分化型）和Ⅲ级（间变型）HPC 与更常见的脑膜瘤相比，总体疗效和无进展生存率有显著差异。

问题

1. 哪些影像学检查有助于制订手术计划？
2. 哪些影像学特征有助于鉴别 HPC 与脑膜瘤？
3. 如何根据肿瘤不同的位置选择术前检查？
4. 在设计手术入路时，应遵循哪些原则？

诊断要点

1. 脑膜瘤的发病率大约是 HPC 的 50 倍。以下影像学征象提示病变有可能为 HPC。
   （1）同等大小的肿瘤，HPC 周围脑水肿要比脑膜瘤范围更大、更严重，说明该肿瘤的侵袭性和血管生成性较强。
   （2）肿瘤边界不规则，可侵犯周围脑实质或颅骨。尽管侵犯程度可能有所不同，但这一非特异性发现增加了该病变为更具有侵袭性特征的恶性病变的可能性。
   （3）无骨质增生和钙化。骨质增生在脑膜瘤中很常见，但在 HPC 中罕见。
   （4）肿瘤内有多条大血管通道。尽管 WHO Ⅲ级脑膜瘤也可能侵袭脑实质，在术中也可发现肿瘤富血管化，但如果发现一个硬膜相关病变内多条迂曲的流空信号影时，神经外科医生应高度怀疑 HPC；因为脑膜瘤的典型血管供应方式为中央辐轮式供血，与 HPC 不同。
2. 血管外皮细胞瘤好发于颅底，但也可发生在后颅窝、幕上大脑镰或镰旁区[4]。

3. 组织病理学和免疫组化分析是诊断的金标准，可以区分 HPC 与良性及间变性脑膜瘤。
   （1）血管外皮细胞瘤在标准组织病理学上与 WHO Ⅰ/Ⅱ级脑膜瘤区别：①"鹿角"样血管（图 12.2）；②核质比高的致密细胞层。
   （2）与 WHO Ⅲ级间变性脑膜瘤的区别包括：①HPC 基底膜样无定形物质（网硬蛋白染色阳性）；②Ⅲ级脑膜瘤可见交指状细胞突起和桥粒细胞间连接（电镜观察）；③免疫组化差异包括脑膜瘤的上皮膜抗原和紧密连接蛋白-1 染色阳性率高，HPC 的 bcl-2 和 CD99 阳性率高[5]。

决策

　　HPC 的临床表现通常与其他颅内占位性病变的表现相同。由于影像学与脑膜瘤表现极为相似，因此在术前很难区分[6]。值得注意的是，血管外皮细胞瘤几乎从不引起骨质增生，而这点在脑膜瘤中常见[2]。仔细阅片，可能会发现一些提示肿瘤具有侵袭性的线索，如脑水肿与肿瘤体积不成比例。肿瘤侵犯脑组织或颅骨（即肿瘤边界不清）提示肿瘤更具侵袭性，甚至可能是间变性 HPC（WHO Ⅲ级）。瘤内可见多条流空血管影也是具有更强侵袭性的表现，神经外科医生应增加对 HPC 的怀疑[7]。如果肿瘤表现为富血管性，并且血管造影可到达供瘤血管，则应考虑术前栓塞。如果可能的话，在开颅手术前 1~2 天使用血管介入技术栓塞肿瘤的供血血管，以减少术中的出血量并使手术切除更加容易。肿瘤的大小、位置，更重要的是患者的症状和神经学检查结果，这些因素决定了手术的紧迫性和切除时间。

　　组织学诊断仍然是确诊 HPC 的关键步骤。血管外皮细胞瘤具有相对独特的组织学表现（图 12.2）。大体上，组织病理学显示细胞均匀、核质比高、核分裂象多，血管丰富，可见肿瘤血管的典型分布模式——"鹿角状"的血管结构，血管分布也可表现为狭缝状或窦状[5]。过去确诊 HPC 而非脑膜瘤，依赖于如前文所述的细胞结构的多样性。目前越来越多的证据表明，STAT 6 蛋白在细胞核上的免疫表达可用于肿瘤的诊断，明确区分 HPC/其他孤立性纤维瘤与脑膜瘤[8]。HPC 和颅外孤立性纤维瘤的鉴别标准仍有争议[8,9]。WHO 将 HPC 分为Ⅱ级和Ⅲ级病变。Ⅲ级病变也称为间变性 HPC，表现为有丝分裂指数增加、存在囊性或坏死灶，颅骨或脑实质受侵犯[5]。

　　间变性 HPC 在临床上更具侵袭性，易早期复发，治疗抗性强，存在转移的可能[10,11]。HPC 中另一个独立的疾病预测因素是肿瘤大小，肿瘤直径大于 6.5cm 的患者预后较差[12]。

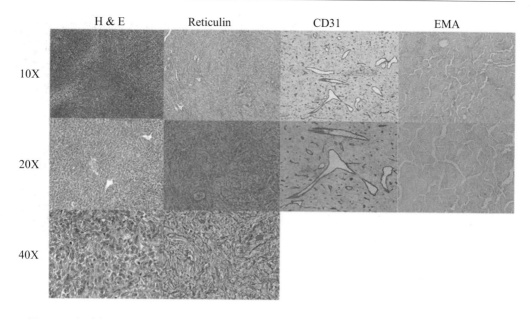

图 12.2　间变性血管外皮细胞瘤的组织学和免疫组织学检查。苏木精和伊红染色切片显示为密集的、细胞核多样性的梭形细胞。有丝分裂增多和局灶性坏死，属于间变性肿瘤的表现。网硬蛋白染色显示，发达的网硬蛋白网络覆盖单个肿瘤细胞，这在血管外皮细胞瘤中很常见。CD31免疫组化染色有助于观察扩张的薄壁分支血管，并伴有窦状间隙（"鹿角状血管"）。上皮膜抗原（EMA）染色在脑膜瘤中常阳性，而在血管外皮细胞瘤中为阴性。

　　手术的目标是辛普森 I 级切除，不留下任何残余肿瘤；但由于肿瘤常附着或侵入硬脑膜静脉窦、邻近其他神经血管结构或脑实质，这一目标往往很难达到。次全切除加放射治疗可延长总生存期和无进展生存期[4,12]。

问题

1. 手术时机由哪些因素决定？
2. 如何诊断 HPC？
3. HPC 与间变性 HPC 的病理学特征是什么？

手术方法

　　手术切除 HPC 的主要目标是在可能情况下实现全切除（GTR；辛普森 I 级）或最大限度安全地切除，以延长无进展生存期和改善患者的神经功能状态。基于术前影像的神经导航可用来辅助手术切口和骨瓣设计，以达到骨窗和硬脑膜的充分暴露。

　　根据肿瘤的位置摆放手术体位。一般来说，应将肿瘤置于暴露区的最上方，并高于心脏，以便静脉回流。对于矢状窦旁肿瘤，体位摆放取决于肿瘤在矢状窦前段还是后段。对于前段肿瘤，患者可以采取仰卧位，颈部轻轻弯曲；而对于后段肿瘤，患者可采取俯卧位，头部轻轻伸直或采用"公园躺椅"位，更利于肿瘤切除。应注意避免过度伸展、屈曲或旋转患者的头部，因为这些体位可能会影响血流或造成功能性颈髓腔狭窄。颅底和岩斜区肿瘤可采用标准的颅底技术，根据肿瘤的位置可考虑翼点或经鼻入路。

对于所有的 HPC，充分暴露对显露和切除肿瘤的边界是必要的。考虑到很多患者术后要接受放射治疗或术后复发时需再次手术治疗，一些资深术者建议采用直切口。当然，还有许多外科医生更喜欢标准的"问号"形或"S"形切口。解剖和开颅手术应在神经导航辅助下进行，以确保开颅位置准确，骨窗大小合适。在极少数情况下，一些位于功能区脑实质附近的肿瘤表现出很强的侵袭性，此时进行皮质功能标记以避免关键功能解剖区域的损伤是必要的。一旦肿瘤暴露，应先取部分瘤组织送冰冻病理切片检查。

颅内肿物的切除可根据肿瘤的位置和对脑实质的侵犯程度，采用分块切除或环周切除两种方法。对有明显占位效应，周边脑组织或其他结构受压较重的肿瘤可能需要采用分块切除技术。然而也有人担心分块切除与环周切除术相比，会对肿瘤结构造成更多破坏，从而增加软脑膜播散或局部复发概率。对于较小的肿瘤，可以选择环周整块切除。决定肿瘤扩散或复发的最重要因素可能是肿瘤生物学特性和侵袭性，而不是采用了哪种切除技术。因此，每个外科医生在选择切除方法时都需要考虑自己的能力和偏好，以及肿瘤的大小、位置和生物学特性。

累及上矢状窦的血管外皮细胞瘤，需要仔细评估。在切除肿瘤边界和处理上矢状窦时，作者倾向于相对保守的方法，残余的肿瘤细胞可通过术后辅助放射外科治疗处理。对于侵犯上矢状窦但并未导致其完全闭塞的肿瘤，如果为了追求辛普森（Simpson）Ⅰ级切除而闭塞上矢状窦或搭桥改道处理矢状窦，都是非常危险的；具有较高的死亡率（3%）和并发症发生率（8%）[13]。辅助放射治疗已证明对 HPC 有效，对于大多数 HPC 患者，特别是间变性 HPC 患者，无论切除程度如何，都需要辅助放射治疗[4,14-16]。因此，没必要对神经功能缺损风险高的肿瘤行根治性切除。比如窦汇处的 HPC，可以先从离窦汇合适的距离处开始切除大部分肿瘤，然后再处理窦汇边缘的肿瘤。残余部分肿瘤可在术后进行放射外科或外照射治疗（EBRT）。

手术要点

1. 应该根据 MRI 影像制订术前计划，确定手术目标和手术入路。
2. 对于怀疑有富血管性肿瘤的患者，术前应考虑栓塞治疗。
3. 神经导航可用于确定术区位置和骨窗大小。
4. 手术全切除（辛普森Ⅰ级）是可取的，但不能以导致新的神经功能缺损为代价。

> **关键点**
> 1. 尽管脑膜瘤更常见，但面对体积较大、富血管性和侵犯硬脑膜的病变时，必须考虑 HPC 的可能。
> 2. WHO Ⅱ级和Ⅲ级血管外皮细胞瘤的自然病史更具侵袭性，复发率高于脑膜瘤，因此需要更密切的术后监测和更积极的辅助治疗。
> 3. 如果患者术后复发，但不适宜再次手术，可考虑立体定向放射外科或放射治疗。

术后护理

在手术室拔管后，医生应对患者的神经功能状态进行初步评估。如果没有发现新的神经功能问题，患者就会被送入重症监护室。手术后第一个晚上，要对患者进行严密监测，包括生命体征、神经系统检查、实验室检查和液体平衡状况。给予等渗液、地塞米松和抗癫痫药物（通常是左乙拉西坦）。如果需要，可以通过鼻插管吸氧。对于既往无癫痫病史的患者是否有必要预防性使用抗癫痫药物存在争议，神经外科医生应自行决定是否使用这些药物进行预防[17]。

皮下注射肝素和使用持续加压靴等措施，可防止深静脉血栓形成。通常在术后第二天拔除导尿管，促使患者术后早期开始活动。尽量减少麻醉性止痛药物的使用，以避免掩盖神经系统体征；可以选用非甾体抗炎药进行止痛治疗。术后 48h 之内进行MRI 检查，评估肿瘤是否有残留、是否存在相关手术并发症和出血等情况。

如果患者神经功能情况稳定，可以转至急症护理床。根据患者情况可以开始物理、作业康复训练，甚至语言康复治疗。根据患者神经功能情况，可于 2～4 天内安排出院回家或转至康复病房。

在获得肿瘤组织学结果和术后影像后，病例将被送至肿瘤专委会进行讨论。这一专委会是由神经外科医生、神经肿瘤或内科肿瘤学家、神经放射学家、神经病理学家和放射肿瘤学家组成的。组织病理学分析的重点是区分 HPC 和更常见的侵袭性较低的脑膜瘤。无论肿瘤切除程度如何，HPC 的长期治疗应包括放射治疗。最近的回顾性分析表明，在原发性或复发性 HPC 的情况下，分次 EBRT 可降低局部、区域和远处转移的概率，并延长无进展生存期、总生存期和各种形式转移的间隔时间[14,15]。尽管小部分患者在以肉瘤化学治疗方案为基础的治疗中获益，但总体来说，最近关于复发性 HPC 的化学治疗方案数据是矛盾的和缺乏说服力的[18]。

WHO Ⅱ级的 HPC 应每隔 6 个月进行一次 MRI 复查，持续 2 年后改为每隔一年复查一次。如果患者出现提示疾病复发的神经系统症状或体征，则检查应提前。对于WHO Ⅲ级的 HPC，特别是复查的影像结果与术后第一次影像比较出现变化的 HPC，应该更频繁地进行影像学复查。出现任何明显的复发、局灶性神经功能障碍或颅外肿块均提示要扩大检查评估范围，包括脑和脊髓，以及肺和肝脏等常见颅外转移部位[12,14,15]。

并发症处理

应积极主动应对术后并发症，快速检查确定并处理导致并发症的潜在因素。一般而言，神经外科医生应熟悉相关的神经系统并发症、手术部位并发症和全身并发症。神经系统并发症包括脑实质损伤导致的脑肿胀和脑水肿。神经血管并发症，如动脉中断或静脉闭塞，导致颅内压升高和（或）脑缺血，以及术后血肿。一些肿瘤部位术后预计会出现短暂的神经功能障碍，但如果患者最初情况良好，随后恶化，则应尽快进行相关检查。

术后如果出现癫痫发作，应快速做出处理，包括必要时进行气道管理，紧急进行脑部 CT 扫描，抽血评估抗癫痫药物血药浓度，如果癫痫发作不是自限性的，应立即静脉注射抗癫痫药物。对于有癫痫发作史的患者，预防性治疗可包括维持既往抗癫痫药物和必要时使用劳拉西泮。

并发症要点

1. 术后 72h 之内的 MRI，对制订辅助治疗计划和进行随访监测至关重要。
2. 术后必须密切监测和预防癫痫发作、术后血肿、脑水肿和深静脉血栓。

证据和预后

尽管目前对 HPC 患者的预后还缺乏前瞻性、对照研究数据，但在有明显疗效的病例系列和回顾性研究中，已经对 HPC 患者死亡率和发病率的独立预测因素进行了分析，以寻求最佳的干预治疗措施[4,12,14,15,19]。在一组 40 例患者的研究中[4]，有 4 例患者在确定 HPC 诊断后，中位生存期达到 16.2 年。1 年、5 年和 10 年的总生存率分别为 100%、92% 和 68%；在未失访的 35 例患者中，19 人在中位间隔 5 年时出现肿瘤复发，1 年、5 年和 10 年无进展生存率分别为 96%、49% 和 28%。在这组病例中，无论手术切除的程度如何，术后辅助放射治疗的效果是显著的（$p = 0.082$）。同一作者的另一项研究中评估了复发性 HPC 的治疗策略。他们发现，在接受治疗的复发性 HPC 患者中，64% 的患者肿瘤会再次复发[12]。最佳的治疗策略仍然是 GTR 和术后放射治疗。Lee 等人最近报道的 52 例患者队列研究中，提供了术后放射治疗有效的证据[15]。研究发现，患者中位生存期延长（80～93 个月）；接受术后放射治疗的患者，术后 5 年、10 年和 15 年的总生存率（97%、83% 和 83%），与单纯接受放射治疗的患者（分别为 92%、25% 和 13%）相比，受益明显。需要注意的是，在这两个研究中很少有患者完全没有接受放射治疗，因此降低了数据间的可比性。然而，这些数据增加了许多神经外科医生经验的可信度：在治疗颅内 HPC 时，辅助 EBRT 的 GTR，或在必要时辅助 EBRT 的次全切除术（STR），可为患者提供最好的结局。

尽管围绕临床结果和治疗策略的数据不断增加，但化学治疗方案在很大程度上未能为颅内外 HPC 患者提供益处[10]。这也表明，我们对该类肿瘤的生物学特性还缺乏深入了解。很少有研究对 HPC 的遗传学和分子基础进行研究，从脑膜上皮周细胞产生 HPC 的恶性转化特征仍然不清楚。撇开分子复杂性不谈，神经外科医生在确诊 HPC 之后的路径仍然很简单：GTR 加辅助放射治疗，应该是任何原发性或复发性 HPC 的首要目标。

（赵明明 尹丰 译）

参考文献

1. Stout AP, Murray MR. Hemangiopericytoma: a vascular tumor featuring Zimmermann's pericytes. Ann Surg. 1942;116(1):26.

2. Chiechi MV, Smirniotopoulos JG, Mena H. Intracranial hemangiopericytomas: MR and CT features. *Am J Neuroradiol.* 1996;17(7):1365–1371.

3. Ma C, Xu F, Xiao YD, Paudel R, Sun Y, Xiao EH. Magnetic resonance imaging of intracranial hemangiopericytoma and correlation with pathological findings. *Oncol Lett.* 2014;8(5):2140–2144.

4. Rutkowski MJ, Jian BJ, Bloch O, et al. Intracranial hemangiopericytoma: clinical experience and treatment considerations in a modern series of 40 adult patients. *Cancer.* 2012;118(6):1628–1636.

5. Rajaram V, Brat DJ, Perry A. Anaplastic meningioma versus meningeal hemangiopericytoma: immunohistochemical and genetic markers. *Hum Pathol.* 2004;35(11):1413–1418.

6. Meng Y, Chaohu W, Yi L, Jun P, Songtao Q. Preoperative radiologic characters to predict hemangiopericytoma from angiomatous meningioma. *Clin Neurol Neurosurg.* 2015;138:78–82.

7. Pang H, Yao Z, Ren Y, Liu G, Zhang J, Feng X. Morphologic patterns and imaging features of intracranial hemangiopericytomas: a retrospective analysis. *Onco Targets Ther.* 2015;8:2169–2178.

8. Fritchie KJ, Jin L, Rubin BP, et al. NAB2-STAT6 Gene Fusion in Meningeal Hemangiopericytoma and Solitary Fibrous Tumor. *J Neuropathol Exp Neurol.* 2016;75(3):263–271. doi: 10.1093/jnen/nlv026

9. Schweizer L, Koelsche C, Sahm F, et al. Meningeal hemangiopericytoma and solitary fibrous tumors carry the NAB2-STAT6 fusion and can be diagnosed by nuclear expression of STAT6 protein. *Acta Neuropathol.* 2013;125(5):651–658.

10. Ecker RD, Marsh WR, Pollock BE, et al. Hemangiopericytoma in the central nervous system: treatment, pathological features, and long-term follow up in 38 patients. *J Neurosurg.* 2003;98(6):1182–1187.

11. Melone AG, D'Elia A, Santoro F, et al. Intracranial hemangiopericytoma—our experience in 30 years: a series of 43 cases and review of the literature. *World Neurosurg.* 2014;81(3-4):556–562.

12. Rutkowski MJ, Bloch O, Jian BJ, et al. Management of recurrent intracranial hemangiopericytoma. *J Clin Neurosci.* 2011;18(11):1500–1504.

13. Sindou MP, Alvernia JE. Results of attempted radical tumor removal and venous repair in 100 consecutive meningiomas involving the major dural sinuses. *J Neurosurg.* 2006;105(4):514–525.

14. Kim Y-J, Park J-H, Kim Y-I, Jeun S-S. Treatment strategy of intracranial hemangiopericytoma. *Brain Tumor Res Treat.* 2015;3(2):68–74.

15. Lee EJ, Kim JH, Park ES, et al. The impact of postoperative radiation therapy on patterns of failure and survival improvement in patients with intracranial hemangiopericytoma. *J Neurooncol.* 2016;127(1):181–190.

16. Copeland WR, Link MJ, Stafford SL, Pollock BE. Single-fraction stereotactic radiosurgery of meningeal hemangiopericytomas. *J Neurooncol.* 2014;120(1):95–102.

17. Wu AS, Trinh VT, Suki D, et al. A prospective randomized trial of perioperative seizure prophylaxis in patients with intraparenchymal brain tumors. *J Neurosurg.* 2013;118(4):873–883.

18. Chamberlain MC, Glantz MJ. Sequential salvage chemotherapy for recurrent intracranial hemangiopericytoma. *Neurosurgery.* 2008;63(4):720–727.

19. Chen LF, Yang Y, Yu XG, Gui QP, Xu BN, Zhou DB. Multimodal treatment and management strategies for intracranial hemangiopericytoma. *J Clin Neurosci.* 2015;22(4):718–725.

103

第13章 颅底神经鞘瘤

Joshua Lucas，Dawn Fishback，Steven Giannotta

病例介绍

患者，女性，26 岁，音乐家和声乐家，右利手，既往没有就医史；告诉她的耳鼻喉科医生：在过去 6 个月，她的右耳听力逐渐丧失。患者注意到，在使用手机靠近右耳时，基本听不到什么声音，最近开始使用左耳接听手机。电测听检查发现，右耳中高频中度感音神经性听力减退，左耳纯音测听正常。右耳在 70dB 时的言语识别率为96%，而左耳在 60dB 时的识别率为 100%。详细的神经学检查，除右耳中度感音神经性听力损失外，其他检查未见明显异常。患者无眩晕、耳鸣、头痛、视力改变、四肢无力或麻木等其他不适。

问题

1. 最可能的诊断是什么？
2. 最合适的影像学检查是什么？
3. 桥小脑角病变的鉴别诊断是什么？

评估和计划

对单侧听力丧失患者的最初评估通常是由家庭医生进行的，家庭医生通常会转诊至耳鼻喉科医生进行进一步评估。在无外伤及复发性耳部感染的情况下，单侧感音神经性耳聋的鉴别诊断包括听神经瘤和梅尼埃病。梅尼埃病通常表现为间歇性听力损失、耳胀、耳鸣和眩晕。听力损失的间歇性特征可以用连续的电测听图记录。在没有其他症状的情况下，必须进一步检查，以排除听神经瘤。

对于怀疑患有听神经瘤的患者，最合适的成像方式是钆增强 MRI。CT 不能展现评估颅底肿瘤时所需的软组织细节。听神经瘤影像学典型表现是在 T1 增强加权像上呈明显均匀一致的强化，一部分肿瘤有囊变。评估应包括听神经瘤的大小和肿瘤在内听道和桥小脑角内的相对比例。在较大的听神经瘤中，T2 加权液体衰减反转恢复（FLAIR）高信号可提示肿瘤压迫或脑积水引起的脑干水肿。

80%以上的桥小脑角肿瘤为听神经瘤。脑膜瘤、表皮样肿瘤、三叉神经或面神经鞘瘤、转移瘤也可发生在该部位，需要与听神经瘤相鉴别。该部位还可能存在一些其他更罕见的肿瘤。需要注意的是，根据 MRI 很难区分面神经神经鞘瘤与听神经瘤。

在本病例，患者的 MRI 显示一个长约 15 mm 的增强肿块，从内听道延伸至桥小脑角，符合听神经瘤表现（图 13.1）。

诊断要点

1. 听神经瘤通常仅表现为患侧的感音神经性听力损失。电测听数据对记录听力损失的严重程度和选择合适的治疗方法至关重要。纯音测听和言语辨别分数是从电测听数据中获得的最重要参数。
2. 增强 MRI 是听神经瘤影像诊断的金标准。磁共振图像可显示肿瘤的特征，有助于制订手术切除计划。此外，该方法还可以评估脑干受压和脑积水的情况。
3. 听神经瘤是桥小脑角最常见的肿瘤，需要与该部位的其他病变相鉴别。这些病变包括脑膜瘤、表皮样囊肿、三叉神经或面神经鞘瘤、转移瘤和其他较罕见的肿瘤类型。

问题

1. 这些临床结果和影像学发现对治疗计划有何影响？
2. 对于听神经瘤，有哪些治疗方法可供选择？
3. 如果患者选择手术，可以采用哪些手术入路，每种入路对术后听力损失的潜在影响是什么？

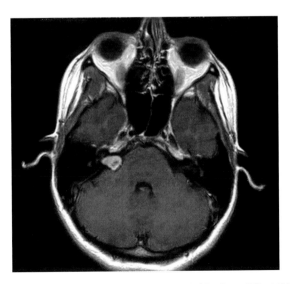

图 13.1　MRI 增强 T1 加权像显示右侧听神经瘤，无脑干受压。

决策

听神经瘤患者的常规治疗方法包括观察、立体定向放射治疗和手术切除。在决策过程中，必须要充分考虑患者的年龄。一般建议年轻者接受手术治疗，目标是肿瘤全切除。对于健康状况良好的中年患者通常会建议手术。对于症状轻微、体积较小的中年听神经瘤患者来说，立体定向放射治疗也是一个可选择的治疗方法。与年轻患者相比，这些患者在进行肿瘤全切除时，要注意尽可能减少对周边正常组织的袭扰。在老年患者中，对较小的肿瘤通常会采取 MRI 检查随访，如果发现肿瘤生长，则会进行立体定向放射治疗；对于肿瘤较大且导致症状恶化的老年患者会对肿瘤大部分切除减压，随后辅以立体定向放射外科治疗。

切除听神经瘤的手术入路选择包括保留听力的乙状窦后入路和中颅窝入路，或者牺牲听力的迷路入路。乙状窦后入路是听神经瘤手术的主要手术入路，也是术前存在部分残存听力患者最常选择的入路。然而，在肿瘤向外延伸至内耳道的情况下，随着颞骨岩部磨除程度增加，迷路结构损伤的风险逐渐加大。因此，对于局限于内耳道且无桥小脑角侵犯的小肿瘤，中颅窝开颅是首选的听力保护入路。经迷路入路是一种牺牲听力的入路，是术前听力较差，且肿瘤大部分位于内听道患者的首选。我们通常认为术前听力不佳的标准是纯音测听>50dB，言语识别率<50%。

> **问题**
> 1. 听神经瘤手术中可采用哪些神经监测手段？
> 2. 听神经瘤通常如何使相关脑神经发生移位，这对肿瘤的切除有何影响？

手术方法

该患者接受了标准的右侧乙状窦后入路听神经瘤切除手术。乙状窦后入路是切除听神经瘤最常用的方法，我们将详细介绍。

术中神经电生理用于监测脑神经和脑干的功能，可以发现早期的变化，以提醒术者避免进一步损伤。面神经肌电图（EMG）既可以监测面神经受刺激/损伤情况，又可以通过直接刺激确定面神经的位置。脑干听觉诱发电位（BAER）用来评估耳蜗神经的功能，并提醒术者避免小脑的过度牵拉。选择性体感诱发电位（SSEP）和运动诱发电位（MEP）用于监测脑干功能。

根据外科医生的操作习惯，患者采用仰卧位或侧卧位。对于右利手的外科医生，在进行右侧听神经瘤手术时，可以选择左侧卧位，经右侧乙状窦后入路进行手术。在进行左侧听神经瘤手术时，可让患者采用仰卧位，患者头部向右，经左侧乙状窦后入路进行肿瘤切除。左利手医生的情况正好相反。医生可使用标准的三钉头架固定患者头部。

在乳突后 2~3 cm 处做一个"问号"状切口，进行分层解剖，用鱼钩样小拉钩和橡皮筋牵开头皮瓣和枕下筋膜/肌肉。切开过程中，经常遇到乳突导静脉的大量出血，可采用骨蜡止血。枕下颅骨切除术通常先在枕下钻一个骨孔，然后将开口向上扩大到横窦边缘，向前扩大到乙状窦边缘。

当硬脑膜充分显露后，在显微镜下剪开并向前翻转。牵开小脑，暴露并打开枕大池蛛网膜，释放脑脊液（CSF），使小脑松弛。锐性解剖分离蛛网膜以显露肿瘤。肿瘤的下内侧常可见前庭耳蜗神经分支。面神经通常被覆盖在上面的听神经和肿瘤遮挡并向下推挤移位。

在确定肿瘤边缘后，锐性切开肿瘤，先使用超声吸引器进行瘤内切除减小肿瘤体积。前庭上神经可先解剖分开。在肿瘤内充分减压后，可识别并确定耳蜗神经和面神经，沿肿瘤表面向内耳道方向进行解剖分离。

然后去除覆盖在内听道上的硬脑膜，用金刚砂磨头磨除颞骨岩部骨质，打开内听道。识别耳蜗神经和面神经，将肿瘤仔细地从神经上剥离并分块切除。检查手术部位是否有残留肿瘤和出血。

彻底止血后，用人工硬膜水密封闭硬脑膜，并用纤维蛋白胶加固。使用钛网板修补颅骨切除缺损处，彻底冲洗伤口，以标准方式逐层闭合伤口。

手术要点

1. 听神经瘤可选择的治疗方法包括观察、立体定向放射外科和手术切除。
2. 手术方式按保护听力方案和牺牲听力方案进行分类。乙状窦后入路和颅中窝入路均可保留听力，而经迷路入路则是牺牲听力。
3. 术中神经监测，包括使用面神经 EMG、BAER 和 SSEP/MEP 是有必要的，有助于预防切除过程中的神经损伤。
4. 听神经瘤的瘤内减体切除技术可以最大限度减少对神经的侵扰，允许术者将神经仔细地从肿瘤壁上解剖分离，以减少对神经的损伤。

关键点

1. 术前 MRI 很难区分面神经鞘瘤与听神经瘤。如果术中无法明确区分肿瘤与面神经，且刺激肿瘤本身即在面神经肌电图上有反应，则应考虑为面神经鞘瘤的诊断。在这些病例中，通常不再做进一步切除，而选择术后进行立体定向放射外科治疗。

2. 在面神经受压严重变薄或与肿瘤粘连紧密的情况下，通常为了避免面神经永久性损伤，不做强行切除，可以在面神经上残留一小块肿瘤。术后进行定期的 MRI 观察，如果残余肿瘤有明显生长，则进行立体定向放射手术治疗。

术后护理

患者从麻醉中苏醒后，立即进行检查，以评估面神经功能和听力情况。如果患者的手术侧面神经功能减弱，应当给予静脉注射类固醇，大约 2 周的过程中类固醇逐渐减量至停用。常规使用软膏和眼湿化室来预防角膜溃疡。

患者通常在 ICU 观察过夜，并在术后第一天转回普通病房。可拔除动脉导管和导尿管。术后早期，可出现明显的恶心和呕吐，需口服止吐药控制。可以停用静脉注射阿片类药物，改用口服药物。出院前，理疗师应对患者独立行走能力进行评估。

早期随访安排在门诊，评估伤口愈合情况并解决患者可能存在的问题。本例患者的听力图显示，70dB 时，SD 为 84%，与手术前相似。肿瘤全切除的情况下，建议在术后 1 年进行 MRI 检查。在次全切除的情况下，可以尽早进行 MRI 检查，以计划其他治疗方法。

并发症处理

脑脊液漏是听神经瘤术后最常见的并发症，表现为鼻漏或伤口渗漏。通过颞骨的薄层 CT 扫描可显示渗漏区域（图 13.2）。脑脊液漏的标准初始治疗是放置腰大池引流管，并引流脑脊液 3～5 天。如果经腰椎引流后，渗漏仍然存在，则需要手术重新探查。本例患者术后出现脑脊液鼻漏，经过腰大池引流 3 天后消失。

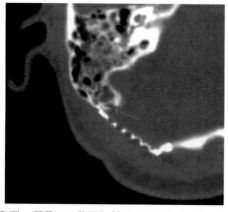

图 13.2 患者出现脑脊液鼻漏，颞骨 CT 薄层扫描显示颅骨切除缺损边缘有一个开放的乳突气房。

面神经功能障碍是听神经瘤手术的另一个常见并发症。House-Brackmann 面神经分级系统是用来评价面神经功能的标准系统。早期眼科会诊是有必要的。眼部护理，包括如前所述的眼膏和湿化室，是预防角膜溃疡所必需的。当面瘫没有恢复时，可进行各种面部神经修复治疗。此外，眼睑弹簧、眼睑修补术和（或）在上睑内放置一些金属物质都是可使用的方法。

其他不太常见的并发症包括术后血肿、脑积水、无菌性或细菌性脑膜炎及伤口感染。这些并发症发生时，必须迅速和恰当地进行处理。

并发症要点

1. 脑脊液渗漏通常表现为鼻漏或切口漏液。腰大池引流 3～5 天是典型的经验性治疗。如果仅靠腰大池引流不能治愈脑脊液漏，则需要手术探查。
2. 面神经损伤，最初治疗采用静脉注射类固醇和眼部护理。建议眼科会诊。长期的面神经功能缺陷，可以通过面部修复手术来解决。

证据和预后

听神经瘤的外科治疗，在各种前瞻性和回顾性对照系列的文献中都有详细记载。手术效果良好，全切除率高，术后并发症少。本例患者能够在手术后 6 周，恢复她的音乐职业生涯。经立体定向放射外科治疗的病例，在较长观察期内，也显示出良好的肿瘤控制率。

（陈辉 尹丰 译）

拓展阅读

Ciric I, Zhao JC, Rosenblatt S, et al. Suboccipital retrosigmoid approach for removal of vestibular schwannomas: facial nerve function and hearing preservation. *Neurosurgery.* 2005;56(3):560–570; discussion 570.

Kaye AH, Briggs RJ. Acoustic neurinoma (vestibular schwannoma). In: Kaye AH, Laws ER Jr, eds. *Brain Tumors.* London, England: Churchill Livingstone; 2001:619–669.

Nakamura M, Roser F, Dormiani M, et al. Facial and cochlear nerve function after surgery of cerebellopontine angle meningiomas. *Neurosurgery.* 2005;57(1):77–90; discussion 77–90.

Prasad D, Steiner M, Steiner L. Gamma surgery for acoustic neuroma. *J Neurosurg.* 2013;119:745–759.

Rutherford SA, King AT. Vestibular schwannoma management: what is the "best" option? *Br J Neurosurg.* 2005;19(4):309–316.

Sampath P, Rini D, Long DM. Microanatomical variations in the cerebellopontine angle associated with vestibular schwannomas (acoustic neuromas): a retrospective study of 1006 consecutive cases. *J Neurosurg.* 2000;92(1):70–78.

第14章 脊索瘤和软骨肉瘤

Ahmed Mohyeldin，*Ricardo L. Carrau*，*Daniel M. Prevedello*

病例介绍

患者，男性，74岁，头痛伴复视2个月，既往有高血压和关节炎病史。头痛发作时间不定，无任何先兆，无恶心、呕吐；复视主要是水平方向的。患者因这些症状就诊十初级保健医生，体检发现患者侧向注视时水平复视加重，提示左侧展神经麻痹，无其他眼球运动/感觉缺陷。步态和小脑检查未见异常，生理反射对称，没有脊髓病变的证据。他准备进行脑MRI检查。

> **问题**
> 1. 描述病变的表现和可能的部位。
> 2. 本病的鉴别诊断是什么?
> 3. 需要哪些实验室检查帮助鉴别诊断?
> 4. 哪些影像学特征提示不同的病变?
> 5. 还需要哪些影像学检查来进一步评估病变?

评估和计划

MRI显示一个巨大、不均匀强化的膨胀性生长肿块，大小为2.3cm×2.9cm×3.5cm，位于左侧蝶窦、鞍上池，侵蚀斜坡（图14.1A，B）。鉴别诊断包括垂体大腺瘤、脑膜瘤、脊索瘤、软骨肉瘤和其他较少见的病理类型，如脑转移瘤、皮样囊肿、鼻旁窦黏液囊肿、感染、软骨瘤和脂肪瘤。垂体大腺瘤、脑膜瘤和脊索瘤是该区域最常见的病变。由于病变生长缓慢，患者可能在就诊前就已经长期存在症状了，在未做相关影像学检查前，我们尚难做出明确诊断。

患者的垂体激素实验室检测正常，视力正常，但可检测到左侧展神经麻痹。对于位于中线位置，钆强化明显的斜坡内膨胀生长的肿块更倾向于脊索瘤的诊断，而像软骨肉瘤（图14.1C—E）或蝶骨嵴脑膜瘤更常见于侧方。脊索瘤的惰性和生长缓慢的特点常常使其临床表现非常隐匿，直到疾病晚期才被发现，最常表现为孤立的展神经麻痹。

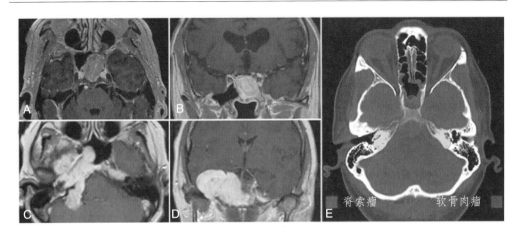

脊索瘤　　　　　　软骨肉瘤

图 14.1　斜坡病变 MRI 影像：（A）轴位和（B）冠状位增强图像。岩斜区病变 MRI 图像：（C）轴位和（D）冠状位增强图像。（E）颅底 CT 轴位骨窗显示脊索瘤和软骨肉瘤的位置和生长模式。

人们普遍认为脊索瘤起源于脊索，为中线病变，可由癌前病变-软骨瘤演变而来。脊索瘤在 CT 上常表现为斜坡骨破坏性病变，钙化罕见。在 MRI 上，脊索瘤通常在 T1 加权像上呈等或低信号，在 T2 加权像上呈高信号，并在钆扫描上呈不均匀增强。与其他骨肿瘤相比，脊索瘤骨扫描放射性同位素的摄取减少或正常。

计算机断层血管造影（CTA）有助于显示肿瘤与血管的关系并确定骨侵蚀的程度。由于邻近重要的神经血管结构，这些病变很难被切除。高复发率与肿瘤残余密切相关。脊索瘤可造成脑神经受累和脑干受压，而脑干受压可导致延髓麻痹、长束征和共济失调。

诊断要点

1. 重视临床表现、仔细分析影像学资料和了解准确的病史，有助于进行诊断和鉴别诊断。

   （1）垂体腺瘤是鞍上池部位最常见的肿瘤，以良性为主，来源于腺垂体，占颅内肿瘤的 10%，好发于 20~40 岁人群，在多发性内分泌瘤综合征Ⅰ型中发病率较高。在 MRI 影像上，垂体腺瘤常有强化。临床表现多样，取决于病变分泌性质和对视神经的压迫程度。包括垂体激素在内的内分泌检查，有助于确诊。

   （2）脊索瘤是一种罕见的肿瘤，占所有恶性骨肿瘤 1%~4%，由脊索残余组织发展而来。病变好发于中轴骨，最常见部位为骶骨、颅底和椎体。颅底脊索瘤生长缓慢，往往发病较晚，患者常见为 70~80 岁，40 岁以下罕见，在增强 MRI 呈中等至明显的强化。

（3）脑膜瘤可出现在广泛的区域；鞍上脑膜瘤和鞍结节脑膜瘤占颅内脑膜瘤的 5%~10%。脑膜瘤常出现于 30~40 多岁，女性发病率是男性 3 倍。MRI 表现为明显强化。因肿瘤生长缓慢而确诊较晚，患者常主诉一侧视力下降，检查时可见明显的视神经萎缩，原因是肿瘤已长入视神经管。

（4）颅底软骨肉瘤通常起源于胚胎软骨基质的间充质细胞。与脊索瘤好发于中线部位不同，软骨肉瘤位于中线旁，多在蝶骨岩斜区。虽然与脊索瘤具有相同的临床表现，MRI 图像显示皆为不均匀强化和 T2 高信号，但常存在钙化，通常比脊索瘤预后更好。

问题

1. 这些临床和影像学表现如何影响手术决策？
2. 手术的适应证和手术目标是什么？
3. 手术的预期结果是什么，这种疑似病变的复发率是多少？

决策

大多数颅底脊索瘤和软骨肉瘤生长缓慢，根据肿瘤生长位置的不同常导致不同的临床症状和体征。来自前期的骶骨和脊椎脊索瘤的治疗数据建议，对肿瘤进行广泛整体切除，应成为该疾病的外科治疗标准。目前，对于脊索瘤患者而言，全切除是必要的，以提供治愈机会并维持无进展生存期。

颅底脊索瘤和软骨肉瘤的治疗目标应该是彻底的手术切除，同时要尽量避免神经功能损害。手术切除的程度与复发率直接相关。脊索瘤患者的中位生存期为 6.29 年，在所有种族和性别中，5 年、10 年和 20 年生存率急剧下降，分别为 67.6%、39.9% 和 13.1%，表明此病的预后不良。手术高危患者可选择非手术治疗或观察。与脊索瘤相比，软骨肉瘤的预后稍好，侵袭性较小，无复发生存率较高。在一项研究中，5 年无复发生存率高达 90%。脊索瘤和软骨肉瘤的手术和术后治疗目标很相似，又都很罕见，所以病例报告常将两者合并统计。

问题

1. 治疗脊索瘤和软骨肉瘤有哪些手术入路？对于图 14.1A，B 所示的病变应采用哪种入路？
2. 哪些术中辅助和电生理监测方法对手术有帮助？

虽然可以通过各种颅底入路积极尝试全切肿瘤，但颅底病变常累及重要的神经血管结构，不像脊柱病变那样容易做到整体切除，术者常分块切除肿瘤。根据有经验的颅底外科医生提供的临床病例数据显示，当前仅 48%～61% 的病例能做到手术全切，这也表明外科医生在治疗该部位肿瘤时，将面临巨大的技术挑战。因此，放射治疗在这些患者的术后管理中起着重要的作用。

手术方法

颅底脊索瘤和软骨肉瘤的手术入路在传统上有多种颅底入路方式，入路的选择主要取决于肿瘤部位和术者经验。经蝶骨入路、经上颌入路和经口入路均有大量的文献报道。最近，内镜治疗方法得到了广泛的应用。此外，联合入路常被用于巨大的、侵入各种解剖间隙的病变。

传统意义上讲，对于上、中斜坡的病变通常采用经蝶骨入路，可以借助内镜。扩大的额下和经咽、经腭入路，也是可选择的入路，也能到达该病变区域。如果病变向外侧生长，累及海绵窦和斜坡旁区域，可能需要采用传统的翼点入路。部分软骨肉瘤，可根据病变向后方和侧方扩展的程度，选择中颅窝入路或经岩骨入路。下斜坡脊索瘤最好采用经口或远外侧入路。术前应仔细地研究评估影像，这对确定手术入路至关重要。选择最直接、最优化、最开阔的手术通道，从而避免牵拉脑组织和脑神经引起相应的并发症。

本例患者术前 MRI 扫描显示为中线病变，向外侧延伸未超过颈内动脉边界（图 14.2A）。内镜的使用为术者治疗斜坡中线病变提供了巨大便利。推荐经鼻内镜入路作为治疗斜坡脊索瘤的优选入路，这已迅速为大家接受。该入路特别适用于斜坡正中脊索瘤，因为它可直达肿瘤，脑牵拉最小，有角度的内镜可提供更好的视野以充分暴露病变，有利于手术探查和切除。使用这一入路需要掌握一些操作技巧，熟悉内镜下解剖视角与常规视角的细微差别。如果肿瘤向侧方生长超过颈内动脉岩骨段或肿瘤广泛侵犯硬膜内则是该入路的潜在的禁忌证。为了解决这一局限性，术者可以依靠内镜手术来切除大部分的内侧肿瘤，再依靠开放手术来处理向侧方延伸的肿瘤。这种联合入路、分期切除的方法在这些患者的治疗中非常有效。

手术开始前，先要仔细研究 CT 导航影像，并进行术中神经导航设置。患者取仰卧位，头部轻度右偏，头顶向左倾斜，用梅菲尔德头架固定。手术团队依靠双通道、双人四手技术，内镜置于左鼻孔，术者通过双鼻孔操作。切除右侧中鼻甲和右侧后组筛窦，制备鼻中隔带蒂黏膜瓣以供重建颅底使用，然后切除鼻中隔后部以扩大蝶嘴的手术通道。打开蝶窦，去除蝶窦前壁，形成一个宽大的空腔，便于暴露蝶窦、斜坡，最大限度地接近肿瘤。尽管此时通常已经能够看到肿瘤，但使用术中导航和颈动脉多普勒探头进行探测，对进一步了解肿瘤位置和周边结构还是有帮助的，可以辅助使用磨钻进行安全磨除。仔细研究术前 CTA 影像和使用多普勒探头，有助于确定该区域

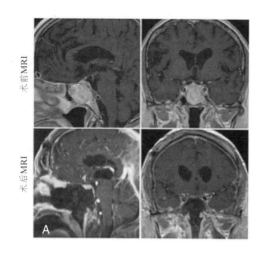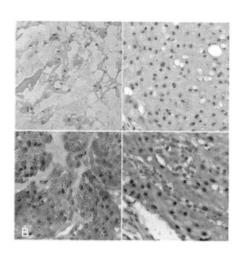

图 14.2 （A）同例斜坡脊索瘤患者，术前轴位和冠状位 MRI 增强影像（上面的两张图）及术后相应 MRI 增强图。（B）脊索瘤病理标本，左上图为冰冻切片，右上图为福尔马林固定 HE 染色切片，显示本病特征：分叶状结构。左下图（S-100 蛋白）和右下图（brachyruy 基因），为免疫组化染色图像。

颈动脉的变异，避免损伤。术者通过吸引和剥离相结合的方法小心将肿瘤分块切除，如果肿瘤浸润硬脑膜并黏附于血管和神经结构，这将是非常具有挑战性的。

尽早留取组织送术中冰冻病理检查是至关重要的，因为这会影响治疗策略。脊索瘤在组织学上有独特的分叶状结构，很容易在冰冻切片上识别并快速做出诊断（图14.2B，左上）。对 HE 染色的进一步分析更容易捕捉到其分叶状的结构特征，表现为细胞质空泡（图 14.2B，右上）。此外，脊索瘤在 6 号染色体上经常存在 Brachyury 基因的重复，这是其区别于软骨肉瘤的独特免疫组化标记（图 14.2B，右下）。脊索瘤对S-100 和上皮标志物如上皮膜抗原（EMA）和细胞角蛋白，有免疫反应；S100 染色如图 14.2B（右下）所示。软骨肉瘤在软骨基质中有大多核细胞，通常缺乏脊索瘤所特有的分叶状结构特征，并且通常缺乏脊索瘤免疫染色中常见的上皮抗原，而经常表达间充质抗原，如 HBME-1、τ 蛋白和波形蛋白，这有助于与继发性肿瘤相鉴别。研究证实，软骨肉瘤有不同的亚型，根据不同的细胞结构和细胞核异型性对这些肿瘤进行分级对预后测评有价值，低分化的Ⅲ级肿瘤预后最差。

体感诱发电位（SSEP）的电生理监测和脑神经（尤其是展神经）的监测，有助于在术中发现可逆性神经受损表现，以避免发生永久性并发症。最后，适当的手术入路还要配合良好的硬膜封闭，以降低术后脑脊液漏的风险。为了闭合硬脑膜缺损，术者使用鼻中隔黏膜瓣和人工硬膜补片。人工硬膜作为补片覆盖缺损处，然后将鼻中隔黏膜瓣移位完全覆盖硬脑膜开口和整个颅底开口。可以用合成硬脑膜封闭剂加强，然后填塞鼻腔作为支撑，术后 3～7 天取出。

手术要点

1. 手术应以肿瘤全切为目标，但也应注意神经功能的保护，必要时可做出让步，残余肿瘤可采用质子束放射治疗。
2. 神经导航、术中多普勒和神经电生理监测是帮助定位病变、识别重要血管结构和监测术中可逆性神经损伤的有效辅助手段。

关键点

1. 颅底肿瘤具有挑战性，手术入路的选择取决于肿瘤的部位、肿瘤与动脉的关系、患者的病况和手术团队的经验。
2. 对位于中线且延伸到颈内动脉岩骨段以外的肿瘤，可考虑结合内镜入路切除大部分中线部位的肿瘤，采用分期开放手术来处理向外侧广泛延伸的肿瘤。
3. 多学科综合治疗是脊索瘤患者的最佳治疗方法，手术团队全切肿瘤至关重要，质子束放疗在后续治疗中的作用同样举足轻重。

术后护理

术后的精心护理，能够及时发现潜在手术并发症的早期症状和体征。这些并发症包括视力下降、脑脊液漏、内分泌紊乱和脑膜炎。尤其应密切监测尿量、尿比重和血清钠水平，及时判断是否有尿崩症。持续 24h 留置导尿管，便于绘制精确的尿量统计图表。怀疑存在垂体功能障碍时，应尽早给予处理。建议尽早进行内分泌科会诊，确保术后定期的内分泌随访。

常规围术期抗生素从术前开始使用，直到术后第 5～7 天鼻腔填塞物取出为止。一旦填塞物取出，患者应开始鼻腔冲洗（每天 2～3 次），以保持鼻黏膜湿润，减少结痂和感染的风险。手术后约 1 周进行门诊随访，使用硬质内镜检查评估伤口愈合情况。

术后影像评估肿瘤残余情况可即刻进行，或在门诊延迟进行。质子束放射治疗已成为脊索瘤的一种重要辅助治疗手段，它比传统放射治疗有更高的射线剂量，可以有效地控制肿瘤复发，同时降低了正常组织的射线照射剂量。以往治疗颅底恶性肿瘤的质子放射治疗中心数量很少，如今中心数量不断增加，作者也推荐患者接受这种方式的治疗。

并发症处理

经鼻内镜手术的术后并发症包括脑脊液漏、出血、气颅、脑神经损伤、脑血管损伤、垂体功能障碍和感染。其他罕见的并发症包括肺栓塞、深静脉血栓形成和心肌梗死。迄今最常见的并发症是脑脊液漏。

对鼻腔引流情况的仔细评估，有助于早期发现脑脊液漏。在作者实践中，如果怀疑有脑脊液漏，会非常积极地将患者带回手术室，以便更好地修补。作者通常还会加上腰椎外引流，因为这样可以降低脑脊液压力，使硬脑膜漏口愈合。即使行腰椎外引流，如果持续有脑脊液流出或有进展性气颅的证据，可能也需要再次手术进行硬脑膜修补，可使用人工硬脑膜补片、采集的自体移植物、新的带蒂黏膜瓣，有时甚至需要用到游离黏膜瓣。在采用带血管鼻中隔黏膜瓣作为标准做法之后，术后脑脊液漏的发生率显著降低，对可疑脑脊液漏患者再手术探查的阈值也相应提高，患者腰椎外引流的依赖减少。根据作者的经验，这一做法有效地将脑膜炎的发生率降低至1%以下。

仔细的术前神经功能评价记录，有助于确定术后是否有新发的医源性神经功能缺损。潜在的可逆性病因尽管少见，但应及时发现和处理。内分泌检查和尿液检查对术后垂体功能的评估很重要，特别是在手术中对垂体和垂体柄进行了大量操作的情况下。

并发症要点

1. 加强术后护理、密切观察病情变化、术前详细评估神经功能并记录、积极再次手术探查，这些方法使内镜经鼻入路相关的术后并发症降至最低。
2. 使用带血管的鼻中隔黏膜瓣，配合腰大池引流管的置入，可使硬脑膜开口正常愈合，避免脑脊液漏，显著减少脑脊液感染。

证据和预后

内镜下切除斜坡脊索瘤的方法越来越受欢迎，应用前景很好；然而，统计数据仍然局限于某些机构的病例报告，样本量小，随访时间短。与传统的开放手术相比，这种方法的优势需要进行严格的研究，以得出明确的结论。鼻中隔黏膜瓣重建修补硬脑膜缺损和术后严密的观察护理相结合，显著降低了这一术式相关的脑脊液漏和术后感染的发生率。尽管手术治疗取得了重大进展，但骶骨脊索瘤的手术全切率仅为50%，椎体和颅底脊索瘤的全切除率更低，患者常见复发。在脊索瘤的治疗模式中，放射治疗作为初始治疗或辅助治疗一直存在争议。不幸的是，单独的放射治疗结合减瘤手术或姑息治疗被证明是无效的。质子束放射治疗是脊索瘤最佳推荐的辅助治疗，它能将高剂量的射线送达靶区，周围组织损伤降到最低，显示出良好的肿瘤控制率：3年（87%）、5年（81%）。4年无复发生存率：未接受质子束放射治疗的患者为38.5%，而接受质子束放射治疗的患者为90.9%。软骨肉瘤采用积极的手术切除加术后放射治疗的治疗结果与脊索瘤相似。单纯手术治疗的5年无复发生存率为44%，而附加放射辅助治疗可将软骨肉瘤患者无复发生存率显著提高到95%。因此，积极的手术切除和术后放射治疗仍然是脊索瘤和软骨肉瘤成功治疗的核心。

（李建广　郭辉　译）

拓展阅读

Fraser JF, Nyquist GG, Moore N, Anand VK, Schwartz TH. Endoscopic endonasal transclival re-section of chordomas: operative technique, clinical outcome, and review of the literature. *J Neurosurg.* 2010;112(5):1061–1069.

Komotar RJ, Starke RM, Raper DM, Anand VK, Schwartz TH. The endoscope-assisted ven-tral approach compared with open microscope-assisted surgery for clival chordomas. *World Neurosurg.* 2011;76(3-4):318–327.

Pinheiro-Neto CD, Carrau RL, Prevedello DM, et al. Use of acoustic Doppler sonography to ascertain the feasibility of the pedicled nasoseptal flap after prior bilateral sphenoidotomy. *Laryngoscope.* 2010;120(9):1798–1801.

Stippler M, Gardner PA, Snyderman CH, Carrau RL, Prevedello DM, Kassam AB. Endoscopic endonasal approach for clival chordomas. *Neurosurgery.* 2009;64(2):268–277.

Walcott BP, Nahed BV, Mohyeldin A, Coumans JV, Kahle KT, Ferreira MJ. Chordoma: current concepts, management, and future directions. *Lancet Oncol.* 2012;13(2):e69–e76.

Yang XR, Ng D, Alcorta DA, et at. T (brachyury) gene duplication confers major susceptibility to familial chordoma. *Nat Genet.* 2009;41(11):1176–1178.

第15章 功能性垂体腺瘤

Amol Raheja，William T. Couldwell

病例介绍

患者，男性，30 岁，因背部疼痛、全身乏力、右肩等关节疼痛 7 年，就诊于神经外科门诊。去年发现，患者的鞋码增大；并且最近 3~4 年，戒指尺码从 11 号增加到 18 号，近 1~2 年体重增加约 30 磅（1 磅约为 0.45kg）。患者否认头痛及视力改变。曾因椎间盘突出症引起腰背部和颈部不适，而多次就诊。患者有约 5 年的低睾酮病史，并接受过各种睾酮治疗，目前每周注射环戊丙酸睾酮。他和妻子有两个健康的孩子，分别是 3 岁和 7 岁；但是，第二个孩子的受孕过程较为艰难。既往因睡眠呼吸暂停，而行扁桃体切除术。体格检查，患者神清语利、查体合作，无明显痛苦。常规查体可见手脚增大，伴轻度指凹性水肿和皮肤增厚，余无阳性体征。神经系统专科查体无局灶体征，未发现脑神经或感觉/运动功能障碍。

> **问题**
> 1. 最可能的诊断是什么？
> 2. 哪种激素轴最常受到蝶鞍区占位性病变的抑制？
> 3. 最合适的影像学检查方法是什么？
> 4. 排除肢端肥大症的诊断需做哪些内分泌检查？
> 5. 哪种试验能够明确肢端肥大症的诊断？
> 6. 可能的鉴别诊断有哪些？

评估和计划

多发关节相关症状、既往椎间盘退行性变病史、低睾酮（最常见于垂体功能障碍所致的激素异常下降），这些肢端肥大症的特征性表现提示为生长激素（GH）型垂体腺瘤。没有视觉症状，表明是较小的垂体腺瘤或微腺瘤。为了确认病变是否具有内分泌功能，需要进行全面的垂体激素检查（早晨 8 时空腹），以及头颅影像检查（垂体动态增强磁共振成像）。若随机 GH 测量<0.4μg/L，且年龄/性别相关的胰岛素样生长因子（IGF-1）数值在正常范围内，可排除肢端肥大症；如果这两项生化指标不符合，

而且临床表现和内分泌检查结果不一致，可通过 75g 口服葡萄糖耐量试验（OGTT）确认诊断。口服葡萄糖后 2h，血清生长激素受抑制率低于 1μg/L（最新报道为 0.3 μg/L）即可确诊。肢端肥大症的诊断也可以通过相关的全身放射学检查，评估足跟垫厚度、进行骨骼测量和超声心动图来证实。对于疑似患者，必须进行全面的临床内分泌和影像学检查，因为 IGF-1 过量导致的组织肥大和过度生长可影响全身多个系统。最后，对于可能影响视力的垂体大腺瘤患者，需要由神经眼科医生进行视力检查。

尽管导致这些症状的最常见的病因是生长激素型垂体腺瘤，但也有例外，在一些罕见情况下，这些症状是由异位生长激素释放激素（GHRH）分泌所致，在患者的头颅影像学检查中未发现蝶鞍区病变。异位 GHRH 分泌可见于多种恶性肿瘤，包括非霍奇金淋巴瘤、乳腺癌、结直肠癌、肾癌、胰腺癌、肺癌、肾上腺和其他神经内分泌肿瘤。有证据表明，某些肿瘤细胞可生成 GHRH，并以自分泌的方式促进肿瘤生长；而 GHRH 受体拮抗剂则显示出抑制肿瘤生长的功效。为了排除肢端肥大症患者存在全身性恶性肿瘤，需进行全身正电子发射断层扫描（PET）、奥曲肽扫描及血清 GHRH 水平的评估，这些检查有助于确定病因并定位病灶。其他可能有助于识别罕见异位 GH 分泌肿瘤（如系统性肿瘤）的证据包括：手术切除相应肿瘤后达到生化缓解，肿瘤标本中 GHRH 免疫染色阳性，肿瘤中 GHRH 的动静脉浓度梯度升高，以及肿瘤中检测出 GHRH mRNA 或 GHRH。

该患者的内分泌检查显示，血清皮质醇水平为 2.2μg/dL（正常范围为 2～23μg/dL），卵泡刺激素水平为 0.5IU/L（正常范围为 1.0～12.0IU/L），游离 T4 水平为 0.85ng/dL（正常范围为 0.71～1.85ng/dL），黄体生成素水平为 1.0IU/L（正常范围为 0.6～12.1IU/L），泌乳素水平为 11.4ng/mL（正常范围为 3.5～19.4ng/mL），总 T3 水平为 133ng/dL（正常范围为 58～159ng/dL），游离睾酮水平为 7.3ng/dL（正常范围为 47～244ng/dL），甲状腺刺激激素水平为 2.57mU/L（正常范围为 0.45～4.67mU/L），促肾上腺皮质激素水平为 5pg/mL（正常范围为 7～69pg/mL），GH 水平为 2.55μg/L（正常范围为 0.05～3.00μg/L），血清总睾酮水平为 20ng/dL（正常范围为 280～1100ng/dL），IGF-1 水平为 708μg/L（正常范围为 155～432μg/L）。头颅磁共振影像发现，垂体右叶有一个腺瘤，面积为 11mm×8mm（图 15.1）。肿瘤存在局部占位效应，将垂体向上推移，垂体柄左移。肿瘤未侵犯海绵窦或向上压迫视交叉。头颅影像无其他阳性表现。因此，初步诊断为肢端肥大症，拟行鞍区肿瘤切除术。

问题
1. 生长激素型垂体腺瘤患者有哪些治疗选择？
2. 生长激素型垂体腺瘤的首选治疗方案是什么？
3. 影像学检查结果如何影响手术计划？
4. 患者的年龄和体貌特征如何影响手术计划？

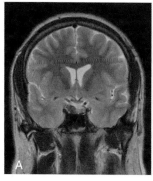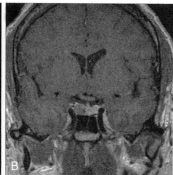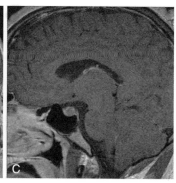

图 15.1　术前 MRI 影像，冠状位 T2（A）、冠状位增强 T1（B）和矢状位增强 T1（C）显示蝶鞍右侧的一个垂体小腺瘤，大小为 11mm×8mm。肿瘤占位效应，将垂体向上推移，垂体柄左移。肿瘤未侵犯海绵窦或向上压迫视交叉。

诊断要点

1. 在儿童中，GH 或 IGF-1 的过量分泌会导致巨人症，而不是肢端肥大症；因为儿童骨骺尚未融合。体格检查对于确定诊断至关重要。
2. 肢端肥大症患者需要进行完整的系统评估，以评价 IGF-1 增高所引发的临床表现（尤其是心脏异常和肿瘤），这对患者的整体生存率有很大影响。
3. 垂体动态增强 MRI 检查是肢端肥大症的首选诊断方法。
4. 血清 GH 和 IGF-1 水平有助于排除肢端肥大症的诊断，而 OGTT 有助于确定诊断。
5. 如果头部影像学检查未发现垂体病变，可通过全身 PET 成像、奥曲肽扫描和血清 GHRH 水平等检查，以有效地排除产生 GHRH 的异位恶性肿瘤。

决策

可用于减少肿瘤负荷和 GH 分泌的治疗方案有 3 种。①药物治疗：生长抑素受体配体（SRL，如奥曲肽和兰瑞肽）、生长激素受体拮抗剂（聚乙二醇）、多巴胺受体激动剂（卡麦角林）。②放射治疗（RT）：立体定向放射治疗（SRS）、分次立体定向放射治疗（FSRT）。③手术治疗：肿瘤切除减压。对于肢端肥大症患者，仅行影像学随访而不做其他治疗并非合适的选择；因为如果不治疗，患者很容易发生代谢和心血管并发症。研究表明，肢端肥大症患者的预期寿命比普通人要短，这进一步证实了这类患者需要早期干预。肿瘤的占位效应还可导致垂体功能障碍，进而抑制性腺轴，故确诊后应立即积极治疗。作者认为，手术切除肿瘤减压应作为首选治疗方案，因为手术切除最有可能实现影像治愈及内分泌治愈，而且可快速、显著改善症状。此外，从长远角度来看，与药物和放射治疗相比，手术可能是最经济的治疗措施，尤其是对于适合手术切除的病变。药物治疗和放射治疗通常被视为二、三线的治疗方案，往往用于GH/IGF-1 水平持续升高的肿瘤残留或复发的患者，或者侵袭性垂体瘤的患者（非典型的 WHO Ⅱ级或恶性的 WHO Ⅲ级）。国际也有些地区将药物治疗作为一线治疗，以规避手术的风险。

为了安全地切除垂体腺瘤，术前应通过研究影像学资料明确相关解剖细节、选择合适的手术入路。对于明显向额下、鞍旁和第三脑室延伸的巨大肿瘤，最好首先选择经颅手术，而不是经蝶手术；尽管后者适用于绝大多数垂体腺瘤（资深作者报道的病例中，超过 95%使用经蝶入路）。扩大经鼻和经颌面颅底入路仍然可以直接从下方处理一些大型肿瘤。患者的年龄和身体特征（尤其是鼻孔的直径）也决定了选择经鼻或经唇下行经蝶窦入路手术，儿童患者因为鼻孔很小，作者更偏好经唇下入路。为获得最佳手术效果，应根据每个患者的特征和肿瘤相关解剖结构，仔细选择手术入路。本例患者的垂体腺瘤体积较小，患者鼻腔条件良好；因此，作者决定选择经鼻蝶入路行手术治疗。

问题

1. 此类肿瘤的首选手术入路是经鼻，还是经唇下？
2. 本例手术首选使用神经内镜还是显微镜？
3. 肢端肥大症患者经蝶入路手术的具体指征是什么？
4. 对于扩展至海绵窦的肿瘤，最佳的治疗方案是什么？
5. 应如何切除肿瘤突向鞍上的部分，特别是纤维性肿瘤？
6. 如何处理术中蛛网膜破损导致的脑脊液漏？

手术方法

对于此类患者，选择经鼻还是经唇下进入蝶窦，完全取决于术者的偏好，因为这两种方法之间并无优劣之分。作者更喜欢选用经鼻入路，因其不需要切开牙龈黏膜，在分离鼻中隔黏膜时的软组织剥离较少，手术时间也比较短。选择使用显微镜或神经内镜也取决于术者的偏好，实际上在切除许多体积较大的和侵犯海绵窦的肿瘤时，这些工具是互补的。作者更喜欢使用显微镜切除大多数局限于蝶鞍内的垂体肿瘤，显微镜可感知三维深度，操作灵活性和精确性更好，手术更加快捷，并且鼻黏膜的剥离及鼻中隔的切除较少。除了肢端肥大症相关的围术期风险外，这些患者更常因存在解剖变异而额外增加手术风险。可能影响手术的常见因素包括气道/喉头水肿、心肺功能障碍和静脉充血。在手术过程中，水肿的黏膜、增生的组织、肥厚的鼻甲和增厚的鼻骨（蝶嘴和犁骨）均可使手术视野受限制。此外，增厚的蝶窦间隔和黏膜可能导致蝶窦内视野受限和黏膜出血过多。最后，长期肢端肥大症患者的颈内动脉（ICA）海绵窦段常有增大和扭转，这可能导致动脉瘤的形成；这些表现对手术策略和骨质切除范围有显著影响。

除库欣病外，所有患者术前均应静脉给予单剂量抗生素和低剂量地塞米松。患者取仰卧位，头部稍微后仰，使下巴和前额的连线与地面平行，头部稍向对侧倾斜并旋转，以便经双鼻孔操作。腹部也需要小范围备皮、消毒和铺单，以备术中取脂肪/筋膜。采用显微手术方法，具体经患者哪侧鼻孔施术，取决于手术者操作习惯，垂体肿瘤位置、范围、生长方式、复发或残留肿瘤情况，以及既往经鼻手术路径。将中鼻甲从根部折断并向外侧移位，以增加工作空间。将鼻中隔软骨与骨性鼻中隔从连接处断开，然后将鼻中隔推向对侧鼻腔。将 Hardy 窥器准确地放置在筛骨垂直板和犁状骨两侧，这至关重要，因为这是最有价值的中线解剖标志。通过观察解剖标志和立体定向神经导航，确定进入蝶窦的正确手术路径，避免意外进入筛窦。双侧蝶窦开口是重要解剖标志，作为开放蝶窦的上界。下方充分去除蝶嘴，以便更好地显露鞍底和斜坡隐窝，使手术器械在狭窄的手术通道中更易于操作。术前对蝶窦分隔的仔细评估有助于充分暴露蝶鞍的边缘。因为蝶窦内中线旁的骨性间隔可能与颈内动脉隆突相连（在肢端肥大症患者中常见），所以在去除时应格外小心。可使用立体定向神经导航再次确认是否已充分暴露蝶鞍边缘。如果选择神经内镜进行手术，作者会使用双人 4 手双鼻道法实施手术。鼻中隔后部及蝶嘴需去除。在常规的垂体腺瘤手术中，作者并不常规制备鼻中隔黏膜瓣用于颅底重建。

为确保充分暴露蝶鞍，需去除鞍底骨性结构，显露双侧海绵窦内侧和上下方海绵间窦之间的区域。蝶鞍的前壁和下壁应予去除，以便利用重力切除肿瘤，同时更易于器械操作。"X"形切开蝶鞍区硬脑膜的后下部，避免意外打开附着于硬脑膜前部的蛛网膜，也避免鞍上部分的肿瘤过早下陷；通过硬脑膜开口的 4 个角，可充分观察鞍内结构。采用垂体刮圈，首先切除垂体腺瘤的后部，然后切除两侧部，最后切除前部/上部的肿瘤，以避免鞍隔和鞍上肿瘤过早下降。垂体腺瘤手术的基本原则是游离鞍内的后方及两侧，使肿瘤自然移出。在切除延伸至海绵窦的鞍旁肿瘤时，可使用适当角度内镜进行切除；但在颈动脉周围操作时，要注意避免过于激进，因为操作不当可能导致术中颈内动脉破裂出血，也可能导致穿过海绵窦或海绵窦壁的脑神经受损，从而引起神经功能障碍，还可能导致颈内动脉假性动脉瘤的形成。最好的方法是从对侧鼻孔使用一个交叉轨迹切除延伸至一侧海绵窦的肿瘤，这样视野更好，操作更安全。通常情况下，颈内动脉海绵窦段侧壁上或向上延伸至动眼神经池的少量残留肿瘤不能采用标准的经鼻蝶入路切除；对于上述情况的残留肿瘤，作者倾向于根据最终的组织病理和术后影像结果，采用 SRL/GH 受体拮抗剂进行药物治疗，或行术后辅助放射治疗。采用扩大颅底入路，如经颅、翼点入路，可能有助于切除海绵窦外侧区的残余肿瘤，但常规的垂体腺瘤手术一般不用这些入路。在资深术者的实践中，这些手术入路的变化可用于多种治疗方法失败的持续生长的或复发的功能性腺瘤；这时为了更彻底地切除肿瘤而增加脑神经受损的风险是合乎情理的。

充分切除肿瘤的征象为蛛网膜光滑地膨出，无蛛网膜皱襞；在切除明显向鞍上生长的肿瘤后，沿垂体柄可见一个小的蛛网膜凹陷。对于质硬的巨大肿瘤，小心地采用Valsalva 动作可以促使蛛网膜下降。术者应通过视觉和触觉来区分肿瘤和正常垂体，以避免在切除肿瘤时意外切除正常垂体。如果有蛛网膜破损，应使用自体脂肪来防止脑脊液漏；自体筋膜加脂肪用于修补较大的蛛网膜破口和高流量的脑脊液漏。在功能性微腺瘤中，如果没有脑脊液渗漏，作者通常在手术区放置酒精浸泡的棉条，以破坏肉眼未观察到的残留微小病变；如果存在脑脊液漏，则不进行此操作。在手术结束时，必须将中鼻甲向内侧复位，以防止阻塞上颌窦开口后导致鼻窦炎；将鼻中隔复位与中线对齐，防止医源性鼻中隔偏曲引起的鼻窦症状。鼻腔填塞不是必需的，但确实可降低由于黏膜剥离导致的术后鼻出血的发生率。本例患者肿瘤被完全切除，术中有轻微脑脊液漏，采用腹部自体脂肪/筋膜填塞，无须在术后行腰穿或腰大池引流。最后的组织病理学诊断为生长激素型垂体腺瘤（WHO I 级），无非典型或恶性特征。

手术要点

1. 大多数肢端肥大症患者应该早期治疗，因为未接受治疗的患者死亡率是一般人群的 2～4 倍。
2. 手术探查和肿瘤切除减压通常被认为是一线治疗方案，尤其是对于手术可行的生长激素型垂体腺瘤患者。
3. 对于不能接受二次手术的残余/复发功能性垂体腺瘤患者，SRL 是首选治疗方案。
4. 放射治疗可很好地控制肿瘤生长，但停用激素可能需要很多年。

关键点

1. 约 1/3 的肢端肥大症患者，无法通过初次手术得到治愈，需要辅助药物治疗或放射治疗。
2. 如果生长抑素类似物无法在内分泌或影像学方面控制残留肿瘤，可以添加或改用培维索孟治疗。
3. 当药物和手术治疗效果不佳时，放射治疗可以用作备选治疗方案。

术后护理

将床头抬高约 30°，以减少静脉充血和术后海绵窦内的出血进入术腔。患者在重症监护病房（ICU）至少观察一天，尤其是观察有无尿崩症（DI）。如果术后尿量增加，应每隔 8h 定期抽血评估血清钠。为了评估激素缓解情况，作者在手术后第 1 天和第 2 天进行空腹血清 GH 评估。目前指南定义的肢端肥大症内分泌治愈标准：随机空腹 GH 水平<1μg/L 或 OGTT 后最低 GH 水平<0.4μg/L。年龄和性别匹配后的 IGF-1 水平恢复正常，也可作为内分泌缓解的替代指标，但由于 IGF-1 生物半衰期较长，IGF-1 水平在手术后的几周内仍可能虚高。通常情况下，手术后 GH 和 IGF-1 水平变化是一致的，如果术后即刻 GH 和 IGF-1 水平不一致，可能的原因包括 GH 采样次数不足，GH 自身的脉冲式分泌使检测值升高；术后过早检测 IGF-1 水平；生长激素分泌中断导致检测值降低；罕见的生长激素受体多态性。如果皮质醇、甲状腺激素或性腺激素术前分泌未被抑制，作者通常在术后 48 小时内进行全面的垂体激素检查，以评估是否存在医源性垂体功能低下，可以在与内分泌专家协商后，给予相应的激素补充治疗。

除非放置腰大池引流，否则不会在术后给予患者额外的抗生素治疗。如果使用鼻腔填塞物，我们会在术后第 1 天取出，建议患者不要擤鼻涕，以免术后鼻出血。通常在术后第 1 天后缓慢减少麻醉性镇痛药辅以非甾体抗炎药的剂量。

除非怀疑术后脑卒中或术腔血肿并伴有视力下降，否则我们不常规行术后影像学检查。通常，根据最终术后病理结果和肿瘤残留的情况，在术后 4~6 个月内进行第 1 次影像学随访。此患者在术后 6 个月进行了影像学随访，显示肿瘤完全切除，无明显肿瘤残留或肿瘤复发（图 15.2）。对于无功能性垂体腺瘤患者，术后前 5 年每年要复查 1 次影像，然后每隔 2~3 年复查 1 次，以排除晚期复发。对于功能性垂体腺瘤患者，术后初次影像学检查后，可每年进行内分泌学评价（本例为血清 GH 和 IGF-1）。

如果发现肿瘤残留或复发，应分别与内分泌科医生或肿瘤放射科医生协商，给予患者药物或放射治疗。我们的患者在术后有尿崩症，但口渴机制完好无损，并在尿崩症代偿期出院，出院 1 周后逐渐好转。手术后 6 个月最后一次随访时患者恢复良好。

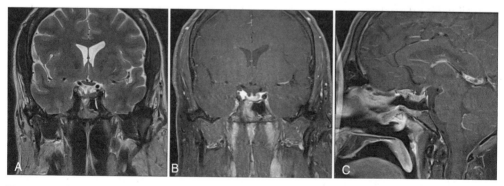

图 15.2 6 个月随访，冠状位 T2（A）、冠状位 T1 增强脂肪抑制（B）和矢状位 T1 增强脂肪抑制（C）MRI 显示肿瘤完全切除，无明显残留或复发。

并发症处理

体液和电解质失衡是最常见的并发症之一。尿崩症（DI）、抗利尿激素分泌失调综合征（SIADH）和脑耗盐综合征（CSW）是垂体手术后可能出现的 3 种综合征。为了早期诊断，患者术后应定期进行血清钠水平及尿比重评估，记录每小时出入量。部分医源性垂体柄损伤患者可能出现典型的三期反应，最初出现一过性的 DI，随后出现暂时性 SIADH，然后出现永久性 DI，需要补充血管升压素以维持体液和电解质平衡。如果存在正常的口渴反应，建议 DI 患者在口渴时喝水，以维持出入量平衡，避免脱水和并发高钠血症。SIADH 的治疗包括严格限制补液，并根据低钠血症的严重程度口服补钠或注射高渗盐水。作者将血钠迅速下降或低于 128mEq/L 的患者收住院治疗，并严格限制液体入量（低至 800mL/d）。如果严格的液体限制不能逆转血钠下降，则给予高渗盐水治疗。垂体瘤手术后的 SIADH 是自限性的，通常在几天后自愈。临床诊断 CSW 非常困难，与常见的 SIADH 相比，CSW 较为罕见。如果临床高度怀疑 CSW，则血管内容量状态的评估有助于区分这两种综合征。在垂体腺瘤术后，CSW 的发生率比 SIADH 要小得多。与 SIADH 治疗方法相反，液体限制治疗可能对 CSW 产生反作用，因为大多数 CSW 患者处于脱水状态合并尿钠排泄过多。除了补钠治疗外，CSW 患者可能还需要使用氟氢可的松，以帮助阻止钠过多流失。

虽然在临床实践中很少遇到医源性颈内动脉海绵窦段损伤，在资深术者的报道中大约每 1000 例经蝶垂体手术中有 1 例，但这是经蝶垂体手术最可怕的并发症之一。如果术者在手术过程中误伤颈内动脉海绵窦段，应立即在怀疑的损伤部位填塞，进行暂时性压迫止血。在大量输血完备后，需对患者进行紧急诊断性血管造影，以确定出血点及明确是否存在假性动脉瘤。小的假性动脉瘤可在重症监护室密切观察几天；持续存在或进行性扩大的假性动脉瘤应给予治疗。根据血管造影和球囊闭塞试验评价侧支循环的结果，可使用血流导向装置/支架血管内治疗或颈动脉结扎术，或采用颈内动脉海绵窦段闭塞加脑血管搭桥术。避免在颈内动脉海绵窦段出血处过度机械填塞，避免在颈内动脉出血处使用流体明胶等强抗凝血剂，以防止医源性缺血性脑损伤。基于同样的原因，降低全身性血压也会适得其反。

术后发生脑脊液漏是另一个潜在的并发症，通常发生在手术后头几周（在资深术者的报道中发生率约为 1%）。有两种治疗方案：一种是留置腰大池引流管的保守治疗；另一种是术后立即再次探查并重新修补硬脑膜缺损，并留置腰大池引流管。使用乙酰唑胺进行药物治疗的作用是有限的。在大多数病例中，作者倾向于再手术探查，因为它降低了与持续性脑脊液鼻漏相关的脑膜炎风险，而经保守治疗后发生脑膜炎的风险更高。在大多数情况下，使用腹部自体脂肪/筋膜治疗脑脊液漏是足够的，少数情况下需要加用带蒂鼻中隔黏膜瓣来进一步完成修补。如果无法观察到脑脊液漏部位，可在手术中向椎管内注入荧光染料，以确定漏口位置。作者在腰大池引流期间静脉使用抗革兰阳性菌的抗生素，以降低脑膜炎的风险。

腹部血肿是切取自体脂肪/筋膜的相关并发症。在大多数情况下，缝合深部脂肪层可以减少无效腔形成，避免伤口积血。如果怀疑有血肿形成，可用腹带压迫止血，避免血肿体积扩大。如果血肿张力增高，可能需要重新探查，以清除血凝块并确切止血，在术腔留置引流管引流 1～2 天。

并发症要点

1. 避免使用脂肪过度填塞蝶鞍，防止机械性压迫视交叉导致手术后视力下降。如果发生这种情况，应立即手术探查。
2. 视交叉脱垂是经蝶入路的另一种罕见的并发症，发生在大型垂体腺瘤减压术后。它与视交叉下降和牵拉有关，可导致术后视力突然下降，特别是当鞍内未行脂肪填塞时。在切除大型垂体腺瘤后，可以通过轻柔地填塞蝶鞍来避免视交叉脱垂。
3. 除上述手术并发症外，还可能造成肢端肥大症相关的早发动脉粥样硬化、胰岛素抵抗、肥厚性梗阻性心肌病、高血压、睡眠呼吸暂停和结肠息肉，应进行长期评估随访。与正常人群相比，肢端肥大症患者上述并发症进一步恶化的风险更高。

证据和预后

肢端肥大症的年发病率为每百万人 3～4 例，患病率为每百万人 40～60 例。肢端肥大症引起一系列的临床症状和体征，包括肢端过度生长、软组织肥大、代谢紊乱和心血管并发症。如果肢端肥大症得不到治疗，其死亡率会比普通人群高 2～4 倍。治疗目标包括：切除肿瘤以减少肿瘤细胞分泌，保持 GH 正常分泌和 IGF-1 处于正常水平，并尽可能保持正常垂体功能。治疗后的激素水平缓解也可降低肢端肥大症患者所增加的死亡风险。对于解剖轮廓良好的小肿瘤，外科治疗仍然是首选的治疗手段。总体而言，对于经验丰富的外科医生，生长激素型垂体腺瘤的术后长期缓解率为50%～70%（微腺瘤为 70%～88%，大腺瘤为 50%～61%）。术前预测不良预后的危险因素包括低龄、术前 GH 水平>45μg/L、浸润性肿瘤、大腺瘤（最大径>10mm）、嗜酸性干细胞瘤型。

在过去的几十年中，选择性药物（SRL、培维索孟、卡麦角林）的开发取得了重大进展，极大地促进了活动性肢端肥大症的二线治疗。前瞻性随机临床试验的数据表明，术前使用 SRL 可能会提高肿瘤短期缓解率，但对长期缓解率的影响仍不确定。手术前使用药物治疗的费用明显偏高，限制了在临床实践中的普遍应用。长效 SRL

可达到 49%～63% 缓解率，肿瘤缩小率为 27%～51%；这取决于药物治疗是作为初始治疗手段还是辅助手段，以及肿瘤的大小。使用单药治疗，卡麦角林可使将近 1/3 患者的 IGF-1 恢复正常；与 SRL 联合使用时，其疗效提高到 50% 左右。使用卡麦角林治疗的患者中，约有 50% 的患者肿瘤体积缩小。培维索孟为生长激素类似物，可竞争性阻断生长激素受体，有助于降低 IGF-1 的水平，但不能使肿瘤体积缩小；90%～95%的患者在短期内 IGF-1 水平可降至正常；但随访 5 年后，这一比例下降到 0。由于费用昂贵，培维索孟很少被用以单药治疗或作为一线治疗方案。

采用 SRS 或 FSRT 形式的放射治疗，主要是在复发或残留肿瘤中作为最后的治疗手段，这些肿瘤通常不能通过一线和二线治疗方案获得内分泌学及影像学方面缓解。最近一项对 970 例接受放射治疗的生长激素型垂体腺瘤患者进行的荟萃分析显示，在接受放射治疗后，48%～53% 的患者达到内分泌缓解，总体控制率为 73%（无论是否接受额外的药物治疗）；平均随访时间为 SRS 后 48 个月。放射治疗后，可提高内分泌缓解率的因素包括较高的放射剂量、较低的放射治疗前 GH 和 IGF-1 水平，以及在 SRS 术前（至少 1 个月）停用 GH 抑制药物。

总之，肢端肥大症是一种严重的疾病，通常需要由内分泌学专家、神经外科医生、神经眼科医生和放射肿瘤学专家等组成的专业团队进行长期跨学科治疗。临床医生最重要的是要知晓，如果通过手术、药物、放射治疗等多种治疗方案实现了长期的影像学和内分泌学缓解，那么 GH 长期过量所产生的许多全身症状都会减轻。

（赛因巴雅尔　郭辉　译）

拓展阅读

Fleseriu M, Hoffman AR, Katznelson L, Neuroendocrine A. Pituitary Scientific C: American Association of Clinical Endocrinologists and American College of Endocrinology Disease State Clinical Review: management of acromegaly patients: what is the role of pre-operative medical therapy? *Endocr Pract*. 2015;21:668–673.

Ghazi AA, Amirbaigloo A, Dezfooli AA, et al. Ectopic acromegaly due to growth hormone releasing hormone. *Endocrine*. 2013;43:293–302.

Giustina A, Chanson P, Kleinberg D, et al. Expert consensus document: a consensus on the medical treatment of acromegaly. *Nat Rev Endocrinol*. 2014;10:243–248.

Manjila S, Wu OC, Khan FR, Khan MM, Arafah BM, Selman WR. Pharmacological management of acromegaly: a current perspective. Neurosurg Focus. 2010;29:E14.

Marko NF, LaSota E, Hamrahian AH, Weil RJ. Comparative effectiveness review of treatment options for pituitary microadenomas in acromegaly. J Neurosurg. 2012;117:522–538.

Marquez Y, Tuchman A, Zada G. Surgery and radiosurgery for acromegaly: a review of indications, operative techniques, outcomes, and complications. Int J Endocrinol. 2012:386–401.

Mathioudakis N, Salvatori R. Management options for persistent postoperative acromegaly. *Neurosurg Clin N Am.* 2012;23:621–638.

Melmed S, Colao A, Barkan A, et al. Guidelines for acromegaly management: an update. *J Clin Endocrinol Metab.* 2009;94:1509–1517.

Stapleton CJ, Liu CY, Weiss MH. The role of stereotactic radiosurgery in the multimodal management of growth hormone-secreting pituitary adenomas. *Neurosurg Focus.* 2010;29:E11.

第16章 无功能性垂体腺瘤

Harminder Singh，Smeer Salam，Theodore H. Schwartz

病例介绍

患者，男性，33 岁，右利手，既往有先天性单侧肾发育不全，10 天前出现左上肢疼痛，并放射至左手，在当地医院急诊就诊，行头颈部 CT 检查时偶然发现垂体瘤，经 MRI 检查进一步证实（图 16.1）。患者诉头痛已有 1 年余，自认为与精神压力有关而未曾就诊。否认复视，但劳累时有视物模糊；体重较前增加，未尝试通过运动来减轻体重。在过去的几个月里，患者双脚出现肿胀，导致无法系鞋带。他被推荐就诊于神经外科，详细的神经系统检查未发现明显阳性体征。患者的时间、地点、人物定向力完整，记忆力、注意力、专注力正常，语言及记忆也没有缺陷；第 II 至第 XII 脑神经查体无异常，无复视、眼球震颤及视野缺失；感觉、运动和生理反射检查均在正常范围。

问题

1. 可能的诊断是什么？
2. 需要进一步完善哪些检查？

评估和计划

磁共振薄层扫描是观察垂体区域结构的最佳方式。增强 MRI 显示鞍区肿物，大小约 2.2cm×2.0cm×2.4cm，向鞍上生长（图 16.1）。T2 表现为不均匀的低信号，T1 表现为均匀低信号伴轻度强化，肿物与正常垂体边界不清。虽然肿物毗邻双侧颈内动脉，但没有明显侵入海绵窦的迹象。肿物挤压漏斗使其变形，并向上推挤视交叉。

患者游离皮质醇、促肾上腺皮质激素（ACTH）、游离甲状腺素、促甲状腺素、催乳素、生长激素（GH）、胰岛素样生长因子-1（IGF-1）、睾酮、雌二醇、黄体生成素（LH）和卵泡刺激激素（FSH）等均在正常范围内。

所有向鞍上生长的垂体大腺瘤患者均需进行正规的视野检查。患者的眼科检查显示视力正常，但双颞侧轻度视野缺损。

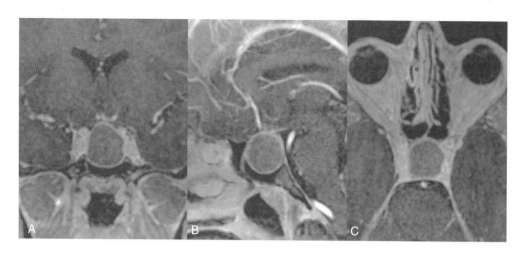

图 16.1　术前增强 MRI 扫描显示鞍区及鞍上病变。（A）冠状位。（B）矢状位。（C）轴位。

　　临床症状（头痛和视物模糊）和影像学结果，明确提示存在垂体瘤。位于蝶鞍内并向蝶鞍上发展的常见肿瘤有垂体腺瘤、脑膜瘤、颅咽管瘤和 Rathke 裂囊肿。

诊断要点

1. 垂体腺瘤是最常见的颅内肿瘤，患病率为 7%~17%。
   （1）根据肿瘤大小分类，小于 1cm 的肿瘤称为微腺瘤，大于 1cm 肿瘤称为大腺瘤，大于 4cm 的肿瘤称为巨大腺瘤。
   （2）临床上，根据是否分泌垂体激素垂体腺瘤可分为两类：功能性（分泌型）和无功能性（非分泌型或内分泌沉寂型）腺瘤。
   （3）功能性垂体腺瘤通常表现出与肿瘤分泌过量激素有关的症状。除了生长激素型之外，大多数功能性垂体腺瘤确诊时为微腺瘤。
   （4）无功能性（内分泌沉寂型）垂体腺瘤症状隐匿，常在生长为大腺瘤（>1cm）和巨大腺瘤（>4cm）后才被发现。肿瘤对垂体及其周围结构的占位效应会引发症状，除了头痛之外，视交叉受压导致的视野缺损是最常见的主诉。
2. 脑膜瘤是颅内良性肿瘤，起源于包裹脑表面的软脑膜。脑膜瘤通常起源于鞍区之外，向鞍区延伸生长，因此蝶鞍通常不扩大。鞍内脑膜瘤与垂体腺瘤可能难以鉴别。由于视觉通路的受压或移位所引起的症状最为常见，视力障碍通常是首发症状。虽然脑膜瘤可能压迫垂体导致垂体功能障碍，但垂体激素水平通常保持在正常范围内。脑膜瘤的 MRI 影像表现为肿瘤强化和脑膜尾征，不过后者并非脑膜瘤的专属表现。

3. 颅咽管瘤是蝶鞍区和蝶鞍旁的良性肿瘤，通常起源于 Rathke 囊（垂体前叶的胚胎起源）或垂体柄。因此，肿瘤既可以生长于蝶鞍内并使其扩大，也可以位于鞍外，此时蝶鞍不扩大。颅咽管瘤的年龄分布呈双峰状，在 5~14 岁儿童和 55~70 岁成年人高发。缓慢生长的颅咽管瘤压迫周围结构产生症状，包括脑室系统梗阻导致的颅高压、视交叉受压导致的视力视野变化，以及垂体激素分泌不足或增多引起的内分泌症状。体重增加也是常见症状，目前原因尚未明确。颅咽管瘤的 MRI 影像通常为分叶状，含有实性和囊性成分。在影像学检查中钙化常见，CT 检查更易发现，有时 CT 影像显示的钙化是区分颅咽管瘤与垂体腺瘤的唯一方法。

4. Rathke 裂囊肿也来源于 Rathke 囊（垂体前叶的起源），在垂体前叶和中间部之间形成并发展。上皮细胞的增殖和囊液的蓄积会导致病变增大，从而引起临床症状并在 MRI 上被发现。症状包括头痛、视觉异常、垂体前叶激素相关的内分泌功能障碍，以及尿崩症（DI）。Rathke 裂囊肿的 MRI 特征为 T1 和 T2 加权的信号多变，取决于囊液成分。在增强 MRI，可见强化的薄层正常垂体包绕囊肿。

5. 鞍区病变的鉴别诊断可以通过 SATCHMO 来帮助记忆。S：实性鞍区肿瘤（垂体腺瘤）；A：动脉瘤；T：畸胎瘤或结核（以及其它肉芽肿性疾病）；C：颅咽管瘤、Rathke 囊肿、脊索瘤；H：下丘脑胶质瘤、灰结节错构瘤、组织细胞增生症；M：脑膜瘤、转移癌；O：视神经胶质瘤。

问题

1. 这些临床症状和影像学发现如何影响手术入路的选择——经鼻内镜、经鼻显微镜，还是开颅手术？
2. 干预的最佳时机是什么时候？

决策

　　综合考虑患者的神经压迫症状、激素水平正常、MRI 显示鞍区均质性占位、肿瘤各个方向的直径均≥2cm，无功能性（内分泌沉寂型）垂体大腺瘤诊断成立。患者出现头痛症状，更重要的是肿瘤向鞍上生长压迫视交叉引起视力功能障碍，因此应积极治疗，不应仅行影像学观察。由于此类肿瘤不分泌催乳素及其他激素，因此药物治疗无效。对于年轻健康的患者，治疗目标是在保持垂体功能的同时行手术全切（GTR）；或次全切除联合靶向放射治疗；或根据腺瘤的确切大小和生长范围，采取手术切除、观察和放射治疗的联合治疗。该患者肿瘤仅向上生长，未向侧方侵犯海绵窦，也未侵犯视觉通路，并未包绕血管，GTR 是一个切合实际的治疗目标。

首先要选择手术入路，可选择经鼻内镜手术、经鼻显微镜手术及开颅手术 3 种方式。文献回顾显示了相当多的证据支持经鼻蝶内镜手术优于经鼻蝶显微镜手术和开颅手术，尤其是对于此患者的无功能性大腺瘤。Komotar[1]等通过比较 3 种手术方式切除巨大垂体腺瘤（>4cm），发现与开颅手术相比，经鼻内镜手术治疗的 GTR 率、视力改善率显著升高，肿瘤复发率及患者死亡率降低。事实上，绝大多数未侵犯海绵窦的垂体大腺瘤患者可实现 GTR，平均肿瘤切除率高达 99.6%。即使在有海绵窦侵犯的垂体腺瘤患者中，通过经鼻内镜手术，约半数病例也可达到 GTR，术后并发症率低于开颅手术，侵入海绵窦内侧壁的肿瘤切除率为 86.5%，而延伸到海绵窦外侧的肿瘤切除率为 66.6%。这主要归功于内镜提供的全景视野，而手术显微镜仅能提供有限的锥形视野。

开颅手术在视交叉减压方面具有很大的可操作性，同时可以更好地处理侧方的肿瘤；但由于牵拉脑组织、在蝶鞍附近的重要神经血管结构间操作、手术视野局限而盲目刮除肿瘤，可能会导致手术并发症增加、住院时间延长及术后视力下降。本例患者的影像学未显示肿瘤向视神经外侧扩展，因此不应冒开颅手术的风险。

与内镜技术相比，使用 Hardy 牵开器经鼻显微手术方法限制了手术视野和工作空间，从而降低了各种器械操作的灵活性。如果肿瘤局限于蝶鞍内，经鼻显微镜手术的 GTR 率与内镜相当。然而，如果肿瘤延伸到蝶鞍之外，单纯内镜手术可以更好地观察鞍上池、海绵窦，甚至可观察到蝶鞍旁区域。经磨除蝶骨平台和鞍结节的扩大内镜入路，可以进一步行包膜外切除肿瘤。

考虑到经鼻显微镜手术、开颅手术的疗效和局限性，内镜下经鼻蝶入路（图 16.2）是此患者垂体大腺瘤的合理选择。

本例患者知情并认可手术相应风险，如术中或术后脑脊液（CSF）漏、脑膜炎、中枢性尿崩症、内分泌并发症（包括垂体功能低下）、颅内出血、脑梗死、癫痫发作，以及进一步手术的可能。

手术方法

手术需全身麻醉，留置尿管，建立双静脉通路。术前 1 h 应用头孢唑林（2g Ⅳ），术后 24 h 停用。术前应用地塞米松（10mg Ⅳ）的原因有两个：①许多大腺瘤和巨大腺瘤压迫正常垂体会导致患者激素应激反应能力降低，由于术前并不常规对垂体-肾上腺轴进行检测，只要患者无库欣综合征表现就常规使用类固醇；②鞘内注射荧光素（用于 CSF 染色以便识别术中渗漏）可能会导致炎症反应，静脉注射类固醇和苯海拉明（50mg Ⅳ）可以避免这种反应。

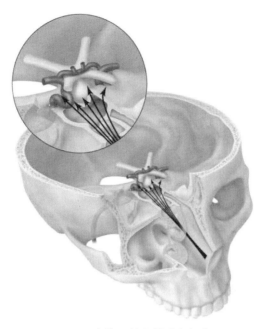

图 16.2　内镜下经鼻蝶手术入路。

患者全身麻醉插管后，采取侧卧位，行腰椎穿刺，留取 10mL 脑脊液与 0.25mL10% 荧光素混合后鞘内注射。这种不在说明书范围内的荧光素应用并不是必需的，但有助于术中发现脑脊液漏，这是内镜经蝶窦手术的主要风险之一。如果发现明显的脑脊液漏，荧光染色有助于决定是否需要在手术结束前行脂肪填塞。如果预计会有严重的脑脊液漏，在术前放置腰大池引流管，留置 24h，引流量不超过 5mL/h。

然后将患者置于仰卧位，用 4%可卡因 4mL 浸泡的棉条置入鼻道以收缩鼻黏膜血管。患者头部稍向后伸展，向术者一侧旋转约 15°，以三点钉头架固定（图 16.3）。应用无框架立体定向设备行神经导航设置。由于手术结束前可能会使用自体脂肪填塞来预防或控制脑脊液漏，所以术前腹部的准备也是必不可少的。然后向中鼻甲黏膜注射 1%利多卡因和肾上腺素（1:100 000）的混合液。

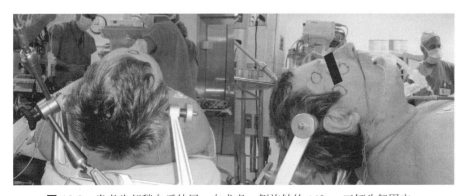

图 16.3　患者头部稍向后伸展，向术者一侧旋转约 15°，三钉头架固定。

　　耳鼻喉科医生将上、中鼻甲向外侧推挤，然后行鼻中隔成形术，确定双侧蝶窦开口。鼻中隔黏膜瓣从鼻中隔上分离，小心避免损伤蝶腭动脉。黏膜瓣从蝶窦表面剥离后，牵拉并放置于后鼻孔备用。对于所有直径大于 2.5cm 并向鞍上生长超过 1cm 的大腺瘤，预计会有较严重的脑脊液漏，均应准备鼻中隔黏膜瓣（NSF）。

　　然后使用金刚砂钻和组织刨削刀进行蝶窦和筛窦切除术。先推移上鼻甲，暴露蝶筛隐窝上方的蝶窦开口。烧灼开口黏膜后，使用磨钻和 Kerrison 咬骨钳扩大两侧蝶窦开口。谨慎操作，以免损伤蝶窦开口下外侧的蝶腭动脉，这是鼻中隔黏膜瓣的供血动脉。接下来，用组织刨削刀切除鼻中隔后 1/3，与犁骨和上颌骨嵴相邻的部分。这时切除的犁骨可留作手术结束时重建鞍底的移植物。

　　蝶窦的前壁必须完全切除，为切除肿瘤所需的内镜器械提供足够的工作空间。应当小心避免筛板的医源性骨折，这是术中脑脊液漏的常见部位。磨除蝶窦间隔，完全切除蝶窦黏膜，以防止术后在鼻中隔黏膜瓣下形成黏液囊肿。然而，在磨除蝶窦间隔之前，应再次根据术前影像学检查明确颈内动脉的位置，确保磨除的蝶窦间隔下没有颈内动脉。为了充分暴露鞍结节和蝶骨平台，后组筛窦通常也须完全切除。使用温盐水冲洗或明胶海绵来止血。

　　蝶窦后壁显露后，通过左鼻孔置入一个 0° 内镜，可确定视神经和颈动脉隆起，以及视神经颈动脉隐窝（OCR）的位置（图 16.4）。用金刚砂磨钻将覆盖于鞍底和鞍结节的骨质磨薄，然后用刮匙和 Kerrisen 咬骨钳将其去除。由于本例患者的肿瘤并未侵犯海绵窦，所以海绵窦上的骨质应予完整保留。神经导航和多普勒超声可用于识别颈动脉的血流，以防损伤。

　　将覆盖垂体的硬脑膜十字切开，并从肿瘤的前缘游离。由于本例患者肿瘤向鞍上生长，扩大经鞍结节入路更可取。按照此入路，海绵间窦及其覆盖硬膜必须电凝后切开（图 16.5）。肿瘤的顶部必须适当暴露，以确保通过包膜外剥离来完全切除肿瘤。操作必须非常小心，以避免切除或损害正常垂体和垂体柄。操作前，首先要仔细审阅术前 MRI 影像，并注意正常垂体和垂体柄的位置。正常的垂体通常可能覆盖在肿瘤之上，或被横向推移，或位于肿瘤的前方。最后一种情况下，可以垂直切开垂体形成一个手术通道，将垂体向两侧推移后达到肿瘤，同时要小心避免垂体柄被分开。

　　当接近肿瘤进行切除时，理想的情况是可以识别肿瘤和正常垂体之间的界面（图 16.6），这通常是相当困难的，所以在切除肿瘤初始阶段的目标是使用吸引器和刮圈进行瘤内减压。在这个阶段，一部分标本可送检冰冻病理。对于质地坚硬的肿瘤，可使用超声吸引器（CUSA）、Elliquence 单极或 Myriad 进行切除。为了防止鞍膈向下塌陷、阻挡手术区域，应首先切除肿瘤下部，然后切除侧方肿瘤，再将肿瘤从海绵窦内侧壁上切除。如果肿瘤侵入海绵窦，必须小心操作，避免损害颈动脉和周围的脑神经。最后，通过将肿瘤从垂体和蛛网膜表面分离出来，切除肿瘤的上部。在此阶段，扩大经床突入路的优势明显，术者可从瘤外切除肿瘤，将肿瘤仔细地从视交叉和第三脑室分离并切除。

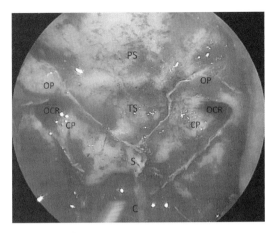

图 16.4　确定视神经和颈动脉隆起，以及视神经颈动脉隐窝（OCR）的位置。PS：蝶骨平台；TS：鞍结节；S：蝶鞍；C：斜坡。

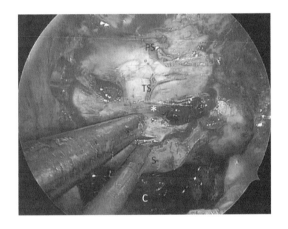

图 16.5　扩大经床突入路需要对海绵间窦（＊）进行电凝和切开。PS：蝶骨平台；TS：鞍结节；S：蝶鞍；C：斜坡。

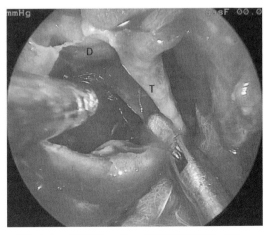

图 16.6　从鞍膈（D）上瘤外切除肿瘤（T）。

　　在切除肿瘤和检查确认无残余肿瘤后，恰当重建鞍底是防止术后脑脊液漏的关键。术前鞘内注射荧光素，此时对确保水密封合非常有用。根据脑脊液漏的程度，采用相应的修补方法。如果未发现脑脊液漏，可将明胶海绵放置在术腔内，并用 Duraseal 硬膜胶固定。对于低流量脑脊液漏，可从腹部取自体脂肪放置在蝶鞍中，然后使用 MEDPOR 支撑重塑鞍底，最后用 Duraseal 硬膜胶。对于较大的脑脊液漏，则将自体脂肪与 MEDPOR 支撑材料一起放置在蝶鞍中，然后覆盖带蒂鼻中隔黏膜瓣对鞍底硬膜进行二次修复；最后以 Duraseal 硬膜胶覆盖黏膜瓣，以进一步防止脑脊液漏。对于高流量脑脊液漏（如脑膜瘤和伴脑池或脑室侵犯的颅咽管瘤），可使用自体阔筋膜联合 MEDPOR 支撑物重建颅底，形成"垫片"密封（图 16.7），然后覆盖带蒂鼻中隔黏膜瓣和 Duraseal 硬膜胶。

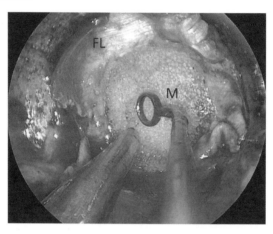

图 16.7　使用自体阔筋膜（FL）联合 MEDPOR 支撑物（M）重建颅底，形成"垫片"密封，然后覆盖带蒂鼻中隔黏膜瓣。

手术要点

1. 如果肿瘤侵犯海绵窦，经鼻入路达到 GTR 的病例约占 50%。只要视神经能得到减压，残余肿瘤可定期随访或行放射治疗。

2. 对于局限于鞍内/鞍上的肿瘤，通常不需要进行术中神经监测。对于肿瘤明显侵犯的海绵窦和包绕颈动脉及前交通复合体的情况，可采用术中神经电生理监测。

3. 术中应用多普勒和神经导航技术，保证手术路径正确，防止神经血管损伤。

4. 始终要做好肿瘤切除后重建颅底的准备。因此，在开始手术之前，对获取自体脂肪或筋膜的部位应做好必要准备。

关键点

1. 如果肿瘤显著地向侧方延伸到视神经或颈内动脉，通过经鼻入路不太可能实现 GTR，这时可以考虑开颅的方法；但如果手术目标是视交叉减压和切除肿瘤的中间部分，最好的选择仍是经鼻入路。
2. 如果肿瘤明显向鞍上延伸（大于 2 cm），谨慎的做法是术前留置腰大池引流，术中使用鼻中隔黏膜瓣行颅底重建。如果在术中未发现脑脊液漏，则仍可使用鼻中隔黏膜瓣，并在术后及时拔除腰大池引流。
3. 如果患者术后出现脑脊液漏，并且术者确信用黏膜瓣进行了良好的颅底重建，则可以通过放置腰大池引流管促进漏口愈合；如果仍持续存在脑脊液漏或颅内积气增多，则有必要行二次手术探查。

术后护理

接受内镜经蝶窦入路垂体肿瘤切除术的患者，通常住院时间为 2~4 天。如果发生高流量脑脊液漏，应留置腰大池引流管，并以 5mL/h 速度引流脑脊液 24h。在少数难以控制的脑脊液漏，有必要行二次手术封闭漏口。手术期抗生素可在手术后 24h 停用。可使用低剂量肝素以预防深静脉血栓形成。建议患者避免抬举重物、用力、擤鼻涕和用吸管喝水，这些动作都可能导致潜在的脑脊液漏。几天后，患者如果感觉良好，通常就可以恢复工作或日常活动。短期头痛、易疲劳和数周鼻塞症是最常见的术后不适症状。

术后 MRI 扫描可以明确肿瘤切除和残留的程度。肿瘤完全切除的患者可以在 3~6 个月时再进行一次 MRI 扫描，然后每年一次 MRI 扫描以监测复发。对于存在肿瘤残留的患者（肿瘤的大小、范围和性质存在差异），可进一步考虑影像随访、再次手术或放射治疗。

使用术后内分泌功能展示板记录垂体的功能也很重要。每天记录清晨皮质醇水平以判断是否存在肾上腺功能不全。皮质醇水平低于 10mg/dL，就应开始类固醇替代治疗。神经和内分泌评估在住院期间应每天进行，出院后 8 周至 3 个月进行随访，此后每年进行一次。皮质醇低下患者应在随访前 3 天停用类固醇，以评估晨起皮质醇水平。如果激素水平降低则提示永久性垂体功能低下，应按照内分泌科专家的建议给予激素替代治疗。视野检查可用于记录术后视力恢复情况和评估双颞侧偏盲是否改善。

并发症处理

内镜切除垂体瘤最担心、最常见的并发症是术后脑脊液漏。腰大池引流、鼻中隔黏膜瓣和鞘内注射荧光素有助于发现并处理术中脑脊液漏，这些方法已将垂体腺瘤切除术的脑脊液漏发生率降低到 1% 以下。

如果术中出现颈内动脉破裂，应立即填塞蝶窦压迫止血，并将患者转到血管造影室，如果患者能耐受球囊闭塞（TBO）试验，则可以闭塞颈内动脉。如果患者不能耐受 TBO 试验，则需要进行进一步的血运重建（搭桥）来维持脑血流量并预防脑梗死。

据统计，术后发生脑膜炎的风险在 1% 左右。脑膜炎发生可能与术后脑脊液漏出有关，因为瘘口为病原菌从后鼻道进入颅内创造了条件。在无功能垂体腺瘤的内镜经蝶窦手术中，长时间手术增加了术后脑膜炎发生的风险。有脑膜炎症状和体征，并且血液和脑脊液检查指标异常的患者都应进行密切监测，并立即用静脉抗生素治疗 48~72h，同时考虑通过手术修复持续性脑脊液漏的可能性。

术后尿崩症通常是暂时性的（平均持续 5 天），永久性尿崩症（DI）的发病率约为 1%，其发生归因于术中垂体后叶或下丘脑的损伤，而血管升压素正是由此处的大细胞神经元产生。这导致大量尿液排出，血浆渗透压升高（通常以血钠水平的升高来计算），如果不及早诊断和治疗，患者可以迅速死于脱水。应密切监测尿量、尿比重和血清钠，如尿量>250mL/h 达 2h、尿比重<1.005、血清钠>145mmol/L，应开始服用去氨加压素减少尿量，使身体总含水量和血钠水平恢复至正常水平。

鼻部并发症包括鼻窦炎、鼻中隔穿孔和鼻出血。可在术后使用一个疗程的抗生素治疗鼻窦炎。鼻腔填塞通常足以治疗鼻出血，对持续性出血有时也需要再次手术电凝止血。短暂性嗅觉减退或嗅觉丧失往往会逐渐改善，不过也有些病例会遗留永久性嗅觉损害。值得注意的是，经鼻内镜手术对鼻腔结构和功能的保护要比经鼻显微镜手术更好，经内镜前颅底手术后 3 个月的特定生活质量评分（QOL）也有所提高。

并发症要点

1. 采用系列经蝶内镜手术的经验方案实施颅底重建，有助于将术后脑脊液漏发生率降到最低。
2. 颅底重建后，腰大池引流的患者有时会出现张力性气颅，发现任何变化应立即完善影像学检查。
3. 体液和血钠的大幅度变化也可能导致患者精神萎靡，术后所有患者均应持续监测体液和电解质平衡。

4. 术后患者应每日监测晨起皮质醇水平，无法达到足够的应激反应也会导致低血压和嗜睡。如果晨起皮质醇水平低于 10 μg/dL，应考虑激素替代治疗。

5. 术后出现严重头痛和视力下降的患者应立即进行影像学检查，以排除术区血肿。

证据和预后

最近的几个系列病例研究，报道了内镜下经蝶窦入路可更有效地切除无功能垂体腺瘤，特别是与传统的开颅手术和经蝶显微外科技术相比。由于这些肿瘤无内分泌功能，因此主要症状是由于肿瘤的占位效应所致，特别是对视交叉、正常垂体、垂体柄的压迫，以及对海绵窦的侧方压迫。视野障碍是最常见的症状，其次是垂体功能障碍和头痛。手术预后的评价指标关键是视力的改善，以及手术全切除（GTR）率、复发率及术后垂体功能障碍的发生率。

大约 2/3 的垂体腺瘤患者会出现视觉方面的症状。典型症状是由于肿瘤压迫视交叉导致的双颞侧偏盲；有时肿瘤侵犯海绵窦内支配眼外肌的脑神经，会使视野缺损变得更复杂。回顾最新的文献可以发现，与术前检查相比，内镜经蝶窦手术可改善 80%的患者的视觉症状。

在这些病例中，大约 70％达到了肿瘤全切。手术切除率与海绵窦的侵犯程度和肿瘤体积这两个独立预测指标成反比。不超出海绵窦内的颈内动脉线的肿瘤（Knosp 分级 0~Ⅱ）可以手术治愈，肿瘤向侧方侵犯海绵窦（Knosp 分级Ⅲ~Ⅳ）超出颈内动脉线越多越难以手术全切。经鼻内镜入路具有治疗肿瘤的优势，尤其是在切除质量和并发症发生率方面。

复发率的评估较为困难，一方面是各系列病例切除程度不一，另一方面是对无功能垂体腺瘤的患者随访有限。Zhan[2]等报道了 313 例患者，术后平均随访 32 个月，总体复发率为 11%，其中年轻患者（年龄 40~55 岁）比老年患者（65 岁以上）的复发风险更高（15%比 7%）。因此，年龄可能是决定手术与否的重要因素。此外，Dallapiazza[3]等研究了 80 例随访 5 年以上患者，发现术前视力缺损、Knosp 评分和有侵袭证据对复发或侵袭有显著的预测价值，其中 Knosp 评分是最强的预测指标。

约 60%的无功能性垂体腺瘤患者，术前可表现出垂体功能障碍。术后垂体功能障碍的改善率差异很大，从 9%到 55%不等。大腺瘤和巨大腺瘤最令人关注的并发症之一是垂体卒中，因其体积很大，可能导致垂体功能障碍。在这种紧急情况下，内镜经蝶手术已被证明能有效改善视觉障碍和脑神经麻痹，而且绝大多数可达到 GTR。

关于患者报告的生活质量评估，内镜经蝶手术与术后 12 周和 6 个月的特定位点生活质量评分（site-specific QOL）较术前改善相关，手术全切除（GTR）可以使其得到更好的短期改善。此外，虽然鼻窦的 QOL 可能短暂下降，但 2~3 个月会很快恢复到术前基线水平。

（赛因巴雅尔 译）

参考文献

1. Komotar RJ, Starke RM, Raper DM, Anand VK, Schwartz TH. Endoscopic endonasal compared with microscopic transsphenoidal and open transcranial resection of giant pituitary adenomas. *Pituitary*. 2012;15(2):150–159.
2. Zhan R, Ma Z, Wang D, Li X. Pure endoscopic endonasal transsphenoidal approach for nonfunctioning pituitary adenomas in the elderly: surgical outcomes and complications in 158 patients. *World neurosurgery*. 2015;84(6):1572–1578.
3. Dallapiazza RF, Grober Y, Starke RM, Laws ER Jr, Jane JA Jr. Long-term results of endonasal endoscopic transsphenoidal resection of nonfunctioning pituitary macroadenomas. *Neurosurgery*. 2015;76(1):42–53.

拓展阅读

Chohan MO, Levin AM, Singh R, et al. Three-dimensional volumetric measurements in defining endoscope-guided giant adenoma surgery outcomes. *Pituitary*. 2016;9(3):311–321. doi: 10.1007/s11102-016-0709-2.

Ferreli F, Turri-Zanoni M, Canevari FR, et al. Endoscopic endonasal management of nonfunctioning pituitary adenomas with cavernous sinus invasion: a 10-year experience. *Rhinology*. 2015;53(4):308.

Hofstetter CP, Nanaszko MJ, Mubita LL, Tsiouris J, Anand VK, Schwartz TH. Volumetric classification of pituitary macroadenomas predicts outcome and morbidity following endoscopic endonasal transsphenoidal surgery. *Pituitary*. 2012;15(3):450–463.

Jakimovski D, Attia M, Bonci G, et al. Incidence and significance of intraoperative CSF leak in endoscopic pituitary surgery using intrathecal fluorescein. *World Neurosur*. 2014;8:(3–4):513–523.

McCoul ED, Anand VK, Schwartz TH. Improvements in site-specific quality of life 6 months after endoscopic anterior skull base surgery: a prospective study: clinical article. *J Neurosur*. 2012;117(3):498–506.

Patel KS, Komotar RJ, Szentirmai O, et al. Case-specific protocol to reduce cerebrospinal fluid leakage after endonasal endoscopic surgery: clinical article. *J Neurosur*. 2013;119(3):661–668.

Woodworth GF, Patel KS, Shin B, et al. Surgical outcomes using a medial-to-lateral endonasal endoscopic approach to pituitary adenomas invading the cavernous sinus. *J Neurosur.* 2014;120(5):1086–1094.

第17章 Rathke 裂囊肿

Ian A. Buchanan，*Gabriel Zada*

病例介绍

患者，女性，41 岁，主因头痛、头晕、视物模糊 3 个月就诊。她否认既往有过类似病史，并声称每天都有严重的头痛，位于双额并向枕部放射。在进一步询问中，她承认自己全身疲劳，这段时间体重增加了 10 磅（1 磅≈0.45kg），以及长期以来不断恶化的月经减少。虽然她有一个孩子，但在 10 年前怀孕时遇到了相当大的困难。既往有高血压病史，未述其他病史。查体无明显异常，视野完整，神经系统查体正常。医生怀疑垂体轴功能障碍，通过血清检查，发现高泌乳素血症（血清泌乳素为 38 ng/mL）。颅脑增强磁共振成像（MRI）显示存在一个 12mm × 12mm × 7mm 鞍区卵圆形的囊性病变（图 17.1）。

问题

1. 鞍区囊性肿块的鉴别诊断是什么？
2. 在这种情况下，最有可能的诊断是什么？
3. 该患者下一步的临床检查是什么？

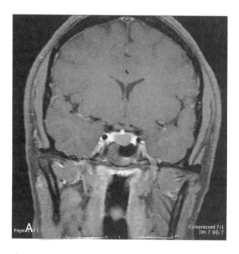 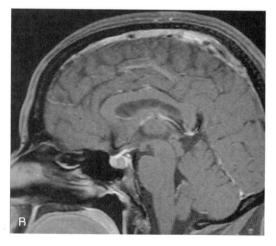

图 17.1 （A）冠状位 T1 增强影像。（B）矢状位 T1 增强影像。垂体前移，中间区域有一个卵圆形的不增强均质病变。

评估和计划

鞍区病变的术前综合评估应包括神经影像学检查、视力障碍的眼科评估和垂体功能失调的内分泌学分析。注意筛查内分泌紊乱的迹象，包括疲劳、体温调节失衡、月经不调、性功能障碍和（或）外貌改变，这是病史非常重要的一部分。血清学检查应通过测定泌乳素、促甲状腺激素（TSH）、游离 T4、晨起空腹皮质醇、生长激素（GH）、胰岛素样生长因子-1（IGF-1）、促黄体激素（LH）和促卵泡激素（FSH）的水平，来评估与垂体前叶相关的内分泌改变的情况。虽然患者的视力可能不会发生改变，但进行眼科规范的视野测试评估是必要的，其可以发现既往未曾发现的体征。

鞍区囊性病变的鉴别诊断范围较广泛，包括 Rathke 裂囊肿（RCC）、囊性垂体腺瘤、颅咽管瘤、蛛网膜囊肿、脓肿、表皮样囊肿、鞍内动脉瘤、垂体细胞瘤、颗粒细胞瘤等。MRI 是首选的检查方式，虽然仅凭神经影像学表现很难区分这些病变。本例患者 40 多岁，发现鞍区有界限清楚的单叶囊肿（见图 17.1），提示 RCC 可能性大。

Rathke 裂囊肿外观为球形或卵圆形，原发部位主要在鞍内或鞍上，也有单纯鞍上 RCC 的报道。大多数患者表现为单一、均质病灶，平均直径为 17mm，位于垂体前叶和后叶交界处的中间部。增强影像检查显示，囊壁及其内容物轻微强化或无强化。然而，移位的垂体组织及囊肿壁的炎症或鳞状上皮化生，偶尔会产生环形强化。囊性内容物常为黏稠的凝胶样胆固醇和蛋白质。由于对囊肿壁的分析是确定诊断的基础，因此建议在手术时采集足够的标本。传统的苏木精和伊红（H&E）染色显示单层柱状或立方状上皮，散布有纤毛杯状细胞，但也可以看到假复层柱状细胞。鳞状上皮化生的囊肿壁通常预示复发的可能性更大。

Rathke 裂囊肿是最常见的鞍部病变，可在约 1 / 5 尸检标本中发现。虽然如此常见，但出现症状者很少。Rathke 裂囊肿是颅咽管的良性外胚层残余物，有时被认为与颅咽管瘤属于同一疾病谱系。Rathke 裂囊肿一般在 30~50 岁发病，女性的比例略高。典型症状包括头痛、视力下降和内分泌功能障碍。对视力的影响程度差别很大，取决于占位效应对视觉通路影响的程度，可表现为从视力下降到视野缺损。Rathke 裂囊肿导致的最常见的内分泌症状是高泌乳素血症和生长激素缺乏，其次是低皮质醇血症和性腺功能减退。尿崩症（DI）没有上述那些症状常见，但与垂体腺瘤中的发生率相比，还是偏高。Rathke 裂囊肿也可因合并化学性脑膜炎、脓肿、垂体炎或囊内出血而表现得不典型。有时，Rathke 裂囊肿可在儿童人群中诊断出，可引起躯体或性发育迟缓，但这是极为罕见的，因为其生长缓慢、多无症状，所以往往发现较晚。

诊断要点

1. Rathke 裂囊肿：卵圆形，体积小，囊壁轻微强化或无强化。
2. 垂体腺瘤：呈"雪人"状，实性均匀强化。
3. 颅咽管瘤：体积较大，囊性和实性混杂，实性部分强化，呈多个分叶状，常伴钙化。
4. 表皮样囊状：为分叶状肿块，无强化，弥散受限。
5. 蛛网膜囊肿：边界清楚，内部信号与脑脊液（CSF）相似，无弥散受限。

问题

1. 在 Rathke 裂囊肿的治疗中，术前应注意哪些事项？
2. 手术指征是什么？
3. Rathke 裂囊肿的手术入路有哪些？

决策

　　Rathke 裂囊肿常为偶然发现，除非因占位效应引起症状，一般不需要干预，只需连续监测随访。目前对于多大的囊肿需要治疗尚无明确的标准，通常还是根据临床症状决定是否治疗。只要视野测试正常，没有明显的激素紊乱，观察是一个比较合理的选择。然而，一旦占位效应引发症状，囊肿引流和囊壁切除手术是患者的首选治疗方法。术前必须着重考虑患者内分泌的异常情况，避免围术期的并发症。例如，甲状腺功能减退和肾上腺皮质功能减退是手术禁忌证，应该在术前纠正。Rathke 裂囊肿的治疗方法包括经鼻蝶窦行囊肿开窗术（内镜或显微镜下），偶尔也有开颅行囊肿壁切除术者；前者由于微创的特点，已迅速成为标准的治疗方式。目前很少需要用到开颅手术，即使是最复杂的、复发的、向鞍上延伸的 Rathke 裂囊肿也可采用经鼻途径，因为扩大经鼻入路已显著扩展了手术可切除的范围。对于儿童患者，应特别考虑较小的鼻孔和鼻腔通道，以及多变的鼻窦发育，这些都会影响经蝶窦切除术的可行性。如果经蝶窦切除不能进行或有禁忌，开颅手术（通常采用锁孔入路）仍然是可行的选择。

问题

1. 对于典型的 Rathke 裂囊肿，推荐的治疗策略是什么（开窗还是切除）？
2. Rathke 裂囊肿经蝶手术中，脑脊液漏可用哪些技术来修补？
3. Rathke 裂囊肿经蝶窦入路手术常见的并发症有哪些？

手术方法

气管插管全身麻醉成功后，患者取仰卧位，上身抬高约 15°。围术期用药包括抗生素和糖皮质激素；糖皮质激素只在术前有低皮质醇血症时使用，而不推荐经验性使用。患者头部朝向术者，保持中立或轻度过伸，使鼻梁平行于地面。如果发生脑脊液漏，必要时需准备腹部或大腿外侧的自体脂肪/筋膜用于鞍底重建。

选择 0° 内镜进入鼻道，识别中鼻甲并向外侧推移，显露位于上鼻甲下方内侧的蝶窦开口。在鼻中隔后部切开，显露犁状骨和蝶嘴。通过扩大双侧蝶窦开口，开放蝶窦前壁，然后将犁状骨和筛骨垂直板移除直达蝶窦底，从而充分打开手术通道。蝶窦内的解剖标志包括鞍底、视神经颈内动脉隐窝、蝶骨平台和鞍结节。然后打开鞍底，根据囊肿的位置，将鞍底硬脑膜从两侧海绵状窦间、从鞍底到上方海绵间窦或鞍结节之间的范围广泛暴露出来。为了将颈动脉损伤的风险降到最低，术中用多普勒超声确定颈动脉的精确位置。然后，十字形切开两层硬脑膜，暴露正常垂体组织和囊肿。

打开硬脑膜后，通过正常垂体的薄边缘进行显微解剖，分离暴露 Rathke 裂囊肿。然后行囊肿开窗，将囊肿前壁部分切除，引流囊液，并保留标本行组织病理学检查。最好尽早留取标本，因为囊肿减压后，包膜切除会变得困难，特别是对于体积较小的RCC。黏液内容物通常在打开囊肿时自动排出，而残余部分可以通过刮圈和轻柔吸除相结合的方法去除。术者在显微手术中，要全程注意垂体前叶组织的位置，以便最大限度地对其进行保护。例如，典型的 Rathke 裂囊肿以垂体中间部为中心，术者应注意神经垂体紧邻囊肿壁的后方。激进的囊肿壁切除术会导致术后 DI 的发生率升高，所以囊肿开大窗使囊液得以引流仍是首选的治疗方法，而不是囊肿完全切除。

充分排空病灶后，蛛网膜可能下降到手术野中，这时应注意避免脑脊液漏。如果有可疑脑脊液漏，可使用 Valsalva 动作帮助判别是轻微的、还是高流量的漏。如果没有脑脊液漏的证据，就不要施行鞍底重建，因为其可能会影响持续引流而导致病变复发。轻微的脑脊液漏，可以用人工硬脑膜和纤维蛋白胶修复；更大的或所谓高流量的漏，需要用自体脂肪或筋膜做更确切的修补，必要时行腰大池引流。带蒂的鼻中隔黏膜瓣，也可用于鞍底重建，但在单纯的鞍内 Rathke 裂囊肿中很少用到。通常，要避免鼻腔填塞。

手术要点

1. 手术没有必要追求完全切除 Rathke 裂囊肿壁；只需广泛开放囊肿壁，并完全引流其内容物。
2. 对于鞍上区 Rathke 裂囊肿，经鞍结节扩大入路是切除囊肿、保留垂体/垂体柄的最佳方法。
3. 对于位于鞍后/斜坡后方的 Rathke 裂囊肿，首选经斜坡入路。

关键点

1. 对于未曾治疗的 Rathke 裂囊肿，通常建议经鼻蝶窦囊肿开窗引流联合（或不联合）部分囊壁切除术，以避免内分泌并发症，如尿崩症和垂体功能低下。
2. 对于多次复发、难治性或侵袭性/炎性 Rathke 裂囊肿，可以考虑完全切除，但垂体功能低下和脑脊液漏的发生率较高。
3. 在手术开窗后，由垂体柄效应引起的视力下降、头痛和高泌乳素血症常得到改善，而垂体功能低下和尿崩症则通常难以改善。

术后护理

术后，患者通常在重症监护病房至少观察 24 h，监测任何神经功能减退或激素水平减退的迹象，如 DI。术后第一天可让患者进食，使患者自由恢复到术前的功能状态。围术期抗生素通常在 24 h 之内使用。出院后，在术后第 7 天常规复查血钠水平，以检测隐匿性低钠血症。除非临床需要复查，否则不建议术后立即行影像学检查。建议术后 3 个月及此后每年进行影像学检查。由于大多数复发出现在术后 5~6 年之内，所以监控期应至少持续 10 年。

并发症处理

术后早期，应警惕手术部位的血肿扩大或鞍底重建材料的占位效应引发新的视力下降。其他非内分泌并发症包括脑膜炎、鼻窦炎和脑脊液鼻漏。所有的术后患者都应该评估和监测鼻腔出血情况，特别是术中出现海绵窦的静脉性出血者。重要的内分泌并发症包括垂体前、后叶功能的丧失，因此，如果患者出现新的激素缺陷，应与内分泌科医生密切联系。在大多数病例，术后 48h 内要仔细跟踪血钠和尿量，检测一过性或永久性 DI 的迹象，必要时使用去氨加压素替代治疗。术后第 1 天，检测空腹血清皮质醇水平，观察是否存在低皮质醇血症，如有需要应予以替代治疗。

并发症要点

1. 囊肿开窗比完全切除发生脑脊液漏和垂体损伤概率更小。
2. 术后密切监测垂体功能障碍，可防止激素紊乱造成不必要的并发症。
3. 组织学上发现慢性炎症和移行特征（如鳞状上皮化生）者，囊肿复发率较高。

证据和预后

在手术引流后，虽然头痛和视力障碍通常会得到明显的缓解或改善，但内分泌症状通常不会改变。高泌乳素血症是唯一的例外，因为大多数患者术后泌乳素水平会恢复正常。由于手术使垂体轴功能复原的可能性较小，决定是否手术应根据患者一系列临床症状，而不是单纯的内分泌功能障碍。

Rathke 裂囊肿的复发率差别很大，为 0～33%，通常取决于随访时间。复发的危险因素包括囊肿体积较大、使用自体脂肪或筋膜修补、术后影像检查存在残余囊肿壁、囊内慢性炎症或鳞状化生。尽管有报道称，根治性囊肿切除可以降低复发率，但囊壁造口并引流囊肿内容物通常足以解决问题，而且能将手术造成的新发内分泌缺陷和脑脊液漏风险降到最低。

（李通　龚亚平　译）

拓展阅读

Barkhoudarian G, Zada G, Laws ER. Endoscopic endonasal surgery for nonadenomatous sellar/parasellar lesions. *World Neurosurg.* 2014;82:S138–146.

Trifanescu R, Ansorge O, Wass JAH, Grossman AB, Karavitaki N. Rathke's cleft cysts. *Clin Endocrinol.* 2012;76151–160.

Zada, G. Rathke cleft cysts: a review of clinical and surgical management. *Neurosur Focus.* 2011;311:1–6.

Zada G, Ditty B, McNatt S, McComb JG, Krieger M. Surgical treatment of Rathke cleft cysts in children. *Neurosurgery.* 2009;64 :1132–1138.

Zada G, Lopes S, Beatriz M, Mukundan S Jr, Laws E Jr. Rathke cleft cysts. In: Zada G, Lopes S, Mukundan SJr, Laws EJr, eds. *Atlas Sellar Parasellar Lesions.* Cham, Switzerland: Springer International; 2016: 211–225.

第18章

皮样/表皮样囊肿

Ashish H. Shah，*Jacques J. Morcos*

病例介绍

患者，女性，80岁，因左眼睑下垂加重数年，就诊于急诊室。否认复视、面部麻木和无力。她明确存在左眼视力减退和近期情绪不稳，否认近期有任何意识丧失和言语障碍。眼科医生给她做了检查后转至急诊室。体格检查见上睑下垂伴瞳孔散大；此外，其余神经系统检查无特殊。

患者的上睑下垂和瞳孔散大症状提示第Ⅲ脑神经在中脑、大脑脚池、海绵窦或眶尖水平受到侵犯及压迫。她最近的视力减退，也提示视神经可能受到一定程度的压迫。眼科检查评估视乳头水肿可能有助于了解颅内压和视神经受压的程度。在左侧可疑区域周围进行专门的影像检查，可能有助于阐明其症状形成的病因。

计算机断层扫描（CT）因其方便、实用和经济，是急诊室常用的术前检查方法。然而，当怀疑肿物时，常规的磁共振成像（MRI）伴或不伴增强检查是必不可少的。MRI影像学显示，左侧中颅窝有一个宽大基底的肿块，在T1、T2和FLAIR序列上呈混杂信号。肿块有轻度的边缘强化和扩散受限（图18.1）。

> **问题**
> 1. 最可能的诊断是什么？
> 2. 影像检查需要重点关注的区域是哪里？你建议做哪些诊断检查？
> 3. 需要做哪些进一步的检查？

评估和计划

根据影像学结果，病变位于颅底并侵犯颞窝，会诊的神经外科医生考虑可能存在以下多种诊断的可能：非典型脑膜瘤、神经鞘瘤、表皮样/皮样囊肿和少见的巨大颈内动脉动脉瘤。脑膜瘤通常侵蚀周边的骨组织，影像学表现有增强，且可发生在老年妇女，但本患者没有骨质增生的表现，且肿瘤内扩散受限，可排除该诊断。

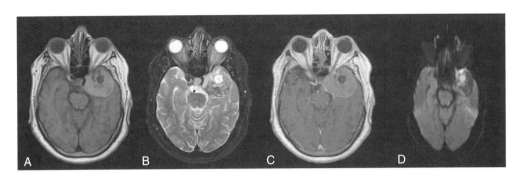

图 18.1　患者女性，80 岁，MRI 轴位表现为左侧中颅窝肿块，伴有第III脑神经麻痹。（A）平扫 T1 加权成像显示肿块内有囊性结构。（B）T2 加权成像显示囊肿内脑脊液信号。（C）增强 T1 加权成像显示边缘强化。（D）弥散加权成像显示囊肿内局限性扩散受限。

诊断要点

1. 表皮样/皮样囊肿是神经轴内的一组异质性病变，可发生在硬膜内、脑实质内或硬膜外。
   （1）颅内表皮样肿瘤最常见于桥小脑角或鞍旁间隙（图 18.2）。
   （2）典型硬脑膜外的表皮样囊肿起源于板障间隙，侵蚀颅骨边缘，这些溶解性病变在 CT 上表现为低密度。
   （3）MRI 影像通常显示与脑脊液（CSF）相似的信号强度，但弥散受限（图 18.3）。需要注意的是，可能存在不典型的白色表皮样病变，在 CT 上表现为高密度，在 T1 加权成像上表现为高信号。鉴别表皮样肿瘤和蛛网膜囊肿在很大程度上依赖于是否存在扩散受限[1]。

2. 皮样囊肿的表现与表皮样囊肿相似，往往发生在靠近中线位置（儿童靠近中线或靠近前囟）。
   （1）皮样囊肿的脂肪含量高于表皮样囊肿，因此在 T1 加权成像上显示更高的信号强度。
   （2）脑脊液腔内有脂肪滴提示皮样囊肿破裂。
   （3）可能与皮肤窦道有关。

3. 表皮样/皮样囊肿起源于胚胎组织。这两种肿瘤都被认为是由于神经管闭合和原肠胚形成缺陷，导致胚胎外胚层异位所致[2]。

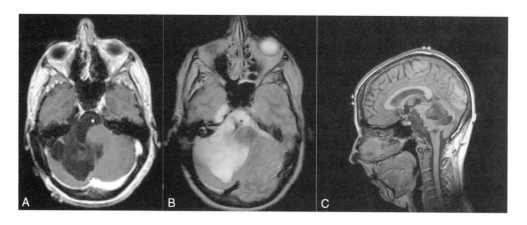

图 18.2　患者，女性，44 岁，进行性共济失调和头痛，后颅窝肿块。T1（A）和 T2（B，C）成像显示后颅窝内肿块，脑干受压，与脑脊液信号强度相似，提示为表皮样肿瘤。

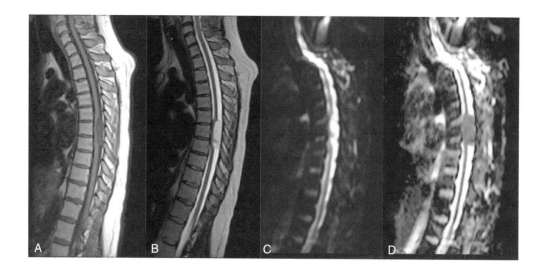

图 18.3　患者，女性，44 岁，进行性背痛、行走困难病史。矢状位 T1（A）和 T2（B）加权成像，显示胸椎硬膜内肿块，脑脊液信号强度；DWI（C）和 ADC（D）序列显示弥散受限，提示胸椎硬膜内表皮样囊肿。

问题

1. 有此病变的老年患者是否需要手术切除？
2. 手术干预目的是什么？
3. 如果肿瘤侵犯动眼神经和视神经，神经外科医生是否应施行肿瘤全切除？

决策

本例患者 MRI 影像表现为不均匀信号、边缘强化、弥散受限和侵蚀蝶骨翼，提示存在表皮样/皮样囊肿的可能。表皮样/皮样囊肿通常是良性病变，生长缓慢，并可产生症状。对于功能正常的老年患者，如果出现进展性症状，且病变位于手术可及部位，可以进行手术切除。手术目的有两个：①减轻症状/减少对邻近神经血管结构的压迫；②确定诊断。

在极少数情况下，当囊肿位于重要的组织（髓内、脑干、海绵窦等）时，应酌情切除，以避免损伤重要的神经或血管结构。表皮样囊肿是良性病变，生长缓慢，迅速复发的可能性较低。考虑到该患者的年龄，如果手术切除会危及患者的安全，就没有必要对相对良性的病变进行更为彻底的手术切除。

> **问题**
> 1. 何种手术方式是切除该肿瘤的最佳方法？
> 2. 术前可疑表皮样/皮样囊肿患者，与术中最终诊断的一致性如何？
> 3. 在冰冻切片上，如何区分表皮样囊肿和皮样囊肿？
> 4. 术中囊肿破裂应如何处理？

手术方法

与许多蝶骨翼内侧病变一样，翼点开颅经硬膜外入路至海绵窦（Dolenc）是切除这种病变的理想入路。除了切除眶顶后部和眶侧壁外部分，可能还需要进行硬膜外床突切除术给视神经减压，从而改善视力，并方便切除内侧硬膜外及硬膜内的肿瘤。由于病变完全位于海绵窦侧壁硬脑膜之间（硬脑膜间），大部分切除应在不进入脑脊液腔的情况下进行。在切除将要结束时，可能需要沿脑神经的路径打开硬脑膜，以确保完全切除肿瘤和松解脑神经。

对于表皮样囊肿，其内容物较均匀一致，通常被描述为珍珠瘤，这是一种很容易吸出的片状物质。需要注意的是，有时表皮样囊肿的被膜会与神经血管结构紧密附着，对于这种黏附较紧密的被膜，如果强行手术切除，可能会增加发生并发症的风险。

表皮样囊肿的术中病理通常包括鳞状上皮、上皮膜抗原染色阳性的角化碎片和可能的 CA19-9。相反，皮样囊肿表现为真皮成分，包括脂肪、皮脂腺、毛囊、牙齿等；类似于表皮样细胞，组织学染色也显示上皮膜抗原（EMA）和角蛋白阳性[2]。

手术要点

1. 对于有症状的患者，最大限度地安全切除表皮样/皮样囊肿，仍然是一个理想的目标。
2. 术中肿瘤内容物类似于白色珍珠状薄片，通常容易吸引或刮除。
3. 术中表皮样囊肿破裂可引起莫拉雷特脑膜炎（无菌性脑膜炎）。脑脊液分析显示脑脊液细胞伴大的增多的上皮细胞。

关键点

1. 如果术中出现囊肿破裂，冲洗和吸出囊肿内容物可能有助于预防无菌性脑膜炎。在未发现病毒或细菌病因的情况下，可能需要短期应用类固醇药物来治疗无菌性脑膜炎。
2. 如果术前出现皮样/表皮样囊肿破裂，术中使用罂粟素可能有助于减少血管痉挛引起的迟发性缺血。静脉输液水化作用和轻度高血压，可能有助于预防这种罕见的情况[3]。

术后护理

术后应根据肿瘤的位置，对患者进行相应的治疗。与其他开颅手术一样，术后应依据患者的临床情况，在重症监护室密切监护 1~2 天。通常情况下，根据水肿程度和临床状况，患者在最初几天内接受静脉输液和类固醇治疗。术后早期活动是很重要的；这可能需要尽早拔除尿管，并在血压稳定后停用动脉导管通路。

对于硬脊膜内的脊髓表皮样/皮样囊肿，患者需要术后平躺 24~48h，以防止假性硬脊膜膨出。在作者的医疗机构，术后 8~10h，医生会将硬膜内的术后引流管由负压吸引模式改为重力引流模式。

术后 48h 之内磁共振成像，对评估手术切除程度非常有用。通常情况下，根据肿瘤的病理，应在 6 个月内进行磁共振影像复查，以评估这些患者是否存在复发。少数患者可能会出现瘤床上残留的肿瘤发生恶变，转化为鳞状细胞癌的情况。在这些病例中，血清 CA19-9 水平可以用来评估表皮样囊肿和皮样囊肿的复发[2]。

并发症处理

对于桥小脑角的病变，术后脑神经功能缺损和脑脊液漏仍是术后最常见的并发症。如果脑神经受压损伤程度不重，术后神经功能会逐步改善；类固醇也可以减少手术操作引起的周围神经炎症。

脑积水也可能是术后常见的并发症。典型的脑积水患者可能表现为假性脑膜膨出，脑脊液从手术部位漏出，或精神状态下降。评估此类患者时，应进行 CT 扫描以排除梗阻性脑积水。如果存在交通性脑积水并伴有持续性脑脊液漏，术后腰大池引流可以改善症状，避免形成脑膜炎。无症状假性脑膜膨出，可通过敷料压迫和头部抬高自行改善；其中少数患者可能需要永久性脑脊液分流。当预计出现脑积水或脑室内囊肿破裂时，术中进行脑室造口引流术可能有助于减少皮样/表皮样碎片残留，以减少由此引发的交通性脑积水。

表皮样/皮样囊肿手术的另一个虽不常见、但令人恐惧的并发症，系由蛛网膜下腔内手术碎屑引起的无菌性脑膜炎（Mollaret 脑膜炎）。完全排除感染性病因后，应用短疗程类固醇和静脉补液对控制无菌性脑膜炎是有益的[4]。

> **并发症要点**
> 1. 术后对患者的仔细评估应集中于识别脑积水的症状/体征（假性脑膜膨出、脑脊液漏或精神状态改变）。
> 2. 手术后可能发生无菌性脑膜炎；脑脊液分析有助于与细菌性脑膜炎相鉴别。

证据和预后

颅内表皮样囊肿仍然是一种罕见的病理改变，占所有颅内肿瘤的 1%。对表皮样囊肿的认识大多来自病例报告或病例系列回顾，对这些病变的前瞻性研究很少，甚至没有。鲜有的前瞻性研究证实弥散加权成像对颅内表皮样囊肿具有诊断价值[2]。

在预后方面，颅内表皮样囊肿有可能发生恶性转变。少数系统文献回顾发现，60 例以上的表皮样囊肿发生恶性转化和一些罕见的软脑膜播散病例。根据文献回顾，恶变在老年患者中更为常见。与单纯手术相比，使用手术切除并辅助放射治疗可能与提高生存率有关。对于恶性颅内表皮样囊肿患者，传统化学治疗是否有效尚不清楚[5,6]。为了更好地描述表皮样/皮样肿瘤患者的治疗模式和自然史，前瞻性临床研究是必要的。

（赵明明 杨春娟 译）

参考文献

1. Hakyemez B, Aksoy U, Yildiz H, Ergin N. Intracranial epidermoid cysts: diffusion-weighted, FLAIR and conventional MR findings. *Eur J Radiol*. 2005;54(2):214–220.

2. Hassaneen W, Sawaya R. Epidermoid, dermoid and neurenteric cysts. In: Winn HW, ed. *Yeomans Neurological Surgery*. Vol 2. Philadelphia, PA: Elsevier Saunders; 2011: 1523–1528.

3. Aw D, Aldwaik MA, Taylor TR, Gaynor C. Intracranial vasospasm with delayed ischaemic deficit following epidermoid cyst resection. *Br J Radiol*. 2010;83(991):e135–e137.

4. Aristegui FJ, Delgado RA, Oleaga ZL, Hermosa CC. Mollaret's recurrent aseptic meningitis and cerebral epidermoid cyst. *Pediatr Neurol*. 1998;18(2):156–159.

5. Nagasawa DT, Choy W, Spasic M, et al. An analysis of intracranial epidermoid tumors with malignant transformation: treatment and outcomes. *Clin Neurol Neurosur*. 2013;115(7):1071–1078.

6. Nagasawa D, Yew A, Spasic M, Choy W, Gopen Q, Yang I. Survival outcomes for radiotherapy treatment of epidermoid tumors with malignant transformation. *J Clin Neurosci*. 2012;19(1):21–26.

第19章 嗅神经母细胞瘤与鼻咽癌

Kenan Alkhalili，Shaan M. Raza，Franco DeMonte

病例介绍

病例 1

患者，男性，45 岁，嗅觉丧失 1 年。最初诊断为鼻窦炎症，并接受了多个疗程的抗生素治疗。由于患者症状未得到缓解，而行进一步检查和会诊。在进行系统检查时发现左鼻孔偶尔会有带血的黏液流出。鼻内镜检查发现一个上鼻腔肿块。

病例 2

患者，女性，39 岁，左眼眼泪增多和嗅觉丧失 1 年。随后用多种抗生素治疗鼻窦炎。进一步检查发现，双侧颈部肿块。鼻内镜检查发现鼻腔肿块。

> **问题**
> 1. 鼻腔内肿块的鉴别诊断是什么？哪一种最常见？
> 2. 肿瘤扩散到鼻腔外的症状是什么？
> 3. 哪些影像学检查对鼻窦肿瘤诊断最合适？原因是什么？
> 4. 重点影像区域是哪些部位？

评估和计划

引起鼻塞和嗅觉丧失的最常见原因是鼻窦炎性疾病。这也是恶性鼻窦肿瘤患者所描述的最常见症状。鼻咽部恶性肿瘤仅占所有恶性肿瘤的 0.2%~0.8%，占所有头颈部癌症的 2%~3%。延迟诊断一年或更长时间是很常见的；诊断确定时，大多数患者都已经到了疾病晚期。

对此类患者的评估，需要对头部和颈部进行全面检查，包括鼻窦和鼻咽部的内镜检查。注意寻找可能预示局部扩散的症状，比如眼球运动受限引起的复视，面部麻木或刺痛，牙齿疼痛或松动，以及牙关紧闭等，这些都是很重要的。

对鼻窦恶性肿瘤患者的评估包括计算机断层扫描（CT）和磁共振成像（MRI）。这些检查数据为诊断和治疗提供了更为具体的信息。CT 可以显示骨骼侵蚀、破坏及重塑。评估重点区域包括骨性眶壁、筛板、筛凹、翼腭窝、圆孔和卵圆孔、翼管、窦腔和窦壁。冠状位成像对于评估骨性眼眶、圆孔、翼管和前颅窝底特别有用。肿瘤扩展到鼻窦腔以外的 CT 证据包括眶壁、前颅底或骨腭部的骨质破坏。基底孔或翼腭窝增宽可提示肿瘤向神经周围扩张。MRI 增强扫描、脂肪抑制序列最适合显示肿瘤的软组织成分和病变延伸情况，包括鼻窦腔以外的周围神经的信息；据此可将肿瘤与黏膜炎症、浓缩的黏液和血液加以区分。MRI 检查是鉴别肿瘤侵犯是否累及硬膜和硬膜内、眶内或眶外，以及肿瘤周围神经的首选方法。肿瘤内如果存在流空信号或肿瘤邻近颈内动脉，可以进一步行血管造影评估，以便制订下一步治疗计划（图 19.1A，B）。

鼻窦区域的各种恶性肿瘤几乎没有特征性的影像学表现。对于嗅神经母细胞瘤向脑内侵犯的患者，在肿瘤与脑组织交界处，可见肿瘤部分囊变（图 19.2）。在鼻窦恶性肿瘤患者中，特别是腺样囊性癌患者（60%），恶性肿瘤沿外周神经周围播散的情况很常见。MRI 显示为增大、强化的神经，最常见的是上颌神经（图 19.3）。

PET/CT 在评估残留/复发疾病、监测治疗反应和识别远处转移方面是有用的（图 19.1B）。

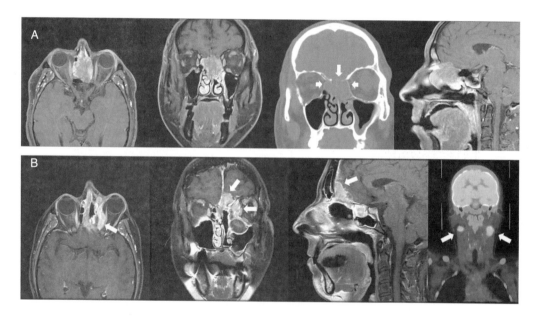

图 19.1 病例 1（A）MRI 增强 T1 加权影像，轴位、冠状位和矢状位；CT 冠状位。肿瘤位于中心位置，尚未向上颌窦或颅内的外侧方向侵犯，两侧眶内侧壁弯曲。CT 冠状位，明确可见筛板受到侵蚀（箭头），病变已侵犯颅内硬膜外。（Source. Used with permission of the Department of Neurosurgery, The University of Texas M.D. Anderson Cancer Center.）

病例 2（B）MRI 增强 T1 加权影像，轴位、冠状位和矢状位；PET/CT 冠状位。注意肿瘤向眶内、脑内和前额窝生长（箭头），以往曾行肿瘤部分切除术。PET/CT 确定双侧淋巴结受到侵犯（箭头）。（Source. Used with permission of the Department of Neurosurgery, The University of Texas M.D. Anderson Cancer Center.）

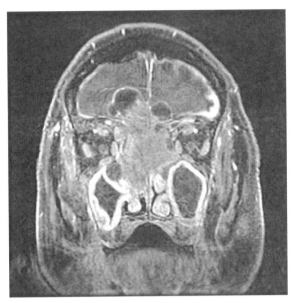

图 19.2 MRI 增强 T1 加权冠状位像。巨大的嗅神经母细胞瘤延伸至脑内。肿瘤在接触/侵入大脑的区域呈囊状。(Source. Used with permission of the Department of Neurosurgery, The University of Texas M.D. Anderson Cancer Center.)

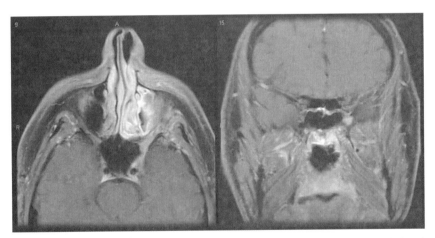

图 19.3 第 3 例鼻窦恶性肿瘤，不建议行鼻内镜肿瘤全切除。第一张图像中，眶内广泛侵犯需要进行眶内清除术。广泛的颅内侵犯最好采用开颅手术处理。第 3 例患者，向最前方生长的肿瘤，很难通过单独使用内镜技术进行切除。(Source. Used with permission of the Department of Neurosurgery, The University of Texas M.D. Anderson Cancer Center.)

美国癌症联合委员会（AJCC）基于 TNM（肿瘤、淋巴结和转移）（表 19.1）分期系统对上颌窦和筛窦肿瘤进行了分期，这是目前最为广泛接受的分类方案。由于淋巴结和远距离扩散并不常见，所以 "T" 阶段是最重要的。对于嗅神经母细胞瘤，通常采用 Kadish 分期系统和森田改良分期系统（表 19.2）。

　　组织活检仍然是诊断和指导治疗的必备条件。鼻内镜可以探查到大多数鼻窦肿瘤。CT 引导下的穿刺活检对于深部病变是必要的。超声引导活检可用于诊断淋巴结受侵。目前存在多种治疗模式，均需要以准确的组织诊断为指导（表 19.3）。

表 19.1　（美国癌症联合委员会 AJCC）关于上颌窦和筛窦恶性肿瘤分期系统

原发肿瘤（T）	
TX	未见原发肿瘤
T0	没有原发肿瘤的证据
Tis	原位癌
上颌窦	
T1	肿瘤仅限于上颌窦黏膜，没有骨质侵蚀或破坏
T2	肿瘤导致骨质侵蚀或破坏，包括延伸到硬腭/中鼻道，但未延伸到上颌窦后壁、翼板
T3	肿瘤侵犯上颌窦后壁骨、皮下组织、眼眶底壁或内侧壁、翼状窝或筛窦
T4a	中度进展性局部疾病。肿瘤侵犯眼眶前内容物、面颊皮肤、翼板、颞下窝、筛板、蝶窦或额窦
T4b	非常严重的局部疾病。肿瘤侵犯下列任何一处：眶尖、硬脑膜、脑、颅中窝、三叉神经上颌支（V_2）、鼻咽或斜坡以外的颅神经
鼻腔和筛窦	
T1	肿瘤或局限于任何一个亚部位，有或无骨质侵犯
T2	肿瘤侵袭单个区域的两个亚部位或延伸至鼻筛窦复合体内的相邻区域，伴或不伴骨质破坏
T3	肿瘤可侵犯眼眶、上颌窦、腭部或筛板的内侧壁或底板
T4a	中度进展性局部疾病。肿瘤侵犯下列任何一处：眼眶前内容物、鼻或面颊皮肤、前颅窝、翼板、蝶窦或额窦的微小延伸
T4b	非常晚期的局部疾病。肿瘤侵犯下列任何一处：眶尖、硬脑膜、脑、颅中窝、除 V_2 外的脑神经、鼻咽或斜坡
区域淋巴结（N）	
N0	无区域淋巴结转移
N1	转移于单个同侧淋巴结，最大径≤3cm
N2	转移于单个同侧淋巴结，>3cm，但最大径≤6cm，或多个同侧淋巴结转移，最大径≤6cm；或双侧或对侧淋巴结，最大径≤6cm
N2a	转移于单个同侧淋巴结，最大径>3cm，但≤6cm。N2b 在多个同侧淋巴结转移，最大径≤6cm
N2c	双侧或对侧淋巴结转移，最大径≤6cm
N3	淋巴结转移，最大径>6cm
远处转移（M）	
M0	无远处转移
M1	远处转移

（Source. Paranasal sinus and nasal cavity. In: Edge SB, Byrd DR, Compton CC, et al., eds. *AJCC Cancer Staging Manual*. 7th ed. New York, NY: Springer.）

表 19.2　森田改良 Kadish 分级系统

Kadish 后分期	
A	肿瘤局限于鼻腔
B	肿瘤生长至鼻旁窦
C	肿瘤扩散至鼻腔和鼻窦以外
D	局部或远距离扩散

表 19.3　鼻腔恶性肿瘤的治疗应用模式

手术切除
低级别软骨肉瘤
基底细胞癌
硬纤维样瘤
其他低级别肉瘤和腺癌
手术切除和术后放射治疗
嗅神经母细胞瘤（Hyams 1~2 级）
腺癌
腺样囊性癌
鳞状细胞癌
大多数转移瘤
一些低级肉瘤
术前和术后化学治疗、手术切除和术后放疗
嗅神经母细胞瘤（Hyams 3~4 级）
鳞状细胞癌
高级别肉瘤
SNUC 和其他神经内分泌癌
黑色素瘤
化学治疗和放射治疗
淋巴瘤
尤文肉瘤
大多数横纹肌肉瘤和 MPNST
部分 SNUC 及其他神经内分泌癌患者
化学治疗、放射治疗、手术切除和立体定向放射治疗
鳞状细胞癌，特别是伴有神经周围扩展的鳞状细胞癌
腺样囊性癌
一些高级肉瘤

SNUC：鼻窦未分化癌；MPNST：恶性周围神经鞘肿瘤。

诊断要点

1. 对所有怀疑鼻腔、鼻窦恶性肿瘤的患者，都应进行详细的头颈部检查，包括全面的颅神经评估和鼻内镜检查。检查可能会发现：咬合受限、眼球运动障碍、面部或口腔内肿块、牙列松弛、面部感觉减退和嗅觉障碍。眼眶、颅内和颞下窝恶性肿瘤，这些都是预后不良的指标。

2. 肿瘤向翼腭窝和颞下窝生长，可引起牙关紧闭、面部感觉减退或感觉异常；累及上颌神经和下颌神经，可引起疼痛。这可能是肿瘤直接生长于上颌窦的后外侧壁，或者更常见于恶性肿瘤侵入神经膜并沿神经分支向中心侵袭。肿瘤沿神经周围侵袭生长是一个预后不良的指标。

3. 最佳的影像检查包括：检查头面部骨骼的高分辨CT，检查肿瘤及其侵袭的MRI，以及确定区域和系统分期的PET/CT。在影像学上很少有特征性表现可以区分不同的鼻腔鼻窦肿瘤。需要注意重点鉴别的肿瘤是鼻咽血管纤维瘤。这种肿瘤通常发生在青少年男性，以翼腭裂为中心；由于血管密集的特性，通常可以看到较多的血管流空影。在这种情况下，不应进行活组织检查。

4. 治疗计划是以病理学为基础的，一旦患者完成影像检查，就应进行活组织检查。

决策

确定最佳治疗方案时，要考虑如下重要因素：肿瘤的病理、部位和向邻近结构侵犯的程度，辅助治疗的有效性和潜在的成功率，以及可能造成的功能缺陷和美容。

两例患者都接受了内镜活检。病例 1 为 Hyams Ⅱ级嗅神经母细胞瘤，病例 2 为 Hyams Ⅲ~Ⅳ级嗅神经母细胞瘤。病例 1 的 MRI 影像如图 19.1A 所示。病例 2 的 MRI 和 PET/CT 影像如图 19.1B 所示。

病例 1 为低级别嗅神经母细胞瘤，眼眶内侧骨质受压弯曲，于中线部位向颅内轻度侵犯。肿瘤未侵入眼眶，也未侵及额窦或最前方的鼻腔；但是双侧鼻中隔受累（图19.1A）。

病例 2 为高级别嗅神经母细胞瘤，它侵入左侧眼眶（颅外）和颅内。肿瘤沿额窦后方向上侵犯。鼻中隔上部受累。存在区域性淋巴结病变的证据（图19.1B）。

尽管嗅神经母细胞瘤的诊断具有共性，但肿瘤分级和侵犯程度的不同决定了治疗方案的不同。虽然不存在 1 类证据，但大多数中心会建议病例 2 接受新辅助化学治疗。根据患者反应程度，接下来将在作者医院进行手术切除和术后放射治疗。考虑到病例 1 肿瘤的级别相对较低，可考虑一期手术切除，然后进行术后放射治疗。

对于病例 1，有几种手术方式可供选择。由于肿瘤位于中线和轻微向颅内侵犯，可以选择鼻内镜下完全切除。这种方法的禁忌证包括：硬脑膜、眼眶及大脑广泛受累；肿瘤向鼻骨和额窦后方的远处侵袭；累及皮下组织和皮肤（图 19.4）。在应用此方案时，应仔细考虑重建的需要。本病例由于双侧鼻中隔受累，鼻中隔黏膜瓣将无法使用，因此需要考虑其他重建方案。这些选择包括单独使用非血管化组织，或切取血管化颅骨膜或颞顶筋膜瓣。考虑到术后需要放射治疗，作者倾向于在这种情况下，使用带血管的骨膜瓣。内镜手术时，对预期的硬脑膜缺损大于 2cm^2 及身体质量指数（BMI）大于 30 的患者，应使用腰椎脑脊液（CSF）引流进行治疗。

该患者的第二种治疗选择是内镜辅助经颅切除术。这种方法利用了内镜技术提供的对鼻腔的高度可视化和导航能力，并将其与经颅入路提供的更大显露和改进重建方式相结合（见下文讨论）。经颅入路通过缝合硬脑膜移植物将硬脑膜缺损封闭，前颅底用带血管蒂的骨膜瓣重建。这种重建的密封性较好，可不进行腰椎管引流。

在新辅助化学治疗之后，病例 2 接受了手术治疗；她对新辅助化学治疗仅有轻微的反应。广泛的眼眶和颅内受累延伸至额窦后壁，需要经颅手术显露。显露后，可以充分暴露上内侧眼眶，解决肿瘤眶内和颅内侵犯的问题。经鼻内镜使眼眶内侧下部和眶底肿瘤得以暴露，便于切除。当恶性肿瘤侵入眼眶时，需要就如何"处理"眼眶做出决策。作者根据肿瘤侵犯眼眶的程度将其分为 3 级，据此确定眼眶组织需要切除的范围。1 级为眼眶受累，是指骨性眼眶内侧壁遭到破坏；2 级为肌锥外间隙的眼眶周围脂肪受侵犯（锥外）；3 级为侵犯眼眶肌肉，或视神经、眼球等眼眶内结构。较小程度的受累通常可以通过保留眼眶切除病变来处理。如果肿瘤侵犯达到 3 级，则需要摘除眼眶。用带血管蒂的颅骨膜瓣修补硬脑膜，进行不透水硬脑膜重建。双侧颈淋巴清扫术是解决淋巴结受累的必要方法。

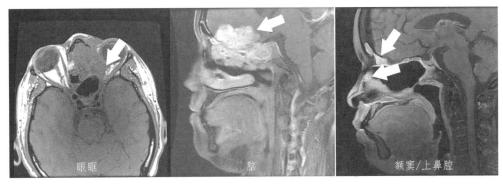

图 19.4　MRI 增强 T1 加权像，左侧上颌骨腺样囊性癌，轴位和冠状位。左侧上颌神经被恶性肿瘤广泛侵袭，受累的神经组织强化、增粗。（Source. Used with permission of the Department of Neurosurgery, The University of Texas M.D. Anderson Cancer Center.）

> **问题**
>
> 1. 什么时候应该考虑眼眶清除术？
> 2. 完全内镜下切除术的相对禁忌证是什么？
> 3. 经颅联合内镜手术的优点是什么？

手术方法

病例1 鼻内镜切除

虽然内镜下切除鼻窦恶性肿瘤没有一种"标准"的方法，但内镜手术按照"沿腔室原则"，即外科医生在离肿瘤至少1个腔室的地方开始进行解剖分离，逐步推进，进行肿瘤切除。鼻内镜切除术的一般流程包括：①清除肿瘤的鼻内部分；②开放未受累的鼻窦，以确定肿瘤游离缘；③逐步切除病变，清除颅外部分的肿瘤；④切除筛板和硬膜内病变；⑤重建颅底。

患者术前给予抗生素。全身麻醉诱导，通常避免使用吸入性麻醉剂和其他血管扩张剂，从而最大限度地减少黏膜出血。如果预计会有较大的硬脑膜缺损，可放置腰椎引流管；在手术过程中，腰椎引流管一直被夹闭。如果术中需要暴露前颅底，患者头部可轻微向远离术者的外侧方向偏斜，向右伸展和旋转约10°。适当伸展可以确保在0°或30°内镜下完成大部分手术操作。一旦确定体位，将注册患者术前获得的MRI和CT血管造影（CTA）资料，进行无框架立体定向导航。患者的面部、右侧大腿（重建阔筋膜瓣）和头皮（如果需要重建，可以通过冠状瓣获得双侧颅骨膜）都需要做好术前准备，以备手术之需。

在恶性肿瘤的治疗中，切取的鼻中隔黏膜瓣必须是未受肿瘤侵犯的，可通过活组织检查确定。鼻中隔黏膜瓣必须有足够的长度和宽度，以确保硬脑膜缺损的最前方也能得到覆盖，以便重建。此瓣可从软骨膜下平面切开获得，术中可暂时存放于鼻咽部。

如果肿瘤严重阻塞鼻腔，则需要先用电动显微切吸器进行瘤内减压，使肿瘤从周围腔室壁向中心方向塌陷，从而确定肿瘤的起源。

切除肿瘤后，应打开未受累的鼻窦，以便能看到内侧眼眶、鼻额窝和蝶窦，以识别病变周围的解剖结构和骨标志物，从而确定切除的边缘。这个过程通常包括单侧或双侧鼻甲切除术、上颌窦造口术、双侧筛窦切除术、前蝶窦切除术，以及额窦开放术。操作目标是在进入颅内之前，将肿瘤的鼻筛骨部分与周围结构分离。值得注意的是，上颌窦的前壁和底部，以及眶下束的外侧窦是易于残留肿瘤的部位。如果怀疑这些部位有肿瘤残留的可能，则需要进一步检查，可选择（内镜）上颌骨内侧切除术或开放式全上颌骨切除术。如果术中发现鼻泪管系统有肿瘤侵犯，则有必要改行上颌骨内侧切开术。

切除筛板的方法是在蝶骨平台（或鞍结节，取决于病变向后方侵犯的程度）后侧、眶内侧壁和前额窦的后侧进行截骨。筛前动脉和筛后动脉在切除眶内壁后可被识别、电凝和分开。随后，沿开颅窗边缘切开硬脑膜。手术关键步骤是把大脑镰与鸡冠分离开。一旦大脑镰分离，肿瘤的颅底附着物就可以被整块切除。如果颅内有病变侵犯，此部位要单独切除。在脑组织受侵的情况下，需要进行软膜下切除，肿瘤的边界一般较清楚。在颅内肿瘤切除完成后，可观察到嗅球和肿瘤周边的硬脑膜（图 19.5）。

与良性病变的处理不同，内镜下恶性肿瘤切除后的前颅底重建，通常需要设计修复组织瓣以便处理较大的缺损。一般原则是多层缝合，首先植入阔筋膜或胶原基质硬脑膜植入物，然后再嵌入阔筋膜移植物。两块移植物都应该比硬脑膜缺损大 30%。此时，如果可能的话，使用鼻中隔黏膜瓣覆盖整个重建部位。补救方案包括通过双冠状切口或采用内镜提眉术在发际后 4cm 做切口获得骨膜瓣。随后，骨膜瓣通过鼻额缝合处的骨窗，经内镜协助转位到硬脑膜缺损的鼻侧。在将硬膜瓣转位入鼻腔的过程中，确保神经血管蒂不旋转是很重要的。无论使用哪种带蒂皮瓣，都必须通过固定来防止移植皮瓣移动。

病例 2　经颅内镜手术

经颅入路切除鼻腔鼻窦恶性肿瘤，常与鼻窦补充入路相结合（即内镜鼻内入路、开放性鼻窦外侧切开术和上颌骨内侧切除术、Weber-Ferguson 切口上颌骨切除术等）。双额开颅手术可以进入前颅窝、双侧眼眶、额窦、前后筛窦、蝶窦、上颌窦内侧 1/3 及鼻腔，也可以进入斜坡。对于颅内镜手术，肿瘤的颅下部分可以像前文描述的那样切除，硬脑膜和硬脑膜内部分也可以经颅切除。另外，特别是上鼻窦肿瘤，大部分切除是从上面进行的。

与内镜手术不同，开放颅面手术的典型流程包括：①切除硬膜内和脑实质内病变，并保留未受累的神经血管结构；②暴露出未受肿瘤侵犯的硬脑膜边缘；③硬脑膜重建；④筛板截骨术；⑤识别鼻腔和鼻窦的边缘并逐步切除肿瘤（通常在内镜辅助下）；⑥最后行颅底重建。

在全身麻醉诱导后，患者在切皮前应用抗生素，过度通气，使动脉 CO_2 浓度达到 28mmHg。不使用腰大池引流。重要的是，所选择的头部位置有助于进行开放性经面部或内镜手术。如果要使用开放式面部入路，则应放置同侧或双侧眼睑成形术缝线。

头皮直接在帽状腱膜下方被剥离并向前翻转，保留颅骨骨膜。在解剖头皮皮瓣时，要确保骨膜有足够的厚度，这点非常关键。应注意保留眶上神经和血管作为骨膜瓣的蒂部。骨膜瓣从颅骨上分离，向前翻转。

双额开颅手术时，骨瓣中线下方要到达额鼻缝。对于硬脑膜与颅骨粘连紧密的患者，最好先将额窦前壁切除，然后在直视下将额窦后壁切开。在进行任何硬膜外解剖之前，先用金刚砂钻头磨除额窦骨质，并去除额窦黏膜（图 19.6）。

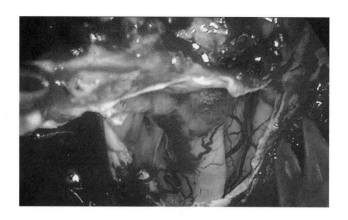

图 19.5 术中内镜所见：位于左侧嗅球和嗅束的嗅神经母细胞瘤，肿瘤的鼻窦部分已经切除，正在进行硬脑膜环状切口。随后，对嗅束进行分离，手术切缘标本送去行术中病理评估。(Source. Used with permission of the Department of Neurosurgery, The University of Texas M.D. Anderson Cancer Center.)

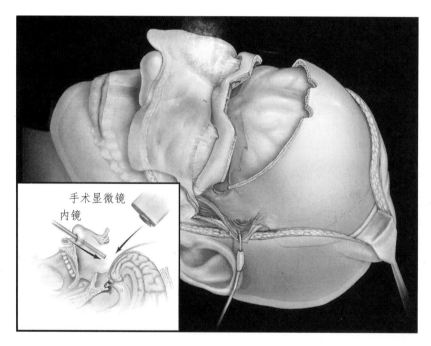

图 19.6 颅鼻内镜手术切除鼻窦恶性肿瘤的示意图。低位双额开颅手术，只需最小的脑牵拉即可进入中线前颅底。一个坚实的颅骨骨膜瓣已经分离，以备重建。(Source. Used with permission of the Department of Neurosurgery, The University of Texas M.D. Anderson Cancer Center.)

在颅底锐利切断嗅神经，显露筛板，然后去除鸡冠。切除眶顶前部和内侧大部分后可以发现筛前动脉。筛前管位于鼻腔后约 24 mm，或位于鼻腔和视神经管之间的中点。动脉被烧灼和切断，以减少失血。如果硬脑膜被肿瘤累及，则行硬膜内显露并切除硬膜内和脑内病变。一旦硬膜下剥离完成，硬膜内肿瘤切除后，在肿瘤周围的基底硬脑膜上做圆形切口，切除肿瘤直至正常硬脑膜。在手术显微镜下，将硬脑膜替代物缝合到缺损处，达到水密闭合，进行硬脑膜重建。

筛板切除的程度因病情各异而有所不同。通常包括侧面累及筛窦小凹和眶内侧壁，后方蝶窦平面，以及最前方的筛板。从上方进入可以暴露两侧内侧眼眶，并可以通过在内侧眼眶底部进行截骨术，进入上颌窦内侧。经前颅窝底部额蝶缝水平的骨切开术，可以进入后组筛窦。前面的截骨手术可以通过额窦底部进入前鼻腔。肿瘤下方的鼻中隔可以用内镜切除。

将颅骨膜瓣翻转，并向后缝合到蝶骨平台上的钻孔中。任何多余的骨膜瓣都要修剪，骨瓣复位，并用钛板和螺钉固定，注意避免卡压翻转的骨膜瓣，保证血供，防止骨膜瓣术后静脉淤血或缺血性破裂。

手术要点

1. 鼻窦恶性肿瘤的治疗是以病理学为基础的多学科共同处置。
2. 外科手术作为多学科计划的一部分，目标是彻底切除肿瘤。
3. 恶性肿瘤向眼眶内扩散，需行眼眶清除术。
4. 只要能达到"边缘阴性"切除的目标，经过精心筛选的一部分患者可以考虑行内镜切除术。
5. 对于鼻腔恶性肿瘤患者，通常需要进行经颅联合内镜手术或开放性经面手术。

关键点

1. 鼻腔恶性肿瘤患者早期往往只有轻微或非特异性症状，类似良性（炎性）鼻窦疾病，直到侵犯邻近结构才会被发现。大多数患者已进入病程晚期。
2. 计算机断层扫描和磁共振成像是必要的检查。磁共振成像是确定肿瘤范围的最佳方法，神经外科医生要予以关注。
3. 先进的内镜技术可切除一些精心选择的肿瘤，可作为多模式治疗计划的一部分。
4. 鼻窦恶性肿瘤罕见，病理多样，生物学上不可预测。由于鼻窦恶性肿瘤与眼眶和大脑的关系密切，手术处理具有挑战性。只有医生通过精心构建多学科、多模式的管理，才能实现患者最佳的治疗结果。

术后护理

术后患者在神经外科观察室过夜，接受监测。如果放置腰椎引流管，则在术后48~72 h采用可控方式进行引流，然后取出。患者继续使用抗生素。严格监测引流量是必要的，以免脑脊液过度引流产生并发症，如张力性气颅或硬膜下积液/出血。

建议患者在随后几天避免擤鼻涕、张嘴打喷嚏和咳嗽，以防止气道高压。同样，如果患者已知存在睡眠呼吸暂停，并需要持续气道正压通气（CPAP），则在手术当晚开始实施。由CPAP机提供的气道压力，远低于夜间鼻咽阻塞产生的压力。

虽然鼻腔填塞在实践中很少使用，但它可以附着在颅底被用作重建的支撑物。这种填充物可以是软填充物或Foley气球囊的形式，可在手术后放置约5天。硅橡胶支架可用来促进裸露的鼻中隔再黏膜化，同时防止粘连加重。在术后14~21天，第一次复诊时将其移除。

在术后第1次复诊时，借助柔性内镜检查重建情况。此时，预计在重建范围、边缘和任何游离的骨缘上都会看到结痂和疤痕的形成。可以在不影响皮瓣重建的情况下，移除结痂或者移除黏液化区域，并开始鼻腔盐水冲洗。随后的门诊复诊，安排在手术后大约6周，在开始辅助放射治疗之前，对鼻腔进行全面清创。

开颅手术的缝线或皮钉在手术后7~10天拆除。如有面部切开，5天后拆除缝线。

术后48h内行MRI检查，3个月后再行MRI复查。在第1年，患者每3个月接受1次内镜和MRI检查，以评估肿瘤复发情况。此后，评估频率降至每6个月1次，第4年开始每年评估1次。嗅觉神经母细胞瘤患者的平均复发时间为5~7年。

体外放射治疗通常在手术后3~4周进行。

并发症处理

鼻窦恶性肿瘤切除后最常见的并发症包括伤口感染、脑膜炎、脑脊液漏和气颅。围术期常规使用抗生素，明显降低了感染率。

脑脊液漏的处理，取决于低流量漏还是高流量漏。低流量漏通常表明有小瘘口，采用腰椎引流5天，进行脑脊液分流往往可以消除。高流量脑脊液漏预示着重建失败，需要紧急行手术处理。再次手术时，评估并处理下列可能导致失败的原因：血管蒂黏膜瓣缺血、移植物错位、黏膜瓣未能完全覆盖颅底缺损，以及可能的颅内压升高。

张力性气颅是罕见的。它通常发生于筛板切除和放置腰大池引流管的患者。由于一种"球阀"机制，患者在紧张状态下容易积聚空气。这种并发症在眼眶切除或更广泛侧方切除的患者中很少见；随着资深术者在20世纪90年代中期停止腰椎引流，该并发症的发生率也显著下降。张力性气颅的治疗包括停止脑脊液引流、经皮抽气、必要时置管。

腰椎脑脊液引流可导致颅内低压，最常见的表现为体位性头痛。治疗包括补充液体和缓慢活动。难治性病例通过放置大容量（至少 30mL）的腰椎硬膜外血液贴片来治疗。

鼻泪管裂开或狭窄可能导致溢泪。治疗方法是行泪囊鼻腔吻合术。眼眶并发症，如眼球内陷或眼球下垂，可能发生于失去眼窝底、大面积切除或眼球壁切除之后。由于眼外肌水肿或卡压，可能会导致复视。在手术切除时，适当的眼眶重建，可以减少这些并发症的发生。

并发症要点

1. 细致的硬脑膜和颅底重建是避免脑脊液漏的关键。内镜下，多层嵌体和嵌体移植，以及使用带血管蒂的鼻中隔或颅骨膜瓣是至关重要的。开放切除时，硬脑膜的水密闭合是必不可少的。
2. 出现高流量脑脊液渗漏时，应积极处理，并立即返回手术室修复。
3. 限制腰椎引流管的使用，会降低张力性气颅的发生率。
4. 眶壁重建，特别是对眼底缺损的患者，可以防止眼球内陷或球下出血。

证据和预后

鼻窦恶性肿瘤患者的预后主要取决于肿瘤的病理性质，尽管如此，生物学上的侵袭性在任何一种既定的病理类别中都有很大的差异。当前的预后标准可以通过多种因素来评估，包括肿瘤起源部位、肿瘤组织学，甚至特定的外科技术。"当前标准"是由 MRI 时代（大约 1990 年）确定的结果来定义的。在这个时代，肿瘤受累的程度首次能够在术前得到充分描绘，术后切除的程度能够被严格分析，颅面切除、微血管重建和"颅底开放入路"的技术已经成熟，3D 放射计划也已统一使用。

目前的研究报道，所有组织学类型的鼻窦恶性肿瘤 5 年生存率为 47%~70%，10 年生存率为 25%~48%。嗅神经母细胞瘤患者的 5 年生存率为 92%，黏膜黑色素瘤患者的 5 年生存率仅为 18.4%。

肿瘤起源部位影响着肿瘤全切除程度和肿瘤的病理性质，从而影响预后。来自作者医院的几项研究报告了前颅底恶性肿瘤（2 年，63%）、侧颅底恶性肿瘤（2 年，81%；5 年，53%）和蝶窦恶性肿瘤（2 年，55%；5 年，40%）的总体生存率。

近年来，鼻内镜器械和技术的发展使其成为切除部分鼻腔恶性肿瘤的可行方法。在作者 2009 年的研究中，比较了单纯鼻内镜手术与联合颅脑内镜手术的患者总体存活率和疾病特定存活率；这两种特定技术的结果之间没有显著差异。这份报告证明，在经过精心挑选的患者中，鼻内镜切除鼻窦恶性肿瘤不仅是可行的，而且在肿瘤学上也是合理的。

下列是已经确定的其他影响预后的因素。恶性肿瘤向硬脑膜和大脑侵犯、眶内侵犯、肿瘤边缘残留、肿瘤沿神经周围侵犯、病变向蝶骨和颞下侵犯、高龄、既往疾病、肿瘤高级别及分期等，这些都与较差的预后相关。然而，在这些病例组中，当积极的多模式治疗被应用时，精心选择的组群被确定具有更好的结果。1个或更多的负面预后因素的存在，不应使患者放弃治疗。只有通过多学科专家组对每个患者进行全面评估，全面熟悉鼻窦恶性肿瘤诊断和治疗，才能制订针对患者的多模式治疗计划，最大限度地提高患者成功治疗的机会。

（陈辉　尹丰　译）

拓展阅读

Bell D, Hanna EY, Weber RS, et al. Neuroendocrine neoplasms of the sinonasal region. *Head Neck*. 2016;38(Suppl 1):e2259–e2266.

Bell, D, Saade R, Roberts D, et al. Prognostic utility of Hyams histological grading and Kadish-Morita staging systems for esthesioneuroblastoma outcomes. *Head Neck Pathol*. 2015:9:51–59.

Cohen ZR, Marmor E, Fuller GN, DeMonte F. Misdiagnosis of olfactory neuroblastoma. *Neurosurg Focus*. 2002;12(5):1–6.

DeMonte F. Management considerations for malignant tumors of the skull base. *Neurosurg Clin N Am*. 2013;24(1):1–10.

DeMonte F, Hanna EY. Transmaxillary exploration of the intracranial portion of the maxillary nerve in malignant perineural disease. *J Neurosurg*. 2007;107:672–677.

Diaz EM, Johnigan RH, Pero C, et al. Olfactory neuroblastoma: the 22-year experience at one comprehensive cancer center. *Head Neck*. 2005;27:138–149.

Eggesbo HB. Imaging of sinonasal tumours. *Cancer Imaging*. 2012;12:136–152.

Feiz-Erfan I, Suki D, Hanna EY, DeMonte F. Prognostic significance of transdural invasion of cranial base malignancies in patients undergoing craniofacial resection. *Neurosurgery*. 2008; 61:1178–1185.

Fourney DR, Ogieglo L, DeMonte F. Neoplasms of the paranasal sinuses. In: Winn HR, ed. *Youmans Neurological Surgery*. Vol 2. Philadelphia, PA: Saunders; 2011.

Hanna EY, DeMonte F, Ibrahim S, Roberts D, Levine N, Kupferman ME. Endoscopic resection of sinonasal cancers with and without craniotomy. *Arch Otolaryngol Head Neck Surg*. 2009;135:1219–1224.

Hentschel SJ, Vora Y, Suki D, Hanna EY, DeMonte F. Malignant tumors of the anterolateral skull base. *Neurosurgery*. 2010;66(1):102–112.

Howard DJ, Lund VJ, Wei WI. Craniofacial resection for tumors of the nasal cavity and paranasal sinuses: a 25-year experience. *Head Neck*. 2006;28(10):867–873.

Likhacheva A, Rosenthal DI, Hanna EY, Kupferman ME, DeMonte F, El-Naggar, AK. Sinonasal neuroendocrine carcinoma: impact of differentiation status on response and outcome. *Head Neck Oncol*. 2011;3:32–37.

McCutcheon IE, Blacklock JB, Weber et al. Anterior transcranial (craniofacial) resection of tumors of the paranasal sinuses: surgical technique and results. *Neurosurgery*. 1996;38:471–480.

Moreno MA, Roberts DB, Kupferman ME, et al. Mucosal melanoma of the nose and paranasal sinuses, a contemporary experience from the M.D. Anderson Cancer Center. *Cancer.* 2010;116:2215–2223.

Ow TJ, Hanna EY, Roberts DB, et al. Optimization of long-term outcomes for patients with esthesioneuroblastoma. *Head Neck.* 2014;36:524–530.

Patel SG, Singh B, Polluri A, et al. Craniofacial surgery for malignant skull base tumors: report of an international collaborative study. *Cancer.* 2003;98(6):1179–1187.

Prabhu SS, Diaz E, Sturgis EM, Myers JN, Suki D, DeMonte F. Primary sarcomas of the skull base: an analysis of 63 cases. *Clin Neurosurg.* 2004;51:340–342.

Ramakrishna R, Raza SM, Kupferman M, Hanna E, DeMonte FJ. Adenoid cystic carcinoma of the skull base: results with an aggressive multidisciplinary approach. *Neurosurgery.* 2016;124(1):115–121.

Su SY, Kupferman ME, DeMonte F, Levine NB, Raza SM, Hanna EY. Endoscopic resection of sinonasal cancers. *Curr Oncol Rep.* 2014;16(2):369.

Suarez C, Ferlito A, Lund VJ, et al. Management of the orbit in malignant sinonasal tumors. *Head Neck.* 2008;30(2):242–250.

第20章 脊髓髓内肿瘤

Paul C. McCormick

病例介绍

患者，男性，42 岁，2 年前逐渐出现颈部和上背部疼痛。这种疼痛是间歇性的，随着活动时间的延长而加剧。在过去 6 个月里，患者逐渐出现双手轻度感觉异常，灵巧性及精细活动能力变差，症状呈进行性加重。患者发现行走困难、腿部僵硬，不再能跑步。他的既往病史、社会及家族史，以及系统回顾没有异常；平时体检也没有异常。患者皮肤没有牛奶咖啡样斑点，也没有皮肤凹陷或毛斑。神经系统查体提示脑神经和认知功能正常。颈部无疼痛，活动在正常范围；双臂近端和远端力量未见明显异常。患者双手的本体感觉减弱，系扣子和系鞋带困难，腱反射减弱；但双臂检查正常，霍夫曼征阴性。存在痉挛步态和轻微共济失调，完成直线连足行走和转弯动作困难；双腿肌力正常，但存在持续性肌阵挛，腱反射活跃和巴宾斯基征阳性。足部本体感觉和位置觉轻度下降，但轻触觉和痛温觉正常，没有感觉障碍平面。

> **问题**
> 1. 有哪些鉴别诊断？
> 2. 病变的部位及水平在哪里？
> 3. 明确诊断还需要进行哪些检查？

评估和计划

根据患者的表现，考虑为缓慢进展的脊髓病变，目前已出现上肢和下肢功能障碍。病史和神经查体定位病变在颈髓。鉴别诊断包括颈椎病引起的硬膜外压迫、后纵韧带骨化、慢性椎间盘突出，以及硬膜内病变，如髓内及髓外肿瘤。患者症状进展缓慢，诊断上更倾向于内源性炎症或脱髓鞘疾病，如多发性硬化症或横贯性脊髓炎，而不太考虑进展更快的硬膜外脊髓疾病，如转移性肿瘤、椎间盘炎或骨髓炎。

由于客观的神经体征提示病变定位于颈髓，磁共振成像（MRI）是首选的影像学检查，因其成像可灵敏地显示硬膜外及硬膜内结构（图 20.1）。

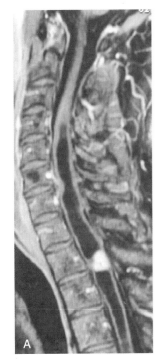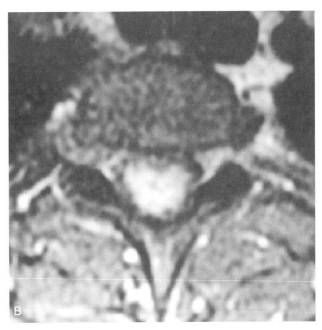

图 20.1　（A）矢状位 T1 加权增强 MRI 影像，显示上胸段脊髓均匀增强肿物，肿物上、下方均有囊变。（B）轴位像显示肿物几乎占据了整个脊髓横截面积。

　　此例患者的临床表现与大多数脊髓髓内肿瘤患者的表现一致。首先出现的是肿瘤水平处或附近的非特异性颈部或背部疼痛，持续很长一段时间后才出现神经症状和体征。这是绝大多数良性、生长缓慢的脊髓髓内肿瘤表现。由于背部和颈部疼痛的非特异性，髓内肿瘤的诊断往往被延误[1]。幸运的是，随着 MRI 的应用，早期诊断成为可能，大多数患者可以在出现严重的神经缺陷之前即可获得诊断。

　　磁共振成像是识别和界定脊髓髓内肿瘤最有用的工具。大多数表现为局灶性的髓内膨胀性肿块，有不同程度的强化。肿瘤囊变也是常见的，通常见于肿瘤的上方，出现在肿瘤下方比较少见。

　　良性神经胶质肿瘤（如星形细胞瘤和室管膜瘤）占成人髓内肿瘤的 80%~85%。成血管细胞瘤占髓内肿瘤的 5%~10%，这些患者中约有 1/3 具有 von Hippel-Lindau 综合征。

诊断要点

1. 髓内肿瘤的首发症状通常是肿瘤所在节段水平的非特异性疼痛。
2. 由于大多数脊髓肿瘤是良性的，神经症状通常在病程较晚阶段出现。
3. MRI 是诊断脊髓肿瘤的金标准。

决策

有症状的脊髓内肿瘤治疗目标是非常明确的，治愈或长期遏制肿瘤生长和保留神经功能是治疗的两个基本目标。除个别病例外，手术切除是这些肿瘤的主要治疗措施[2-4]。如前文所述，这些肿瘤在组织学上为良性、惰性肿瘤；虽然没有明确的肿瘤包膜，但通常边界清楚，很少浸润周围的脊髓。对于无症状或轻微症状的肿瘤患者，手术决策更加困难。由于大多数髓内肿瘤是通过脊髓后正中切开来暴露病变，因此大多数患者术后会出现一定程度的后柱功能障碍；这种障碍在大多数患者中通常会改善，但并不能完全恢复。因此，手术治疗是有代价的，有出现并发症的可能。由于大多数肿瘤呈惰性、缓慢生长，对于无症状的病变，采用观察、定期临床和 MRI 检查也是一个可行方案。在做决定时需要综合考虑：手术有可能造成损伤，导致功能障碍；但如果不手术，随着肿瘤进展也会造成神经功能障碍，而且一旦肿瘤造成神经损伤，很少能够在手术后得到改善。

手术方法

髓内肿瘤切除术的手术入路和技术标准非常规范[5]。在插管、建立血管通路和监测后，患者取俯卧位。所有骨突和皮下神经干之处，都要有填充物进行防压保护。术中可使用躯体感觉诱发电位（SSEP）和运动诱发电位（MEP）进行神经功能监测，但其在髓内肿瘤切除中的作用尚待明确。围术期使用抗生素和激素。大多数患者采用标准的中线入路和椎板切除术。超声可辅助肿瘤定位。从中线切开硬脊膜，向两侧牵开并缝合于椎管外侧的肌肉上。对于大多数完全位于髓内的肿瘤，可以通过切开脊髓中线的后正中沟来暴露。外生性肿瘤或脊髓表面的肿瘤则不必如此，例如大多数血管母细胞瘤。

脊髓后正中沟位于两个背根进入区之间，通常位于两侧静脉之间，可以清晰地识别（图 20.2A）。轻度烧灼后正中沟上方的软脊膜，然后用显微刀切开。因为肿瘤压迫的原因，脊髓可能张力较高，所以在进行脊髓切开术时应该全程切开肿瘤背侧的脊髓。在手术显微镜下逐步深入直到暴露肿瘤的背缘（图 20.2B）。继续向上和两侧分离，暴露肿瘤的背侧表面。通过柔和地牵拉-反牵拉，肿瘤与脊髓界面逐步分离。小心地分离和烧灼供瘤血管和纤维附着物。用超声吸引器或激光进行瘤内减压，有利于手术切除肿瘤。大多数患者可完成根治性并保留功能的全切除。

血管母细胞瘤切除的手术技术，视血管分布、肿瘤表面的情况和血管来源而不同。90%以上的肿瘤起源于脊髓背侧或背外侧，呈不同程度地向外扩张和髓内扩张[1]。在肿瘤与软膜的界面，围绕肿瘤进行环周烧灼和剥离，切断供瘤血管并松解肿瘤，以便完整切除肿瘤（图20.3）。

肿瘤完整切除后，用生理盐水冲洗蛛网膜下腔，术区彻底止血后，使用 4-0 丝线连续缝合硬脊膜，并用人工硬膜（Duragen®）覆盖。置入引流管，伤口的其余部分在引流管上逐层缝合。患者卧床休息 36h，然后再缓慢活动。

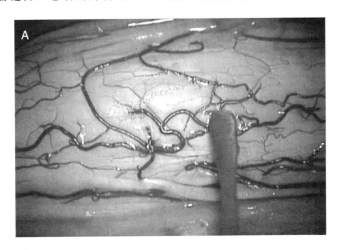

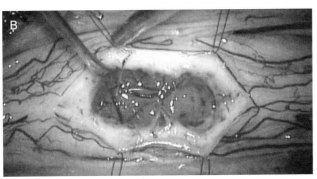

图 20.2　（A）术中照片显示暴露脊髓的背侧，显微剥离器位于脊髓后正中沟上方。（B）脊髓中线已充分切开，暴露出髓内室管膜瘤的背侧。

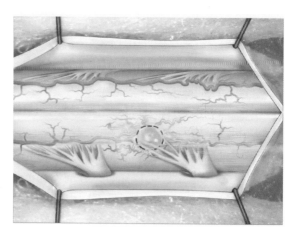

图 20.3　髓内成血管细胞瘤切除示意图：肿瘤与正常软脊膜交界处的环形切口（虚线）。

手术要点

1. 充分暴露和精细显微操作，对于安全切除那些具有挑战性的肿瘤是至关重要的。在高倍镜下轻柔牵拉肿瘤，并对脊髓周围轻微反牵拉是识别和判断分界面最有效的方法。

2. 对于髓内肿瘤的两端囊肿，不需要进行脊髓切开。然而，脊髓中线切开应超过肿瘤两端至少 1~2mm，以便于切除。

3. 肿瘤与脊髓界面的识别是安全切除髓内肿瘤最重要的因素。术中新鲜或冷冻切片的病理评估不完全准确。

4. 对于这些易碎的肿瘤，整体切除是可行的；但对于较大的肿瘤，可能需要激光或超声吸引器，先进行瘤内减压术。

5. 术中运动诱发电位（MEP）和躯体感觉诱发电位（SSEP）不能替代手术技巧及术中判断。虽然监测数据可能与术后功能相关，但它们并不能改善术后功能。

关键点

1. 对于体积小而无症状的髓内肿瘤，应定期影像学观察，一旦出现症状应考虑手术治疗。

2. 大多数髓内神经胶质瘤可通过脊髓后中线切开术进入。然而，如果肿瘤是外生性或延伸到脊髓表面，则可直接切除。

3. 虽然肿瘤与脊髓界面的识别是肿瘤切除中最重要的因素，但也没有必要采用术中冷冻或新鲜组织病理识别的方式进行肿瘤切除。

术后护理

术后早期处理旨在避免并发症，确保患者尽可能地顺利恢复。适当的疼痛控制、深静脉血栓（DVT）预防和伤口处理是要重点关注的。多节段伤口应严密闭合，对于防止脑脊液（CSF）漏或假性脊膜膨出非常重要。患者可平卧或侧卧 1~2 天，以减少脑脊液漏的风险。在此期间，应留置尿管、连续使用弹力袜（静脉回流）和间歇性肺活量锻炼。患者一旦有能力，康复治疗就应立即开始。由于担心伤口血肿，术后早期（2~3 天）一般不考虑使用药物预防 DVT。2 周后，拆除皮肤缝线。术后数周，进行 MRI 检查。如果没有发现残留肿瘤，则每年进行一次 MRI 检查，持续数年；术后 MRI 若发现残余肿瘤，可能需要更长时间随访。如果残余肿瘤较大，无法安全切除或者肿瘤恶性级别高，可以考虑辅助放射治疗。

并发症处理

伤口问题是术后早期最常见的并发症。必须及早识别脑脊液漏，并进行有效处理，以减少感染的风险。引流管或创口处的微小渗漏，可在初期及时缝合、包扎无菌敷料；但反复发生或持续发生的渗漏，应在手术室进行修补，也可以使用腰椎外引流。同样，深部伤口感染可通过早期伤口清创和抗生素治疗得到有效处理。由于脊髓手术时间较长、术后早期制动、部分患者腿部肌肉无力，可能导致深静脉血栓形成。如果发现深静脉血栓，需要慎重地考虑抗凝。长期并发症很少见，可能包括脊柱不稳定和神经疼痛。对于不稳定的患者，应进行脊柱稳定和融合处理；而对于患有神经性疼痛综合征的患者，可能需要长期的疼痛管理，通常需要口服药物。

并发症要点

1. 细致严密缝合是避免术后脑脊液漏和假性脊膜膨出的最有效方法。
2. 对于深静脉血栓形成的高危人群，如果早期使用抗凝，往往会导致伤口血肿。下肢静脉加压装置、等距肌肉锻炼和定期腿部超声波，通常可能会有助于减少这种并发症发生的风险。
3. 后柱功能障碍常发生于脊髓后正中线切开，进而切除髓内肿瘤的手术，需要引起重视。这与其说是手术的并发症，不如说是手术的预期结果。由于后柱症状可能无法完全恢复，因此在术前和术后都应该向患者说明。

证据和预后

大多数髓内肿瘤的评估和治疗的证据来自回顾性、非对照的手术病例。虽然个别回顾性研究的强度较弱，但对于大多数髓内肿瘤的手术价值和疗效的一致性评估是具有说服力的。大多数脊髓髓内肿瘤患者可实现肿瘤的长期控制或治愈。尽管在一些次全切除后接受辅助放射治疗的患者中，肿瘤有一定程度的控制，但良性髓内肿瘤全切除后的辅助放射治疗或化学治疗，并未显示可增加肿瘤的控制或延长无病生存期的效果。

（李通　刘影　译）

拓展阅读

1. Lonser RR, Oldfield EH. Spinal cord hemangioblastomas. *Neurosurg Clin N Am.* 2006;17(1): 37–44. doi: 10.1016/j.nec.2005.10.005

2. Bostrom A, Kanther NC, Grote A, Bostrom J. Management and outcome in adult intramedullary spinal cord tumors: a 20-year single institution experience. *BMC Res Notes.* 2014;7:908. doi: 10.1186/1756-0500-7-908

3. Garces-Ambrossi GL, McGirt MJ, Mehta VA, et al. Factors associated with progression free survival and long-term neurological outcome after resection of intramedullary spinal cord tumors: analysis of 101 consecutive cases. J *Neurosurg-Spine.* 2009;11(5):591–599. doi: 10.3171/2009.4.SPINE08159

4. McCormick PC, Torres R, Post KD, Stein BM. Intramedullary ependymoma of the spinal cord. *J Neurosurg.* 1990;72(4):523–532. doi: 10.3171/jns.1990.72.4.0523

5. McCormick PC. Microsurgical resection of intramedullary spinal cord ependymoma. *Neurosurg Focus.* 2014;37(Suppl 2):video 9. doi:10.3171/2014.V3.FOCUS14276

第21章 脊髓髓外肿瘤

J. Bradley Elder，Ahmed Mohyeldin

病例介绍

患者，男性，71 岁，有结肠息肉病史，表现为亚急性进行性下腰背部疼痛。疼痛在骶骨水平，并沿双侧大腿的前、外侧和后侧放射至膝盖。左腿疼痛重于右腿，并经常扩展至小腿前部。疼痛最初开始于 2 个月前，然后逐渐加重。患者目前服用环苯扎林、曲马多和美洛昔康，但疼痛未见明显缓解。患者描述，在坐位或卧位时可突发刺痛感，站立时可部分缓解。患者这种不适，现已影响行走，因疼痛而不愿意长时间行走。他没有摔倒过，也没有使用任何辅助装置。患者大小便功能正常。患者自述常有灼烧感，并伴有麻木，但上肢无明显症状。他否认视力、言语和听力变化，认知功能正常。尽管评估时，患者左腿由于运动会引起不适，但峰值力量正常。患者膝反射完好且对称，脚踝反射未引出；除了轻触觉，其他感觉完好无损。胸腰段的磁共振成像（MRI）显示如下病变（图 21.1）。

> **问题**
> 1. 描述病变的表现和位置，以及和硬脊膜的关系。
> 2. 这种病变的鉴别诊断是什么？
> 3. 不同的诊断会有哪些影像特征？
> 4. 如果此患者不能进行 MRI 检查，应选择哪种影像学检查？

评估和计划

根据 MRI 影像，神经外科医生考虑病变位于髓外硬膜内。鉴别诊断包括脊膜瘤、神经鞘瘤、黏液乳头状室管膜瘤、神经纤维瘤、副神经节瘤、转移瘤；以及其他较少见病变，如脂肪瘤、孤立性纤维瘤、血管外皮细胞瘤。脊膜瘤、神经鞘瘤和神经纤维瘤占硬脊膜下髓外病变中的大多数（80%）。由于这些病变生长缓慢，患者症状可能早已存在很长一段时间，在进行相应的影像学检查明确之前容易误诊。

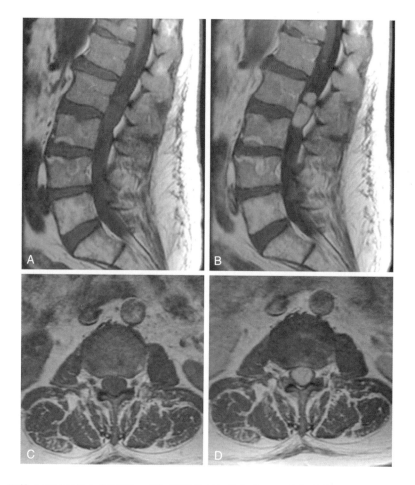

图 21.1　腰椎 MRI 的 T1 加权影像。对比增强前后矢状位（A，B）与轴位（C，D）影像显示，腰椎 L2 水平存在多叶状、硬膜内的髓外肿瘤。可见肿瘤最厚区域几乎占据了整个椎管直径。

髓外肿瘤的一个显著临床特征是卧位疼痛加重，这是大的马尾神经肿瘤的常见症状。最初可能表现为神经根性疼痛，但当肿瘤长到一定程度时，疼痛会转变为在仰卧位加重的局部疼痛；这种疼痛被认为是由硬膜外静脉丛的压力变化引起的。此外，髓外肿瘤患者可出现所有类型的感觉障碍，而髓内肿瘤患者由于未累及后柱，因此保留了部分触觉和位置觉。病情进展到临床晚期，患者可能出现肠道和膀胱功能障碍，但在早期通常不存在。

现已证明，神经鞘瘤可能出现在脊髓腔隙的多个位置，包括髓外和髓内。然而，绝大多数的神经鞘瘤常局限于硬膜内的髓外间隙（出现率为 72%），而髓内的出现率仅为 1%。大体观，它们为光滑的球状肿块，与单束神经相连，几乎没有神经膨大。

对于发生在脊髓硬膜内的髓外肿瘤，MRI 检查最可靠，病变通常明显强化，可以与该部位的其他病变相鉴别，如脂肪瘤、血管畸形、神经囊肿、皮样和表皮样囊肿。与脊膜瘤相比，神经鞘瘤可能存在瘤内囊变、出血或坏死，其在 MRI 上可表现为不均匀的强化。此类病变往往在 T1 序列呈等信号或低信号，而在 T2 序列呈高信号；但也有可能由于出血或胶原形成，导致 T2 序列表现为低信号。

诊断要点

1. 临床表现和准确的病史有助于区分不同的病变。
   （1）神经鞘瘤是最常见的周围神经鞘肿瘤，通常发生于背侧神经根，表现为根性疼痛，20～50 岁发病率最高。这些病变通常在 MRI 上增强，可囊变和伴有椎间孔的扩张。术中可见肿瘤为神经根上长出的光滑的球状肿块，肿块的两端可见责任神经的近端和远端。
   （2）脊膜瘤最常发生于 40～70 岁，以女性为主。病变常见于胸椎，多有局部疼痛和脊髓受累的表现。病变明显强化，很少囊变，通常无椎间孔扩张。
   （3）神经纤维瘤通常起源于脊髓腹侧神经根，常累及邻近的神经束。该病常见于 10～30 岁的年轻群体中。高达 60% 病例为 I 型神经纤维瘤病（NF1）。MRI 上的囊变并不常见，也很少有硬脊膜增强，但这些病变常表现为椎间孔扩张和神经根性疼痛。
   （4）室管膜瘤通常是起源于室管膜终末端和终丝内的室管膜细胞。患者通常发病年龄在 20～50 岁，主诉局部背部疼痛进展到双侧腿部疼痛。MRI 表现为边界清楚的肿块，可明显强化，没有椎间孔扩张。它们常被腰骶神经根包围，全切较为困难。黏液乳头状室管膜瘤是圆锥区室管膜瘤中最常见的组织学类型。
2. 磁共振成像仍然是这些病变的首选影像学检查。如果患者的 MRI 检查是禁忌证，可行 CT 脊髓增强扫描。它能够显示骨骼解剖，并能很容易地区分肿瘤与脊髓和神经根。

问题

1. 临床和影像学检查发现如何影响手术决策？
2. 手术的适应证和目标是什么？
3. 哪些患者适合保守治疗？
4. 手术的预期结果是什么？这种可疑病变的复发率是多少？

决策

大多数的髓外硬膜内病变生长缓慢，根据肿瘤位置的不同，临床表现和症状也各不相同。早期手术治疗主要针对快速增长的病变，尤其对周围神经结构产生影响的病变，比如导致肠道、膀胱、运动或感觉功能异常。非手术治疗或观察适用于手术风险较高的患者、无症状的患者或者是偶然发现的且随着时间的推移进展极小，甚至无进展的患者。由于良性神经鞘肿瘤的复发率较低（5 年平均复发率为 6%～12%），因此治疗目标应为完整切除肿瘤；但在手术过程中应谨慎处理，以避免神经损害。对于残留或复发的肿瘤，放射治疗和再次手术可作为长期治疗的有效选择。

标准的后椎板切除术和恰当的暴露可以满足成功切除肿瘤的要求。对于年轻（未满 15 岁）的患者来说，多椎板切除术会导致脊柱不稳定，这是一个值得考虑的问题，但对于 25 岁以上的患者来说，这是一个罕见的事件。神经鞘瘤切除导致永久并发症和死亡的情况相当罕见，这些患者的生存期往往与正常人没有明显差别。

> **问题**
> 1. 请在 MRI 影像基础上，描述手术入路和病灶所在的脊柱节段水平？
> 2. 在这个病例中，哪些手术辅助设备和电生理监测模式是有用的？

手术方法

由于神经鞘瘤倾向于侵犯脊髓背侧神经，所以手术入路也通常选择背侧或背外侧入路。单纯的前方入路手术存在脑脊液（CSF）漏修复困难和椎体切除术的高并发症发生率，目前已很少使用，通常也不建议使用。简单的后方中线入路和不破坏关节突的椎板切除术，为绝大多数病变提供了最安全和最有效的方法。侧方入路为切除颈椎和胸椎的更向前方生长的肿瘤提供了另一种选择，包括切除 1 或 2 根肋骨头，从而避免了单纯前方入路的挑战。这种入路有利于对哑铃状的神经鞘瘤的切除，方便切除通过神经孔向外延伸的肿瘤。无论脊柱内病变的解剖水平如何，患者采取俯卧位并进行足够的椎板切除，仍可切除相当一部分肿瘤。术中显微镜的使用提高了这些病变的可视化，以实现完整和安全的切除。

术前评估对于确定椎板切除术的范围是至关重要的。该患者的术前 MRI 扫描显示，在 2 个不同序列下评估时，出现病变在不同腰椎水平的情况（图 21.2A 和 21.2B）。这就提出了一个观点，即病变是可移动的，需要仔细规划椎板切除术和硬膜切开的范围。在临近手术日期时，可能需要再做一次 MRI，确定可能的椎板切除部位，便于手术中进一步切除骨质（图 21.2C）。在这种情况下，超声的应用也是一种重要的手术辅助手段，因为它可以帮助确定肿瘤的界限，以确定硬脊膜开口的范围，以及是否需要进一步去除骨质。

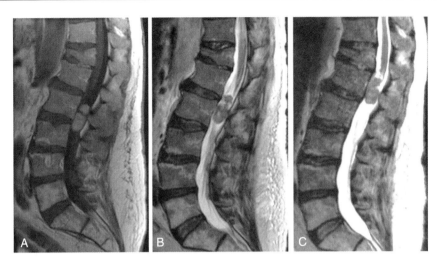

图 21.2　MRI 增强 T1 加权影像矢状位显示肿瘤（A）在 L2 椎体后面的位置；在随后同一天（B），以及不同时间点（C）的 T2 加权序列上位置发生改变。这是由于肿瘤系附在神经上，而不是固定在脊髓或硬脊膜上。许多因素，包括患者在扫描时的位置，可能会影响这种肿瘤的确切位置。

硬脊膜直线切开，可向一侧轻微弯曲，或者做一个"T"形切口来暴露外侧或向前移位的病变。切开蛛网膜时应注意，既要避免髓腔内压力较高时出现脊髓疝，也要防止因脑脊液流出过快而导致硬膜外出血。为了利于肿瘤在脊柱中更好的暴露，可以将齿状韧带切开，温和的旋转脊髓以优化暴露。硬脊膜边缘小心地向两侧牵开并缝合固定，即可以做到最大限度地暴露，也可以防止血液流入术腔，遮挡手术视野。如前所述，神经鞘瘤、神经纤维瘤和黏液乳头状室管膜瘤常与周围的神经根关系密切。因为有损伤周围神经根的风险，整块切除往往不可行。为了安全切除肿瘤，同时避免损伤周围神经，可能需要使用双极电凝或超声吸引器，先进行分块切除或肿瘤减体切除。

术中电刺激神经根可以作为一种辅助手段来区分 C5～C8 和 L3～S1 节段具有重要功能的神经根。在临床治疗中，术者会发现有些神经根功能是完整的，有些神经根可能没有功能，在判断是否可以切除时，神经电生理监测可以帮助做出决策，也可以根据患者术前的神经状态来判断。神经鞘瘤患者因神经根受累，通常会产生疼痛症状，但神经功能仍能保持，这在手术过程中要特别注意。由于神经鞘瘤往往起源于单根神经，因此完整切除神经鞘瘤并保留神经根是可行的。

体感诱发电位（SSEP）和运动诱发电位（MEP）的电生理监测是术中检测可逆性神经损伤的常用辅助手段。良好的手术入路伴水密缝合硬脑膜，可以减少术后脑脊液漏和假性脑膜膨出的风险。可以用合成硬脑膜密封胶或硬脑膜补片修补来减少脑脊液漏。在硬脑膜关闭前仔细冲洗术腔可以减少蛛网膜炎和无菌性脑膜炎的风险。脊椎骨的切除可能导致脊柱不稳定，因此，需要密切随访。如果切除范围较广，可能需要同时进行椎体融合。

手术要点

1. 完整切除肿瘤是手术的目标，但由于这些病变的复发率低，因此手术切除过程中应避免为了全切而牺牲神经功能，应注意神经功能保护也是重要目标。

2. 特别是神经鞘瘤，由于起源于单束神经，活动性较高，位置容易出现变化，在病例中很难定位，有报道称神经鞘瘤可移动多个脊柱节段（1~3 个椎节段）。

3. 神经生理监测是一个有用的辅助手段，有助于定位肿瘤的范围和发现任何可逆的神经损伤。

关键点

1. 外科医生在切除病变时，经常面临一个关于牺牲神经根的困难决定。术中电刺激神经根可以作为一种辅助手段，用于区分 C5~C8 和 L3~S1 水平上具有重要功能的神经根，以避免神经受损导致的并发症。

2. 术中使用超声是定位病变的重要辅助手段，因为它可以帮助确定肿瘤的范围，以便于确定硬膜打开的范围，以及是否需要进一步的切除骨质。

3. 术中神经生理监测可提示可逆性损伤的情况。大多数外科医生认为体感诱发电位（SSEP）和运动诱发电位（MEP）的振幅降低 50%，潜伏期增加 10%，需要仔细重新评估神经损伤的可能。

术后护理

术后密切监测是非常重要的，有利于发现潜在手术并发症的早期体征和症状。虽然只有回顾证据支持，但对于术后患者来说，平床休息 1-3 天是一种常见的做法，以促进硬脊膜开口愈合，避免脑脊液漏。术后伤口换药和伤口检查可以发现脑脊液瘘的早期证据。通过术后早期放置腰椎外引流管引流脑脊液，可以降低硬膜下腔的压力，使硬膜切口愈合。术后伤口采用低位引流，而不是负压引流。尿管维持到患者可以活动，早期使用肝素可降低术后血栓栓塞事件的风险。围手术期常规使用抗生素，术后持续使用 24h。术后可立即进行影像学检查评估肿瘤切除情况，也可以出院后门诊复查时再进行影像学检查。仔细记录术前神经系统评估，将有助于确定是否有医源性术后新的损伤。虽然比较罕见，但对于任何可逆的病因，都应及时进行治疗。

并发症处理

伤口裂开和血管栓塞事件在任何手术后都有可能发生，通过良好的术后护理和药物治疗可以进行预防；髓外硬膜内病变切除手术还会发生一些独特、具有挑战性的并发症。手术中，病变定位和椎板切除范围确定不准确，可能导致不必要的骨切除或切除范围不够。不充分的骨切除会限制手术暴露，导致不必要的神经损伤，从而转化为术后功能缺陷。外科医生应该意识到，神经鞘瘤，特别是鞘囊内的神经鞘瘤，由于起源于单个神经根束，已被证明会迁移至多个脊椎水平。术中超声引导可以帮助确定硬膜打开前肿瘤的范围，也可以帮助指导外科医生确定椎板切除的范围。

如果骨切除范围需要部分切除小关节面，则可能增加脊柱不稳定性。一些研究表明，这种情况在 25 岁以上患者中并不常见。术后一年的 X 线成像密切随访可能是必要的，以发现脊柱不稳或畸形的早期迹象。此外，如果术中移除较多的骨质，可同时进行椎体融合，以避免手术并发症。

术后并发症包括脑脊液漏、假性脑膜膨出、脑膜炎、蛛网膜炎等。防止脑脊液漏，主要做到水密缝合硬膜，可以用硬脑膜密封剂或硬脑膜补片来加强修补。对于一些有脑脊液漏高危风险的患者，可以在术中进行腰椎引流处理，也可以在术后有脑脊液漏的证据时再处理。腰椎引流的管理并不简单，需要仔细测量输出量（10~15mL/ h），并进行密切护理，以避免过度引流可能对患者造成的有害后果。

当关闭伤口前，如果没有将术腔冲洗干净，残留的血液成分可导致蛛网膜炎。马尾神经根也可能会发炎，会导致严重的疼痛症状。如果处理不当，蛛网膜炎的症状最终会导致尿潴留和便秘。如果这些症状在术后立即出现，那么它们通常是与疼痛刺激、神经根侵扰或镇痛药物有关，症状会逐渐消失。对于手术后很长时间才出现症状的患者，外科医生应考虑其原因。围术期应用抗生素，对于降低脑膜炎和其他相关伤口感染的风险很重要。

并发症要点

1. 骨切除范围可能使脊柱不稳定，这在年轻患者中最常见；应密切监视，甚至必要时需要手术固定。
2. 充分水密缝合硬膜和术后放置腰椎引流管，可以促进硬脑膜切口愈合，避免脑脊液漏和假性脑膜膨出形成。

证据和预后

对于髓外硬膜内病变的治疗，大多数的证据和结果主要局限于大量的病例系列回顾和专家意见。然而，基于显微外科技术的飞速进步、术中监测和显微镜的广泛使用，可以确保安全、成功、充分地切除病变。手术后，80%～90%的患者的疼痛和神经症状明显缓解，术后神经功能缺失的发病率常与术前患者神经功能缺陷、年龄和症状持续时间有关。神经鞘瘤的复发率较低，使得患者预后良好；术后 5 年复发率为6%～12%。最近研究，与局部复发相关的最常见危险因素为术前神经鞘瘤的大小和是否采用瘤内切除的手术方法。

（李通 译）

拓展阅读

Cervoni L, Celli P, Scarpinati M, Cantore G. Neurinomas of the cauda equina clinical analysis of 40 surgical cases. *Acta Neurochir (Wien)*. 1994;127(3–4):199–202.

Fehlings MG, Nater A, Zamorano JJ, et al. Risk factors for recurrence of surgically treated conventional spinal schwannomas: analysis of 169 patients from a multicenter international database. *Spine (Phila Pa 1976)*. 2016; 41(5):390–398.

Friedman JA, Atkinson JLD, Lane JI. Migration of an intraspinal schwannoma documented by intraoperative ultrasound. *Surg Neurol*. 2000;54:455–457.

Friedman JA, Wetjen NM, Atkinson JL. Utility of intraoperative ultrasound for tumors of the cauda equina. *Spine (Phila Pa 1976)*. 2003; 28(3):288–290.

McCormik PC, Post KD, Stein BM. Intradural extramedullary tumors in adults. *Neurosurg Clin North Am*. 1990;1:591–608.

Yasuoka S, Peterson H, MacCarthy C. Incidence of spinal column deformity after multilevel laminectomy in children and adults. *J Neurosurg*. 1982;57:441–445.

第22章 原发性脊柱肿瘤

Martin H. Pham，*Patrick C. Hsieh*

病例介绍

患者，女性，22 岁，主诉左脚麻木、刺痛。最初在 2 岁时，她被诊断患有骶尾骨卵黄囊肿瘤，当时进行了手术全切，之后接受了化学治疗和 6 周放射治疗。随后进行密切随访，4 岁时病情有所缓解。12 岁时，行计算机断层扫描（CT）未发现有疾病复发的临床证据。

目前，她向初诊医生主诉左腿疼痛伴无力 6 个月，伴有足部麻木、刺痛，并提供在门诊影像中心完成的磁共振成像（MRI）（图 22.1）。随后她被转诊到神经外科，并主诉左侧髋部、臀部及膝盖后部疼痛。神经系统检查显示，左侧足下垂，胫骨前肌和中踇长伸肌肌力为 0/5。除此之外，无肠道和膀胱失禁，以及其他感觉和运动障碍。

> **问题**
> 1. 最可能的诊断是什么？
> 2. 下一步适合做何种诊断检查？
> 3. 应该进行哪些其他的影像学检查？

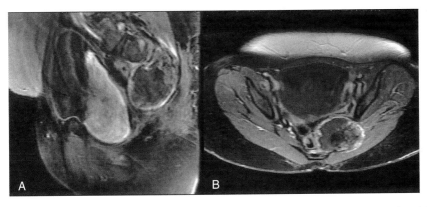

图 22.1　MRI 矢状位 T1 加权像（A）、轴位 T1 加权像（B）显示位于骶骨、左侧髂骨和左侧坐骨切迹的强化病变。

评估和计划

　　神经外科医生临床高度怀疑这个肿物可能是原发性骨肿瘤。鉴于患者有儿童早期放射治疗史，根据其先前放射治疗史的间隔，怀疑是辐射引起的继发恶性肿瘤。通过正电子发射断层扫描（PET）和胸部 CT，评估是否存在转移病灶。

　　CT 和 MRI 成像仍然是诊断原发性脊柱肿瘤最重要的初筛工具。CT 可以评估骨质侵害，而 MRI 在描绘软组织、神经侵袭、骨髓浸润和硬膜外侵袭方面更好。因为这些肿瘤可能转移到远处，进一步 PET 检查和 CT 胸部检查可以进行分期，以指导制订适当的治疗决策。

　　影像学检查完成后，CT 引导下病灶活检是一项重要的诊断步骤，可用于任何怀疑为原发脊柱肿瘤的病例。虽然某些病变在影像学上可能显示为良性，但如果考虑有可能为恶性脊柱肿瘤的情况下，还是应该进行活检以明确诊断；在后一种情况下，对于外科医生来讲，与介入医生讨论手术入路可能是有益的，以便将活检进入点设在预计的手术入路上，方便后期的手术全切。

　　常见的脊柱原发恶性肿瘤包括骨肉瘤、软骨肉瘤、尤因肉瘤、脊索瘤和恶性纤维组织细胞瘤/纤维肉瘤。辐射诱发的脊柱恶性肿瘤，通常包括纤维肉瘤、恶性周围神经鞘瘤、骨肉瘤和软骨肉瘤。

　　本病例的胸部 PET 和 CT，均未发现转移病灶。腹部和骨盆的 CT，显示病灶内有日光放射样改变，常见于骨肉瘤或尤因肉瘤。CT 引导下的肿物活检，组织病理学诊断为骨肉瘤。

诊断要点
1. CT 或 MRI 成像仍然是评估原发性脊柱肿瘤最重要的方法。
2. 对于影像学上无法诊断的病变，或者影像学上有恶性特征，需要在制订治疗策略前确认的病变，应考虑组织活检。
3. 对于疑似的恶性病变，需要进行全面的转移灶检查，因为这些结果将决定采用局部治疗还是全身治疗。转移病变的证据也将影响手术决策，将原本完全根治性切除改为较保守的缩减肿瘤体积的手术，以维持功能。

问题
1. 活检结果如何影响手术计划？
2. 根据 PET 和 CT 胸部扫描的结果，应该如何选择入路？

决策

放射治疗后继发恶性肿瘤是一种罕见、但众所周知的癌症治疗风险。辐射诱发肿瘤的部位，通常位于治疗区的边缘，最常见的肿瘤类型是骨或软组织肉瘤。通常使用以下标准来确定肉瘤为辐射诱发：①肉瘤发生于受照射区域；②从照射时间至肉瘤发展之间，必须存在数年潜伏期；③肉瘤必须通过组织切片确诊。

脊柱骨肉瘤是一种罕见但具有侵袭性的肿瘤，预后通常很差。及时识别这些肿瘤是至关重要的，因为它们往往在临床病程早期迅速生长并发生转移。基于新辅助化学治疗对肢体骨肉瘤的疗效，其已被公认为脊柱骨肉瘤标准的初始治疗方法。然而，手术切除仍然是主要治疗方法。达到切缘阴性的整体根治性切除术，可以改善患者神经和功能状态，提高长期生存率。

由于肿瘤位于骶骨，通过全骶骨切除术而完全切除肿瘤，需要慎重考虑以下重要因素：病变周围的解剖结构非常复杂，许多脊柱外科医生可能不熟悉；此外，该手术在技术上要求完整切除肿瘤并行器械固定，以重建脊柱的承载能力。

必须协调经验丰富的多学科团队，包括结直肠外科医生、整形外科医生；在手术切除过程中，如果大血管或输尿管有所损伤，可能还需要血管外科医生和泌尿科医生待命。麻醉团队同样需要为长时间手术及大量失血的可能性做好准备。

由于外科手术要求很高，所以手术前，患者和外科医生都需要权衡和清楚相关利弊。

> **问题**
> 1. 骶骨受肿瘤侵及多少才需进行器械固定重建？
> 2. 全骶骨切除术最常见的并发症是什么？

手术方法

根据骶骨肿瘤的形状及位置，整体手术切除可通过前后入路或仅从后方入路进行。对于本例骶骨骨肉瘤，我们决定分两天实施前后联合手术治疗。由于肿瘤累及直肠后壁，第一阶段手术计划从结肠和肛门切除直肠，为肿瘤前部剥离做准备；在第二阶段手术中，进行肿瘤整体切除。

第一阶段手术，患者采用仰卧位，并对基线信号进行神经生理学监测，以监测手术期间的任何变化。首先由结直肠外科医生暴露腹腔，以便游离直肠，随后切除之。一旦结肠直肠切除术完成，神经外科医生就可以在 L5~S1 进行椎间盘切除术，并使腰椎脱离骶骨，为下一阶段的全骶骨切除术做准备。必须尽可能彻底地进行纤维环切开手术和椎间盘切除术，髂血管也必须从椎间盘外侧移开。从骶前肿瘤和组织间隙中剥离腹膜，也将有助于随后的骶骨切除术。对于该例特殊患者，L4~L5腰椎前路椎体间融合术采用同种异体股骨环移植，目的是改善关节融合术和整体固定结构的稳定性。

脊柱手术完成后，通知整形外科医生准备带血管蒂的直肌肌皮瓣，随后将之送入腹部，以便在第二阶段用于后部伤口修复。然后，结直肠外科医生进行结肠造口术，整形外科医生关闭腹部伤口，以完成第一阶段手术。在两阶段手术之间的间隔，手术团队可以决定是保持患者插管还是拔管。由于本例患者的第二阶段手术定于第二天进行，所以她在重症监护病房（ICU）插管过夜。

第二阶段手术，患者俯卧在Jackson手术台上，适当填充所有压力点及新构建的结肠造口部位，防止压伤。患者体位可轻度后凸，沿矢状位方向打开骶盆腔区域。按常规显露术野后，确定计划内固定的节段，该患者为L3至骨盆。在腰椎水平和S1上半段打开筋膜，然后抬起椎旁肌肉组织。沿臀肌向下至坐骨切迹处的髂外皮质，进行肿瘤边缘与正常软组织的分离，并在肿瘤上留下足够的软组织边缘。在解剖过程中，轻轻触诊有助于确定肿瘤的位置；必须非常小心，不要破坏这些边缘的外包膜。下方是尾骨及被清除盆腔肌肉附着物。

在L5~S1进行腰椎椎板切除术，并在L5~S1水平结扎硬膜囊，L5远端的所有骶神经根，包括S1神经根均需切断。根据肿瘤外侧的累及程度，从骶髂关节或髂骨更外侧开始，沿坐骨切迹方向进行双侧截骨术，以断开骶骨与骨盆的连接。然后，在上方切开L5~S1后纵韧带、纤维环和残余的椎间盘，使L5与S1完全断开。在下方，分离骶棘韧带和骶结节韧带，同样分离与尾骨相邻的其余骨盆肌肉；再将肿瘤及其相关的正常边缘软组织向不同方向移动，直到将肿瘤整体从腹膜后轻轻提起。

冲洗伤口，然后放置腰骨盆内固定器。本例手术中，由于L3椎弓根节段的分离不佳，因此使用了L3椎板下钩，并用横突钩加强。L4和L5采用椎弓根螺钉，双侧放置两枚髂骨螺钉。在切开的髂关节之间放置一个钛网笼，并放置一根髂间棒，连接2个髂下螺钉。此外，椎弓根螺钉矢状向上钉入L5椎体，借助根棒固定在髂间棒上，以部分重建和分配L5整体轴向负荷，防止其下沉到骨盆。整个结构用4根钴铬棒连接在一起（图22.2和图22.3）。

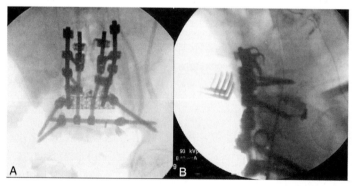

图22.2 术中前后位（A）和侧位（B）透视图像，显示L3至骨盆的固定器械。两个骶髂关节之间，可见钛网笼。

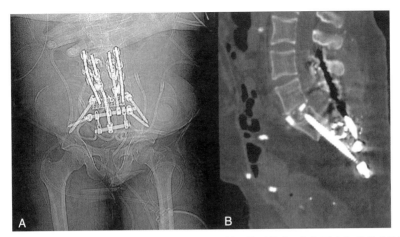

图 22.3　计算机断层扫描图像显示最终构建的固定器械。前后位（A）和正中矢状位（B），可见 L3 至骨盆的固定器械。正中矢状位扫描，可见椎弓根螺钉向上进入 L5 椎体。

彻底冲洗后，常规准备用骨皮质表面行关节融合术。此时，通知整形外科医生从显露的腹膜后间隙取出带血管的直肌肌皮瓣，并由其团队闭合骶骨切除的缺损及缝合伤口。

手术要点

1. 原发性脊柱肿瘤非常罕见，但临床医生应该对无癌症病史的年轻患者提高警惕。
2. 需要通过活检来诊断原发性脊柱肿瘤，以确定最佳的治疗方案。活检方案的设计应该根据最终手术切除肿瘤的可能性来计划和实施。
3. 整体肿瘤切除的边缘阴性是大多数原发性脊柱肿瘤的治疗目标，如此可以提高无病生存期和治愈机会。手术目标应是基于 Enneking 分期的大范围整体切除。

关键点

1. 如果患者出现转移性病灶的影像学征象，骶骨肿瘤的整体切除将不再对生存有益处。在这些情况下，可以通过瘤内减积手术来缓解神经压迫症状，以降低广泛整体切除的相关风险。
2. 肿瘤活检将决定初步及随后治疗方法。骨肉瘤对新辅助化疗有反应，但其他原发性恶性肿瘤，如脊索瘤、软骨肉瘤，对化疗药物和放疗的敏感性较差。多学科肿瘤学团队，包括外科医生、内科肿瘤学家和放射肿瘤学家，共同讨论有关原发恶性脊柱肿瘤的治疗时间安排至关重要。

术后护理

由于这些手术具有典型高风险性质，大多数外科医生会要求患者术后几天在 ICU 进行监护，然后将其转送到常规外科病房。考虑到手术伤口的情况，可以使用空气流化床。密切监测患者营养状况，并根据需要进行补充。此外，内固定患者可以早期活动，并在患者耐受情况下，积极进行物理和职业康复治疗。

患者需要在门诊接受多年、不同周期的随访。本病例随访 5 年，PET/CT 扫描显示患者无病变（图 22.4）；常规前后位、侧位 X 线片显示患者结构稳定，无任何器械相关并发症（图 22.5）。

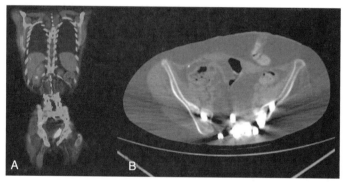

图 22.4 冠状位（A）和轴位（B）PET/CT 影像，未见异常高代谢活动，提示没有肿瘤残留、复发和转移。注意冠状位，左侧盆腔的阳性摄取是放射性核素示踪物在膀胱内积聚。

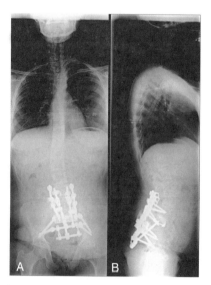

图 22.5 患者站立位，36 英寸（1 英寸约为 2.54cm）暗盒前后位（A）和侧位（B）X 线片显示随访 5 年余，固定器械没有任何松动、脱离或故障。

并发症处理

由于原发性骶骨肿瘤完全切除术存在重大风险和潜在并发症，需要与患者进行深入沟通，并不断提醒患者在手术过程和围术期可能发生的许多不良事件。

在骶骨整体切除术中，内脏和大血管损伤总有可能发生，因为这些结构与该解剖区域非常接近。在手术室监控环境下，避免任何意外伤害是修复它们的关键。据报道，由于骶骨肿瘤广泛切除术中大量失血，可导致失血性休克和死亡，因此麻醉组必须准备好静脉输液、血液制品和血管升压药等快速复苏措施。

需要高位截断或完全切除骶骨患者，需要使用腰椎椎弓根螺钉和骨盆内固定器械进行重建；硬件故障和邻近节段变性是可能发生的风险，特别是在这些患者保持无病生存并且寿命超出预期时。实际上，由于面临大规模重建和细胞毒性辅助治疗，患者无法获得可靠有效的关节融合术，许多人可能永久依赖植入器械来维持关节稳定性。

如果在骶骨切除术中损伤了多条骶神经，肠道和膀胱功能可能会在无意或不得已的情况下受到损害。对于这种高危患者，在手术开始阶段进行结肠造口术，可能是有益的。

肿瘤和活检通道周围软组织切除后，通常需要进行广泛重建，因此伤口处并发症并不少见。增加这些风险的因素包括糖尿病、延长手术时间、既往放射治疗、肿瘤体积巨大、手术暴露范围广、脑脊液漏、靠近肛门、年龄大（>40 岁）及器械固定。在术后早期，需要对伤口进行密切监测，直到确定伤口血供充分并且愈合。

并发症要点
1. 外科医生需要与患者进行深入讨论，使他们了解完全切除这些原发性肿瘤的重大风险。
2. 对于可能发生的各种并发症，无论是术中还是术后，都必须有高度的临床警觉。术中并发症，如血管或内脏损伤，如果在手术中及时发现，最好进行修复。同样，潜在的伤口并发症发展为深部伤口及器械感染之前，必须尽早积极治疗。
3. 多学科的住院和门诊团队联合治疗，对于降低这种困难手术并发症的风险至关重要。

证据和预后

经过数十年的随访，许多系列研究表明，脊柱原发性恶性肿瘤的切缘阴性（整体切除术），为延长患者无病生存期提供了最佳机会。在没有广泛切除病灶边缘或病灶内切除的情况下，肿瘤复发率高、预后差。尽管新辅助治疗和常规辅助治疗，在这些罕见但极具挑战性的疾病治疗中发挥着重要作用，但手术切除仍然是长期生存和可能治愈的最重要治疗方式。

（张雷鸣 译）

拓展阅读

Clarke MJ, Mendel E, Vrionis FD. Primary spine tumors: diagnosis and treatment. *Cancer Control.* 2014;21(2):114–123.

Dekutoski MB, Clarke MJ, Rose P, et al. Osteosarcoma of the spine: prognostic variables for local recurrence and overall survival, a multicenter ambispective study. *J Neurosurg-Spine.* 2016;25(1):59–68. doi: 10.3171/2015.11.SPINE15870

Falavigna A, Da Silva PG, Teixeira W. Radiotherapy-induced tumors of the spine, peripheral nerve, and spinal cord: case report and literature review. *Surg Neurol Int.* 2016;7(Suppl 4):S108.

Melcher I, Disch AC, Khodadadyan-Klostermann C, et al. Primary malignant bone tumors and solitary metastases of the thoracolumbar spine: results by management with total en bloc spondylectomy. *Eur Spine J.* 2007;16(8),1193–1202.

Ozturk AK, Gokaslan ZL, Wolinsky JP. Surgical treatment of sarcomas of the spine. *Cur Treat Option On.* 2014;15(3),482–492.

Verlaan JJ, Kuperus JS, Slooff WB, Hennipman A, Oner FC. Complications, secondary interventions and long term morbidity after en bloc sacrectomy. *Eur Spine J.* 2015;24(10):2209–2219.

Zang J, Guo W, Yang R, Tang X, Li D. Is total en bloc sacrectomy using a posterior-only approach feasible and safe for patients with malignant sacral tumors? *J Neurosurg-Spine.* 2015;22(6),563–570.

第23章 颅骨肿瘤

David Altshuler，Jason A. Heth，Nicholas J. Szerlip

病例介绍

患者，女性，42 岁，孕妇，分娩前 1 个月向初级保健医生诉说后枕部肿块。肿块于就诊前 1 个月出现，形状发生了微妙变化，并且体积也变大。最近患者肿块处有压迫感，但未感到疼痛，也没有头痛。患者没有神经系统其他症状，也没有头颅放射或手术史。除此之外，她身体健康，没有癌症史，无明显相关家族史。详细的神经系统检查无特殊；在右侧顶骨-枕骨区，可触及一硬块，直径约 4cm，质硬且不可移动，覆盖的皮肤完整如常。

> **问题**
> 1. 病变是良性还是恶性？
> 2. 你能定位解剖部位吗？
> 3. 哪些化验或影像检查有助于鉴别诊断？

评估和计划

在分析这种病变时，我们必须在解剖学上定位病变以资鉴别。这可能是皮肤、皮下组织、头骨的病变，或者是这些部位均受累及的病变。如果病变是可移动的、柔软或囊性的，表明病变累及皮肤或其下方软组织。较硬、不活动的病变，可能同时累及骨组织和软组织，但更常见的是骨组织受累。在大多数病例中，长期缓慢生长的无痛性病变，可能为一个良性的病变。然而，我们对此颅骨病变的鉴别诊断仍要广泛考虑。累及骨的良性肿瘤包括脑膜瘤、骨瘤、血管瘤、软骨瘤、动脉瘤性骨囊肿、皮样和表皮样肿瘤。在恶性肿瘤中，最常见的是转移瘤。可转移至颅骨的原发性癌症包括前列腺癌、乳腺癌、肺癌、甲状腺癌、肾癌、多发性骨髓瘤/浆细胞瘤和淋巴瘤；其他恶性肿瘤包括软骨肉瘤、骨肉瘤和纤维肉瘤。血管病变，如颅骨骨膜窦和动静脉瘘也应考虑。炎症和系统性疾病也应鉴别诊断，如组织细胞增生症、畸形性骨炎（Paget 病）、骨髓炎、放射性坏死、嗜酸性肉芽肿和纤维结构不良等情况。

临床病史、神经影像学和流行病学，仍然是确定诊断最有用的临床工具。颅骨最常见的良性肿瘤是骨瘤和血管瘤。最常见的原发性恶性肿瘤是骨肉瘤。先天性和创伤后颅骨病变，包括先天性皮肤发育不良、皮样囊肿、脑膜脑膨出、皮脂腺瘤、头皮血肿钙化或生长性颅骨骨折，本病例可排除。少数长在颅内的病变，如恶性脑膜瘤，也可表现为头皮肿块。

除了最明显的颅外肿块外，建议对所有肿瘤进行相关神经影像学检查。最有用的影像检查仍然是计算机断层扫描（CT）。磁共振成像（MRI）通常作为评估软组织肿块的首选检查方法，而 CT 适合骨性肿块；这两种成像方式通常是互补的。血管成像有助于判断肿块是否包含血管成分。放射学评估可能提供新线索，以判断病变是否具有侵袭性。缓慢生长的肿瘤可使周围的骨骼有机会重塑，以适应不断增长的病变，从而导致外观的变化。侵袭性病变往往生长迅速，周围的骨骼没有反应机会；显示出骨破坏和边界模糊的溶骨性外观。良性病变通常局限且孤立。侵袭性病变可能为恶性，往往为多灶性随机分布。在侵袭性肿瘤中，过渡带或病变与周围骨之间的差异比良性肿瘤更大。与原发性脑肿瘤相似，低级别肿瘤的液体衰减反转恢复序列（FLAIR）具有较短的过渡区；而胶质母细胞瘤则具有较大的过渡区，因其更具有侵袭性。骨溶解或骨破坏的模式也提供了鉴别的线索。非侵袭性病变没有骨破坏，即便有也是局灶性的。局部骨溶解可见生长较慢的病变。局限性骨溶解表现为单一的放射透明区域伴有硬化边缘，可有皮质变薄和移位，但并无破坏。这种表现提示病变呈膨胀性生长，通常见于骨囊肿、破骨细胞瘤和内生软骨瘤。侵袭性病变可形成不同的骨溶解模式：虫蚀样外观，由多个小区域合并形成一个大病变；弥漫性外观，见于迅速增长的侵袭性病变，如溶骨性骨肉瘤和血源性骨髓炎。病变特点是大量的针尖样骨溶解，边界不清，可能有一个很长的过渡区域。相比之下，侵袭性较低的病变，通常有明确的骨溶解区域，没有硬化边缘来区分病变。然而，缺乏宿主反应表明病变更具侵袭性。穿凿样病变，通常见于多发性骨髓瘤或转移性骨病。非侵袭性病变可能导致骨皮质增厚或者移位、变薄，但很少造成破坏。侵袭性病变由于病变的快速侵袭生长，通常表现为骨皮质破坏。硬化表现为 CT 或 X 线片显示骨密度增加。硬化是由于骨的密度增加或骨膜及新骨的重叠。在大多数情况下，硬化是指身体产生的新骨限制病变生长。非侵袭性病变通常会有周围硬化，而侵袭性病变由于其快速生长不会形成周围硬化。

最佳的鉴别方法是影像学评估，确定病变是孤立的，还是多发的，是否有一个更全面的颅骨情况评估。嗜酸性肉芽肿的特征性影像学表现为 CT 上边界明确的溶骨性病变。骨内外板受到侵犯，MRI 的 T1 加权成像呈低信号，T2 呈高信号。嗜酸性肉芽肿常累及额顶区。血管瘤占颅骨肿瘤的 7%，CT 表现为低密度病变，伴有硬化间隔小梁。间隙的骨小梁向外辐射，使病变呈蜂窝状或星爆状。血管瘤几乎都生长于轴外，可见于颅盖、硬脑膜静脉窦和硬脑膜；病变仅影响外板，常表现为无痛性硬块，但可能与头痛、复视或其他脑神经病变有关，特别是在海绵窦血管瘤患者中。颅内血管瘤偶尔可作为 POEMS 综合征的一部分发生；POEMS 综合征是一种罕见的多系统疾病，以多发性神经病变、器官肿大、内分泌疾病、单克隆浆细胞增生性疾病和皮肤改变为特征。虽然血管瘤通常生长缓慢且不发生恶性变，但妊娠或服用激素可能会使其增大。球状血管瘤累及颅底，而无蒂的血管瘤可累及额颞区。动脉瘤性骨囊肿是一种生长迅速的病变，仅见于儿童和青年。CT 扫描显示为边界明确的溶骨性病变，MRI 表现为局限性的低信号和高信号；液体抑制序列 MRI 上显示为肥皂泡状。恶性间充质肿瘤，包括骨肉瘤，容易侵犯实质，可发生于任何年龄。软骨肉瘤多见于青年，纤维肉瘤多见于中年人。软骨肉瘤通常起源于岩枕裂，预后一般较差，复发率高。软骨肿瘤和 Paget 病通常累及颅底。表皮样囊肿常见于 20~50 岁患者中，通常位于顶骨和颞骨；CT 表现为溶骨性病变，并向周围的内外板扩张。皮样囊肿通常发生在婴儿，多位于前囟；CT 表现为部分脂肪密度，散在钙化灶。表皮样囊肿和皮样囊肿常累及桥小脑角、鞍旁和颅盖骨。皮样囊肿多见于中线部位。转移瘤一般存在原发肿瘤和已知的全身性转移，CT 表现为多发性溶骨性病变，也有一些癌症（如前列腺癌）可形成硬化边界。多发性骨髓瘤值得提及，因其系老年患者最常见的原发性骨瘤，可为单发病灶（浆细胞瘤），也可为多发性病变。骨内外板均可见溶骨性病变，边缘清晰，类似穿洞。这些病变在 MRI 上显示增强。颅骨骨瘤表现为圆形、界限清楚的硬化病变，通常发生于颅骨外板，多累及额骨。这些病变在核医学骨扫描中摄取增加。骨纤维结构不良最常见于年轻人。CT 显示均匀的毛玻璃外观，外板扩大。病变可以单发，也可呈弥漫性。骨化纤维瘤多见于额颞区。

在本例中，MRI 显示一个气泡状的增强肿块，虽然伴有压迫，但未侵犯大脑（图 23.1）。磁共振静脉成像显示上矢状窦小部分受压或闭塞，但未明显侵及静脉结构（图 23.2）。CT 显示透明、膨胀性肿块，有多个分隔（图 23.3）。这些影像学特征，结合患者的临床表现和年龄，使血管瘤成为最有可能的诊断。

诊断要点
1. 临床病史、病变生长时间和患者年龄，结合影像学特征，如侵袭性、单发或多发，将缩小鉴别诊断的范围。
2. 侵袭性病变：界限不清，过渡区宽，边缘骨溶解不良，皮质中断，周围无硬化症，生长速度快。
3. 非侵袭性病变：界限清楚，过渡区窄，无骨溶解，皮质薄且移位，可能有或没有硬化，静止或缓慢生长。

问题
1. 在手术计划中，必须考虑哪些解剖学因素？
2. 手术前必须做哪些准备？
3. 对于这些病例，你什么时候采用其他辅助措施？
4. 哪些特殊治疗措施可能有效？

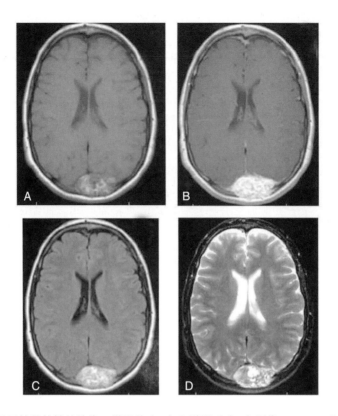

图 23.1 MRI 显示枕骨的轴外肿块，增强前（A）和增强后（B）影像。FLAIR 成像（C）未显示血管源性水肿；T_2 序列（D）显示不均匀肿块。

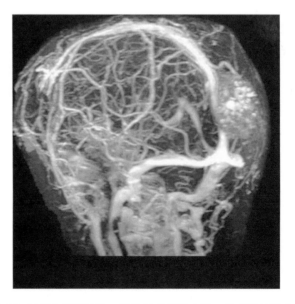

图 23.2 MRV 显示血管性肿物，肿物虽未侵犯血管，但有局灶性占位效应。

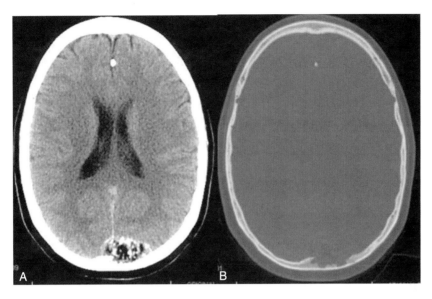

图 23.3　CT 扫描显示，透明、膨胀性的轴外肿物，具有多个分隔（A）；骨外板完整（B）。

决策

慢性病变和相关症状有助于做出决策，肿物的位置也决定了手术治疗策略。手术可适用于所有病例，如神经结构减压、治愈性或姑息性切除、矫正畸形、缓解疼痛或获得组织诊断。由于许多颅骨病变可以手术切除，且开颅手术切除颅骨病变的并发症少，一般采用病变全切除而非活检。然而，这种方法可能会根据大脑受侵犯或压迫的程度、是否靠近皮质或血管结构、颅底位置而有所调整。如果根据临床病史、检查和影像学明确诊断，可以采用包括持续观察的非手术方法；或者在某些恶性疾病情况下，可以采用化学治疗/放射治疗。

手术方法

颅骨病变的手术治疗取决于病变大小、颅内占位程度、与血管结构或重要皮质的接近程度。累及颅底的颅骨病变，与颅盖骨病变相比，需要特殊的手术治疗计划。如果唯一目的是获得组织病理的活检，手术治疗计划可能非常简单。然而，所有手术都应在计划时预料到相关重建情况。有许多方法来修复各种手术留下的颅骨缺损。对于较大的缺损，从邻近颅骨分离厚片的骨移植方法很受欢迎；优点是最大限度地减少在重建过程中引入易感染的异物，尤其是在恶性肿瘤需要辅助放射治疗的情况下。在这种情况下，必须计划相应的手术切口，以便在保留皮瓣血管供应的同时，更靠近邻近的颅骨。如前文所述，在预期伤口或移植物愈合不良的情况下，重建可能会推迟并分阶段进行，直到愈合条件得到优化。这可能有助于避免伤口愈合不良和感染风险而导致供体和受体移植物的损失。在保证伤口愈合的情况下，合成物的修复是合适的，可以达到良好美容目的。颅骨修补术常用的材料，包括甲基丙烯酸甲酯和羟基磷灰石。甲基丙烯酸甲酯，历来是应用最广泛的颅骨修补术材料。羟基磷灰石，优点是组织反应最小，骨修复增强，成骨良好；主要缺点是抗机械应力较差，容易断裂。钛网，可以单独使用，也可以与自体骨或上述合成同种异体骨材料联合使用。如果缺损很大，最新的技术允许患者专用预制陶瓷或多孔聚乙烯合成骨瓣。无论如何，术前成像显示缺损情况是骨瓣设计的需求标准，可使修复更有效。

肿瘤的特异性也会影响手术计划。例如，虽然大多数头皮或颅骨肿瘤没有向硬膜内扩张，但先天性病变如皮样窦病变，常会影响其下方的脑组织。必须识别这种联系，并完全切除窦道，避免与残留皮肤来源组织生长相关的延迟感染风险。当残留的皮样组织附着于大脑和覆盖硬脑膜时，已经有类似于脊髓皮质窦道引起脊髓栓系症状的报道。尽管并非总是需要打开硬脑膜探查，但皮样囊肿和其他全层颅骨病变可能还是会引起硬脑膜炎症反应。在手术中，肿瘤通常可以从硬脑膜外层剥离，而保留完整的内层。通过术前增强 MRI 序列，可以看到引起炎症变化的病变有一个强化的硬脑膜"尾巴"，预计手术切除这一部分是可能的。如果病变与硬脑膜紧密附着，可以在病变周围进行"甜甜圈式"环形颅骨切开术。这将形成一个与病变结合在一起的骨岛；术者可以看到病变下面的情况，而不需要对骨岛下面的软组织进行太多操作。切除病变后，这个环状骨缺损可进行骨瓣重建。

另一个决定手术治疗计划的特殊病理情况，在于颅骨病变是否起源于血管或动静脉畸形。有时血管病变可能需要术前血管内栓塞。在术中有可能出现缺血，静脉结构堵塞或需要修复的情况下，靠近静脉的病变也需要制定适当的计划进行处理。一些特殊病变，如动静脉畸形、血管瘤、脑膜瘤，可能需要术前栓塞。对于大多数颅骨病变，最终的治疗方法是手术切除。对于骨性血管瘤，放射治疗也是需要考虑的问题；放射治疗可以阻止肿瘤进展，但不能减少肿瘤体积。

手术要点

1. 无论是自体移植物还是人工合成替代物，在拟行颅骨缺损修复时必须有预先计划。
2. 根据解剖学方面的考虑，可能需要其它外科协助，如整形、耳鼻喉科或眼科。
3. 了解病变与关键结构的关系，在制定手术计划中至关重要。如果可能涉及这些重要结构，就应计划适合的颅骨切开术，使外科医生能直接看到相关的重要结构。

术后护理

颅骨病灶切除的术后处理，取决于所治疗病灶的大小、位置和颅内切除程度。手术后，可能需要预防性的抗癫痫药。全身性类固醇，常采用逐渐减少剂量的处方方案，可用于导致显著占位效应或显示脑实质内受侵的病变。在大多数颅骨病变中，切除的范围可以在术中准确评估。对于更大、更复杂的肿瘤，以及肿瘤边界不清者，术后早期进行 MRI 复查对比，可以评估切除肿瘤的范围。出院后，对于已知病理复发的肿瘤患者，需要定期影像监测。

并发症处理

预测和处理术后并发症是改善患者预后的关键。对于颅骨病变患者，根据肿瘤的位置、大小和颅内扩展压迫程度，可以预见并发的情况。对于引起明显占位效应或显示硬脑膜侵犯的较大病变，必须注意监测癫痫症状；这种症状提示皮质受到刺激。如果患者在术后出现癫痫发作的症状或体征，脑电图检查对于快速识别和治疗癫痫发作至关重要。神经功能障碍也可能是由于肿瘤位置相关的潜在压迫。对于靠近静脉结构的肿瘤或病变，必须密切监测术后静脉梗死或血栓形成的症状和体征。由于这些风险，术后应用预防、治疗剂量的抗癫痫药物，是合适的。类固醇治疗术后脑水肿，也适用于肿瘤引起显著压迫效应或脑实质受侵的患者。

证据和预后

由于颅骨病变相对罕见，需要引起神经外科医生关注；尤其当特定的病理诊断、循证治疗建议和预后信息缺乏时。颅骨病变出现部位不同、大小不同、颅内扩展各异。必须依据具体情况，分析每个患者的个体特殊因素。个案系列报告中，有关病理和预后的关系，很大程度上依赖于组织病理学的良性或恶性。

（常洪波 译）

拓展阅读

Colas L, Caron S, Cotten A. Skull vault lesions: a review. Am J Roentgenol. 2015;205(4):840–847. doi: 10.2214/AJR.14.13415

Naama O, Gazzaz M, Akhaddar A, et al. Cavernous hemangioma of the skull: 3 case reports. Surg Neurol. 2008;70(6):654–659. doi: 10.1016/j.surneu.2007.05.052

Osborn AG. Anomalies of the skull and meninges. In Osborn AG, Hedlund, GL, Salzman KL, eds. *Osborn's Brain: Imaging, Pathology, and Anatomy.* 1st ed. Salt Lake City, UT: Amirsys; 2013.

Politi M, Romeike BFM, Papanagiotou P, et al. Intraosseous hemangioma of the skull with dural tail sign: radiologic features with pathologic correlation. Am J Neuroradiol. 2005;26(8),2049–2052.

Swift DM, Sacco, DJ. Scalp and skull neoplasms. In Albright AL, Pollack IF, Adelson PD, eds. *Principles and Practice of Pediatric Neurosurgery.* 3rd ed. New York, NY: Thieme: 408–422.

第24章

立体定向放射外科和
显微外科治疗脑转移瘤

Or Cohen-Inbar，Daniel M. Trifiletti，Jason P. Sheehan

病例介绍

患者，女性，47 岁，2013 年行全乳房切除和淋巴结清扫术，病理为浸润性导管癌，WHO III 级，实性和筛状并累及乳晕。免疫组化（IHC）：雌激素受体（-），孕激素受体（-）和 Her2/Neu（-）。患者在 6 个月前，发现左额单发脑转移瘤（BM），行全脑放射治疗（WBRT），放射剂量为 35Gy/10F。据肿瘤医生报告，该患者接受了一个疗程的全身治疗，目前颅外疾病得到了很好控制，未服用任何药物。

10 天以来，患者出现头痛，言语笨拙，逐渐加重。1 周前行 MRI 扫描显示，先前已知的左侧额叶病灶增大，最大直径为 28mm（图 24.1），右额新发最大径为 4mm 的小病变。两处病灶周围可见血管源性水肿、弥漫性白质改变。体格检查发现，一般认知障碍和中度言语障碍。

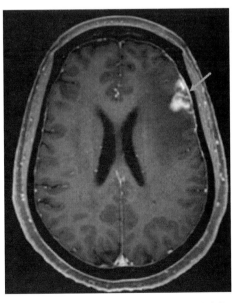

图 24.1　MRI 增强轴位 T1 加权扫描，左额皮质处强化病灶，最大径 28mm，周围水肿明显。

> **问题**
> 1. 患者的神经症状与神经解剖有什么关系？
> 2. 乳腺癌的"三阴性"预后含义是什么？
> 注："三阴性"是指雌激素受体[estrogen-R]、孕激素受体[progesterone-R]、人表皮生长因子受体 2 [Her2/Neu]的 IHC 阴性。
> 3. 患者已知转移灶增大的可能原因是什么？
> 4. 提出一种检查方法，以便于进行诊断和鉴别诊断。
> 5. 什么是即时（明确诊断前）内科或外科干预，什么是延迟治疗选择（根据你的建议进一步检查）？

评估和计划

10%~16%乳腺癌患者最终会发展为 BM。三阴性（TN）乳腺癌的特征是激素受体阴性，缺乏 HER2/Neu 扩增或蛋白过度表达，占所有乳腺癌的 15%。由于缺乏针对性的治疗方式，这些出现 BM 的 TN 患者预后仍然很差，中位生存期为 3 个月，而非 TN 乳腺癌患者的中位生存期为 11 个月[1]。原有转移灶的扩大和异常强化、伴随病灶周围血管源性水肿加重，可能预示着不同的潜在过程。一种解释是疾病的进展，即肿瘤细胞"突破"了先前的 WBRT。MRI 显示的肿瘤边缘（环形）增强可能提示恶性肿瘤细胞正在生长[2]。

由于单独使用 WBRT 治疗的肿瘤进展率相对较高，因此通常认为 WBRT 不是治疗脑转移瘤的一种单独的一线治疗选择，特别是对于预期生存期较长的患者[3-6]。对于 BM，WBRT 仍可作为立体定向放射外科（SRS）或外科切除（SR）的辅助治疗[3,7]。另外，短 T2 信号改变是任何形式的电离辐射后脑部病变（以及正常的脑组织）的常见反应，这种特征有时可能表示肿瘤对放射线有理想的反应，并最终导致 BM 缩小或消失[6]。异常信号也可能是短暂应用糖皮质激素及抗癫痫药物的一过性反应。第三个应考虑的诊断是放射坏死（RN），即由放射引起的不可逆局部炎症过程，成为自力推动的局部破坏过程。坏死组织和细胞碎片的混合物形成核心，活化的炎性细胞形成增强的外周环。RN 在临床治疗中有一定的挑战性。RN 可能对大剂量糖皮质激素、贝伐珠单抗（Avastin®）以及高压氧治疗有反应。另外，RN 也可能对这些治疗措施产生抵抗，需要手术切除才能奏效[8]。

如果病变进展是导致患者产生症状和 MRI 影像变化的原因，则有几种成像模式可以帮助进行鉴别诊断。在疾病进展情况下，正电子发射断层扫描（PET）/CT 将显示与代谢亢进相关的摄取增加，而在短暂肿胀或 RN 的情况下，PET/CT 显示摄取减少。值得注意的是，PET/CT 可提供有关至少 10mm 病变的大致信息，并且可能会出现假阳性结果（坏死组织非特异性摄取 FDG）。磁共振波谱成像是另一种有价值的检查。活跃肿瘤病变的特点是脂质和乳酸盐增加，胆碱峰增加，N-乙酰天门冬氨酸（NAA）峰明显减少；NAA 作为一种正常的神经元标志物，其下降表现为 NAA/Cho 比从正常的 1.6 变为<1.2。在 RN 中，脂质、乳酸盐和胆碱峰同样增加，但 NAA 仅轻微下降，从而对 NAA/Cho 比的影响不大。可以帮助区分 RN 和肿瘤进展的另一种影像学方法是弥散张量成像（DTI）和灌注成像，可分别或协同使用[9,10]。

　　患者服用糖皮质激素和抗癫痫药。大脑的 PET/CT（图 24.2），显示 2 个转移性病变的代谢活跃，在解剖学上对应于左侧额叶和右侧额叶的 2 个增强病变。

诊断要点

1. 在表达性语言障碍/失语症中，患者对自己的缺陷非常重视，常常引起严重的痛苦和焦虑。

2. 从影像学上讲，增强 MRI 可以作为评估 BM 的首选成像方式。然而，尽管标准 MRI 序列可以了解病变的一般特征，但它们可能无法区分肿瘤进展、一过性放射反应、RN 及瘤床脓肿。

3. 在这些情况下，功能性和生理性神经成像方式是 MRI 的重要辅助手段。弥散和灌注加权 MRI 图像有助于区分缺血性和梗死组织。PET/CT 有助于辨别正常代谢、低代谢性病变和高代谢性病变，而 MR 波谱分析可对病变进行生化区分。

4. MR 波谱分析中，NAA 是正常神经元的标志。恶性肿瘤的 NAA 通常会显著降低；而在 RN，NAA 只会轻微降低。胆碱是细胞膜合成的标志，在肿瘤和 RN 中常增加。NAA/Cho 比值是重要的指标，在肿瘤形成过程中显著降低（<1.2）。

5. 对于预计生存期较长的 BM 患者，WBRT 很少单独作为 BM 的治疗方案。但作为 BM 的 SRS 或 SR 的辅助治疗，全脑放射治疗仍然很重要。

问题

1. 该患者有哪些可能的治疗选择？

2. SR 的潜在风险和并发症是什么？

3. SRS 潜在的局部和扩展风险是什么？

4. 与接受 SRS 治疗的良性疾病患者相比，该患者发生 SRS 相关并发症的风险是否增加？

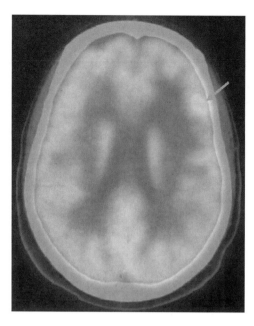

图 24.2 PET/CT 显示左额叶病变明显增强、病变代谢显著增高。

决策

治疗方案包括 SR、重复 WBRT、SRS 或严密观察。考虑到两处病灶的位置（左额 Broca 运动语言区和右侧皮质运动前区），SR 具有明显的皮质损伤风险，即运动性失语（左额叶病变）或左侧肢体无力（右额叶病变）。DTI 和功能性 MRI（fMRI）检查有助于进行风险评估；它们可帮助定位患者实际生理（而非解剖）言语区和相关传导束。重复进行 WBRT 的情况很少见，WBRT 治疗后的前 6 个月，由于疗效下降和放射诱发的白质脑病风险显著升高，因此不作为标准治疗方法；如果其他方法不合适，则可以考虑将其作为挽救性治疗办法。在特定情况下，可以采用观察等待的方法，有时可能有助于消除某些诊断难题。这种方法需要患者和家属的合作参与，并且需要密切的临床评估和影像学随访。与 WBRT 相比，立体定向放射外科手术通常是一线治疗选择，肿瘤控制成功率显著提高，导致白质脑病的风险也较小。我们与本患者讨论了不同的治疗方案，患者选择使用伽马刀立体定向放射外科手术。

问题

1. BM 治疗中常用的边缘剂量（周边剂量）是多少？
2. 在确定该患者的治疗 SRS 剂量时，应考虑哪些因素？
3. 该患者病变的估计肿瘤控制率是多少？讨论的两处病变之间有区别吗？
4. 什么是常见的放射敏感性和放射耐受性肿瘤？如何定义该患者的组织学情况？

手术方法

该患者接受了针对两个转移性肿瘤的基于框架的单次伽马刀放射外科治疗。由于先前的 WBRT，采用了稍低的 18 Gy 周边剂量（图 24.3）。右侧额叶病变被单一等中心覆盖，而左侧额叶病变被 14 个等中心点覆盖。

术后护理

3 个月后的随访磁共振扫描显示，两个病变均有所消退（图 24.4A）。PET/CT 显示两个病变的摄取均降低（图 24.4B）。然而，SRS 术后 6 个月进行随访，结果显示两个病变体积均有所增大，并明显强化（图 24.4C）。左额病变最大直径为 45mm，右额病变最大直径为 10mm。PET/CT 左额叶病变显示摄取减少（倾向于 RN），右额叶病变显示代谢增高（倾向于肿瘤进展）（图 24.4D）。选择了一种结合的治疗方法，其中对左额 RN 行 SR，对右额病变则重复 SRS。

在行全面的影像学评估（包括 fMRI 和 DTI）后，对左额病变进行了手术切除。多模态影像显示，语言传导通路被肿瘤推挤，而并非包绕在病灶内。手术利用立体定向神经导航、在术中唤醒状态下进行，并在术中进行了精细的言语刺激。在切除病变过程中，采用皮质和皮质下刺激，确保不影响语言功能，使得患者语言功能得以成功保留。切除病灶的组织病理学检查，显示大部分为坏死组织，并有炎性细胞浸润和散在活性肿瘤细胞。SR 后大约 2 周，患者右额病变接受了 SRS 再次治疗；采用基于框架的单次伽马刀放射治疗，边缘剂量为 17Gy（图 24.5）。

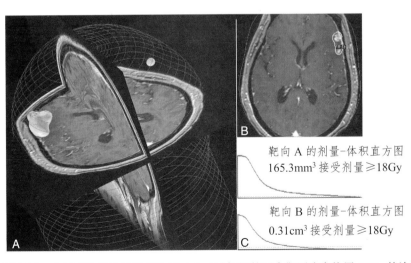

图 24.3　伽马刀放射外科治疗计划。(A，B) 标记的两个靶区病变均用 18Gy 的边缘周边剂量治疗；(C) 呈现剂量-体积直方图。请注意，在 3D 重建 (A) 上，左右侧面是相反的。

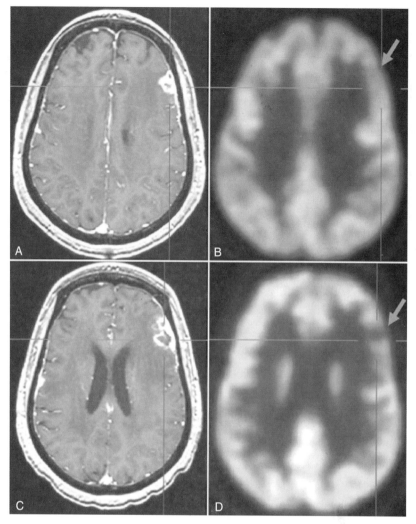

图24.4 SRS治疗后随访情况。3个月随访，MRI增强影像：轴位T1（A）和PET/CT（B）。6个月随访，MRI增强：轴位T1（C）和PET/CT（D）。

手术要点

1. 在较小的病灶中，PET/CT阳性率显著下降。实际可能发现的病灶大小为10~15mm。

2. 在鉴别RN和肿瘤进展方面，没有哪一种影像学方法具有100%的特异性。临床怀疑和病程，对制订决策有帮助。

3. 术前恰当的功能成像（DTI、fMRI、PET/CT），是为复杂患者制订处理决策的重要辅助工具。

4. 在相同靶区体积内，肿瘤可能对放疗具有不同的反应，一些是进展，一些是放射效应。

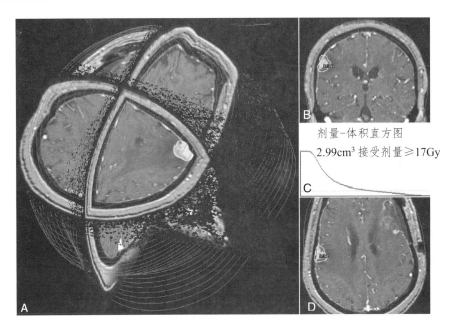

图 24.5　再次伽马刀放射外科治疗计划。MRI 增强 T1：3D 重建（A），冠状位（B）和轴位（D）。周边剂量 17 Gy，治疗右额叶病变的剂量-体积直方图（C）。注意，在 3D 重建（A）图像上，左右侧是相反的。

关键点

1. 多种治疗方式相结合往往是行之有效的方法，多学科治疗团队对这些患者的治疗十分有益。
2. 选择适合的最佳剂量，应在有效性和安全性之间达到平衡。既往行放射治疗、增大病灶的治疗、病灶周围水肿及邻近功能区，都可能需要降低周边剂量。另一方面，某些病理类型（如黑色素瘤）被认为是抗辐射的，可能需要增加放射剂量。

并发症处理

　　SR 的潜在并发症包括手术部位感染（SSI），累及范围从皮肤切口感染到瘤床脓肿形成；麻醉相关并发症，与机械通气有关的呼吸道和心血管并发症；手术操作引起的神经功能缺损，术后出血、肿瘤进展等。立体定向放射外科相关并发症的发生率明显降低；可能包括头架固定针刺部位疼痛或感染（极少见）、囊肿形成（长期脑转移瘤患者平均为 3%~5%）和脑白质病。脑白质病（即辐射引起的白质改变，通常呈现神经认知功能障碍）是 WBRT 众所周知的副作用。最近研究表明，重复 SRS 也可导致其形成（图 24.6），但程度比 WBRT 轻得多。不幸的是，这种与认知变化有关的白质改变大多是不可逆的，可能会严重影响患者生活质量。

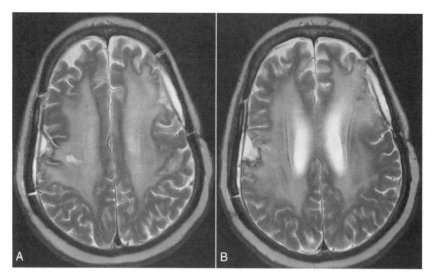

图 24.6　最后一次随访 MRI，T2 加权轴位显示白质脑病（MRI 图像，T2 加权弥散性改变）。

并发症要点

1. 放射副反应（ARE），又称为"放射诱导改变"（RIC），在脑组织受到电离辐射后可能会发生，在 T2 加权像上显示白质发生变化；当发生弥漫性改变时，这种变化被称为白质脑病，并伴有不可逆的认知能力下降，通常出现在辐射后 6~12 个月。

2. 从 ARE 或假性进展中，仔细识别肿瘤进展对 BM 患者的治疗选择至关重要。随着放射补量，ARE 或假性进展更难辨别。肿瘤真正进展时，通常局部的放射补量（如 SRS）更好。

3. 全脑放疗后，发生白质脑病很常见，这在一定程度上解释了为什么这种治疗方式近年来受到冷落。

4. SRS 后发生病灶及其周围 T2 改变，有时可与更好的长期肿瘤控制率相关。这些 T2 变化可能表明存在局部短暂的炎症过程。

5. SRS 后的其他并发症（如囊肿形成）极为罕见，它们主要与附近传导束或关键结构的损害（如 SRS 治疗垂体病变对正常垂体功能的损害）有关。

证据和预后

对存在有限个数 BM 患者的处理，已从单纯 WBRT 发展到更积极的 SR 和 SRS。在选择治疗方式时，患者年龄和临床参数、BM 的数量或体积，以及治疗相关的潜在不良反应等，一直是争论的焦点。现已提出了许多可靠的分层方案，应对 BM 患者进行分类；其中包括递归划分分析（RPA）、分级预后评估（GPA）和疾病特异性 GPA。

越来越多的肿瘤生物学（如受体状态和基因突变）研究，在全身和颅内治疗的选择中发挥着重大的作用。然而，迄今为止，尚未将分子和遗传因素纳入 BM 分类系统。

对于颅内 BM 个数有限的患者（有时称为寡转移，通常定义为 1~3 个 BM），除 WBRT 外，使用 SRS 进行局部治疗，可延缓神经系统恶化，降低复发率，延长总生存期（OS）。在接受局部治疗（SRS 或 SR）的患者中，辅助 WBRT 可以降低局部（大脑）复发率。与没有进一步治疗相比，WBRT 对延长 OS 时间的有益作用尚不清楚。一项荟萃分析得出结论，对于年轻患者（<50 岁），单纯 SRS 有助于生存；而最初未行 WBRT，不影响远处的脑转移复发率。另一些人最近报告了相反的 OS 获益，在预后良好的患者（诊断特异性 GPA 为 2.4~4.0）中使用 SRS+WBRT 比单独使用 SRS 效果更佳。目前，SR、SRS 和 WBRT 在寡转移患者的治疗中起着重要作用。下列各指南依赖于文献中相同的证据，但它们为 BM 患者的管理提供了略有不同的方法。这些指南来自美国放射肿瘤学会（ASTRO）、美国神经外科医生协会（AANS）和神经外科医生代表大会（CNS）、国际放射外科协会（IRSA）、美国国家综合癌症网络（NCCN）、美国放射肿瘤学院（ACRO）及美国国家卫生局（NHS）。WBRT 在预防 BM 复发方面的非特异性作用，在未来可能会被抗血管生成药物或免疫治疗药物（即化学预防）所取代，从而在治疗方法上进一步调整。

（孙君昭　译）

参考文献

1. Xu Z, Schlesinger D, Toulmin S, Rich T, Sheehan J. Impact of triple-negative phenotype on prognosis of patients with breast cancer brain metastases. *Int J Radiat Oncol Biol Phys.* 2012;84(3):612–618.

2. Or Cohen-Inbar, Jason P. Sheehan. The tole of dtereotactic radiosurgery and whole brain radiation therapy as primary treatment in the treatment of patients with brain oligometastases—a systematic review. *J Radiosurg SBRT.* 2016;4(2):79–88.

3. Sahgal A, Aoyama H, Kocher M, et al. Phase 3 trials of stereotactic radiosurgery with or without whole-brain radiation therapy for 1 to 4 brain metastases: individual patient data meta-analysis. *Int J Radiat Oncol Biol Phys.* 2015;91(4):710–717.

4. Aoyama H, Tago M, Shirato H; Japanese Radiation Oncology Study Group 99-1 (JROSG 99-1) Investigators. Stereotactic radiosurgery with or without whole-brain radiotherapy for brain metastases: secondary analysis of the JROSG 99-1 randomized clinical trial. *JAMA Oncol.* 2015;1(4):457–464.

5. Yamamoto M, Serizawa T, Shuto T, et al. Stereotactic radiosurgery for patients with multiple brain metastases (JLGK0901): a multi-institutional prospective observational study. *Lancet Oncol.* 2014;15(4):387–395.

6. Cohen-Inbar O, Melmer P, Lee CC, Xu Z, Schlesinger D, Sheehan JP. Leukoencephalopathy in long term brain metastases survivors treated with radiosurgery. *J Neurooncol.* 2016;126(2):289–298.

7. Brown PD, Asher AL; NCCTG N0574 (Alliance). A phase III randomized trial of whole brain radiation therapy (WBRT) in addition to radiosurgery (SRS) in patients with 1 to 3 brain metastases. *J Clin Oncol.* 2015;33(18). doi: 10.1200/jco.2015.33.18_suppl.lba4

8. Parvez K, Parvez A, Zadeh G. The diagnosis and treatment of pseudoprogression, radiation necrosis and brain tumor recurrence. *Int J Mol Sci.* 2014;15(7):11832–11846.

9. Masch WR, Wang PI, Chenevert TL, et al. Comparison of diffusion tensor imaging and magnetic resonance perfusion imaging in differentiating recurrent brain neoplasm from radiation necrosis. *Acad Radiol.* 2016;23(5):569–576. doi: 10.1016/j.acra.2015.11.015

10. Sundgren PC. MR spectroscopy in radiation injury. *Am J Neuroradiol.* 2009;30(8):1469–1476.

第25章

颅咽管瘤

Daniael M.S. Raper，*John A.Jane Jr.*

病例介绍

患者，男性，39 岁，右利手。初始症状为周边视野缺损，导致阅读困难。患者自述，晨起时发生持续性头痛，伴有全身乏力。患者没有相关医疗病史和家族史。患者转诊至眼科医生，视野检查发现患者双颞侧偏盲，左眼精确视力为 20/400。神经系统其他检查未见异常。

诊断要点

1. 儿童患者如果有鞍上病变，并且出现视交叉受压或垂体功能低下症状，要首先考虑颅咽管瘤诊断。成人患者则更多见于垂体腺瘤和 Rathke 囊肿。
2. 鞍上病变患者的视功能评估，需要有经验的眼科医生参与，重要性在于建立患者视觉功能水平基线。
3. 激素水平基线是术前判断患者内分泌状况的必要内容。
   (1) 需要检查的激素包括促甲状腺激素（TSH）、游离 T_4、促肾上腺皮质激素（ACTH）、晨起时的皮质醇及 24h 尿游离皮质醇、黄体生成素（LH）、卵泡刺激素（FSH）、睾酮（男性）、胰岛素样生长因子（IGF-1）、空腹血糖和妊娠试验。
   (2) 有助于颅咽管瘤诊断的基线检测指标包括全垂体功能不全和尿崩症（DI）。
4. 蝶鞍和鞍上区域的检查，选择 MRI 影像最有意义，其可以清晰分辨组织结构，外科医生据此制订手术方案。应用 CT 检查，有助于确定病变钙化区域。

问题

1. 本病例有哪些鉴别诊断？
2. 最适合哪一项影像检查？
3. 本病例还需要哪些重要的实验室检查？

评估和计划

　　患者转诊神经外科后，专科医生对鞍上病变进行分析。鉴别诊断包括垂体大腺瘤、Rathke 囊肿、颅咽管瘤、皮样/表皮样囊肿。颅咽管瘤是一种罕见的肿瘤，在临床表现、影像特征、侵及蝶鞍和颅内的程度及对治疗的反应等方面存在着较大的差异，因此治疗具有挑战性。颅咽管瘤占全部脑肿瘤的 2.5%~4%；50%病例发生在儿童。发病年龄有两个高峰：5~14 岁、50~74 岁。起始症状包括视力减退、头痛等颅内高压症状，以及垂体功能低下。生长激素（GH）缺乏可导致儿童发育迟缓、身材矮小。垂体功能减退可导致成人性功能低下、闭经和尿崩症。肿瘤巨大扩展至额叶，可导致患者性格或人格改变。

　　颅咽管瘤是世界卫生组织（WHO）的 I 级肿瘤，起源于发育中的 Rathke 囊，并且通常被视为 Rathke 囊肿的延伸病理过程。多数颅咽管瘤含有囊性和实性成分，囊内液体通常有胆固醇结晶。组织病理学显示，栅栏状排列的柱状上皮细胞，液化碎屑和局部角质化；可分为两个类型，牙釉质型（最常见于儿童）和鳞状乳头型（几乎均见于成人）。牙釉质型颅咽管瘤呈分叶状，含有多个囊；实性部分常包绕神经血管，并与下丘脑粘连。CT 通常可显示牙釉质型颅咽管瘤的周围钙化。与牙釉质型颅咽管瘤不同，鳞状乳头型颅咽管瘤常为实性，很少呈分叶状，也很少发生钙化。通过免疫组化染色 β-catenin 和 BRAE 方法，可以将颅咽管瘤与 Rathke 囊肿区别开来。Rathke 囊肿的两种免疫组化染色均无变化；牙釉质型颅咽管瘤的 β-catenin 染色阳性，而鳞状乳头型颅咽管瘤的 BRAE 染色阳性。

　　磁共振影像检查可对鞍内和鞍上病变进行定性诊断。高场强 MRI，具有 3D（轴位、矢状位、冠状位）重建功能，可对鞍内和鞍上病变进行薄层扫描，显示病变相邻的组织结构边界和受累的神经血管结构。这些信息对于确定外科手术方案至关重要。牙釉质型颅咽管瘤的 MRI 影像，T1 和 T2 序列显示为不均匀信号，并有显著的增强反应。颅咽管瘤的囊性部分由于内容物富含蛋白质，MRI 影像表现很典型：T1 为等强度或高信号，T2 为高信号。乳头型颅咽管瘤的实性部分 MRI 影像表现，T1 呈等信号或低信号，T2 信号变化多样，强化反应明显。与垂体腺瘤比较，颅咽管瘤多累及鞍上，并且多数有囊性结构。MRI 弥散加权影像显示，与表皮样囊肿相比，颅咽管瘤边界并没有明显的弥散受限，所以在弥散加权像上多呈低信号。颅咽管瘤与 Rathke 囊肿区别之处，在于后者没有实性成分，且强化仅限于囊壁。

　　本病例 MRI 显示为鞍上病变，并具有很大的囊性结构。肿瘤的实性部分在 T1 显示为轻度低信号，并有明显强化反应；肿瘤囊性部分在 T1 显示为高信号，在 T2 则显示为轻度低信号（图 25.1）。

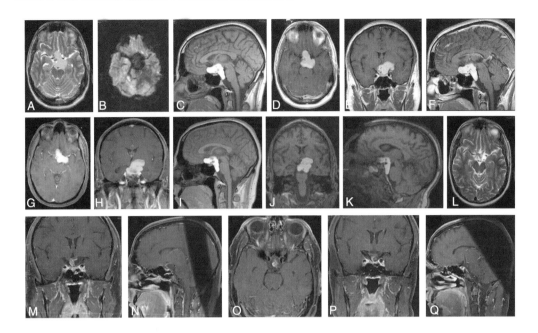

图 25.1 （A–F）MRI 影像显示以囊性为主体的鞍上病变，体积为 3.7cm×3.8cm×3.0 cm。肿瘤实性部分，T1 主要显示为高信号，增强反应明显；囊性部分，T1 显示为高信号，T2 显示为等信号或低信号，并且在弥散加强影像上病变边界不清。（G–I）MRI 影像显示经蝶窦切除肿瘤术后 6 个月，鞍内及鞍上病变，T1 主要显示为低信号，T2 则显示为高信号，体积为 4.0×3.3×3.5 cm³，囊性成分扩大。（J–K）术中脑 MRI 影像显示立体定向手术置入 Ommaya 泵，导管插入肿瘤囊内。（L–N）术后首日脑 MRI 影像显示肿瘤囊性部分的体积缩小，对于视神经和第三脑室的压迫减轻。（O–Q）Ommaya 泵置入术后 3 年，MRI 影像显示肿瘤的实性部分稳定，囊性部分几乎消失。

问题

1. 如何根据影像学和实验室检查结果，制订手术方案？
2. 本病例应当采用何种外科手术策略和方法？
3. 放射治疗对本病例的作用如何？
4. 应用手术或者放射治疗本病，有哪些内分泌功能缺失的风险？

决策

对于术前确定治疗方案，除影像检查之外，系统的视力评估和详细的内分泌检查也至关重要。手术前评估，通常需要精通下丘脑-垂体轴的内分泌专家参与。本病例手术前的内分泌实验室检查结果如表 25.1 所示。结果显示整体激素水平低下，包括游离睾酮、甲状腺刺激素和随机检查的皮质醇；加项检查早 8 点皮质醇，结果在正常

表 25.1　39 岁颅咽管瘤患者内分泌检查结果

内分泌项目	检测值	正常值
ACTH	< 5pg/mL	9~52 /mL
TSH	0.066 mIU/mL	0.3~3.0 mIU/mL
游离 T4	1.39 ng/dL	0.7~1.5 ng/dL
睾酮总量	127 ng/dL	310~1010 ng/dL
游离睾酮	32 pg/mL	47~244 pg/mL
泌乳素	11.2 ng/mL	< 20 ng/mL
GH	0.11 ng/mL	< 3 ng/mL
皮质醇（随机）	3.0 μg/dL	
皮质醇（早晨）	12.9 μg/dL	4~19 μg/dL

注：ACTH：促肾上腺皮质激素；TSH：甲状腺刺激素；GH：生长激素。

范围。一般来说，IGF-1 比随机 GH 水平更能准确地反映 GH 活性。对于 6 岁以上患者，如果没有服用类固醇，应检测脱氢表雄甾酮（DHEA）硫酸盐；如果是女性，应检测雌二醇，如果是男性，应检测睾酮。如果儿童生长迟缓，应当测量骨龄。如果检查发现脑垂体功能低下和尿崩症，则支持颅咽管瘤诊断，此点可与其他鞍内和鞍上肿瘤相区别。

确定颅咽管瘤外科手术的影响因素较多，包括病变的解剖部位、侵袭脑组织程度、术前激素水平，以及患者年龄。选择合适的手术入路时，每个因素都要考虑到。此外，关于根治性手术切除与减压联合放射治疗各自的作用，目前仍存在争议。治疗总体目标是，控制肿瘤生长，同时最大限度保存脑组织，保护视力和内分泌功能，保证生活质量。对于肿瘤大部分为实性的患者，全部切除肿瘤（GTR）与部分切除肿瘤（STR）加局部放射治疗两种治疗方法比较，肿瘤控制率的结果相似；而后者策略更有利于保护下丘脑的功能。放射治疗（RT）的确具有副作用，诸如内分泌功能低下、视神经炎、智力减低等，但这些情况多发生在年纪小的患者。对于肿瘤大部分为囊性的患者，可囊内置入同位素磷-32 和钇-90 放射治疗，早期控制肿瘤较好，但长期控制效果较差。

对于儿童患者的每次外科治疗，包括首次肿瘤切除、放射治疗、分流置管、复发手术，都会使其生理功能降低。因此，设计儿童患者手术方案时，特别注意尽量减少手术干预的总次数。

问题

1. 蝶鞍扩大对于确定颅咽管瘤手术入路有何意义？

2. 手术规划中，如何考虑患者年龄影响因素？

3. 手术应当切除多少肿瘤囊壁？

手术方法

手术切除颅咽管瘤有多种手术入路，每种手术入路都各有利弊。由于颅咽管瘤位于鞍上，并且肿瘤与周边的神经血管组织、垂体柄和下丘脑有粘连，因此各种手术入路都可能伴随严重的并发症。外科治疗必须综合考虑各种方法，包括观察、肿瘤囊内给药、内镜下引流、立体定向放射外科（SRS）、适形放射治疗（RT）、质子束放射治疗，以及肿瘤全部切除手术。

手术前至手术后 24h，需要应用抗生素；若有术后腰椎管引流，则需延长应用抗生素时间。经蝶扩展入路手术的患者，应当选择广谱抗生素，包括头孢吡肟、万古霉素、甲硝唑。较大的颅咽管瘤手术，打开颅骨瓣之前应用甘露醇，剂量为 0.5~1.0g/kg；也可应用腰椎管脑脊液引流方法。

颅咽管瘤切除术可使用额颞瓣，沿颅底向内下深入。翼点开颅可以直接抵达鞍区，提供前颅窝底和鞍区后方良好的视野；可将蝶骨嵴向下磨除，直至良好显露视神经-颈内动脉三角。通常，手术先显示肿瘤外侧面。根据肿瘤的精细解剖关系，可选择更为合适的手术入路。这些手术入路可以包括视交叉下方、视神经-颈内动脉之间、经终板、颈动脉外侧，以及经额叶等。无论采用何种手术入路，术中及早辨别视神经、视交叉、颈动脉及垂体柄等结构至关重要。切除肿瘤囊性部分之前，可先吸出囊内容物以减小肿瘤体积；然后，再应用吸引器或超声手术吸引器切除肿瘤。这种方法处理鞍内部分的肿瘤时受限，并且难以观察到对侧视神经和颈动脉。

经额叶底部入路，便于识别视神经和颈动脉结构，但是手术显露有限，特别是当视交叉前置时；而且手术中，观察第三脑室受限。经胼胝体入路，可用于完全切除生长在第三脑室内的肿瘤。该手术入路优势在于适合处理下丘脑部位的肿瘤，劣势则具有损伤穹隆和胼胝体的风险。上述两种手术入路进行时，均可应用内镜观察，扩展手术通道的视野。

经蝶窦手术入路，可以避免开颅及打开骨瓣，并且利于放出肿瘤囊液，从下方为视交叉减压。我们目前的内镜技术，可以达到 3 种器械同时经双鼻孔进入，去除鼻中隔后部。在立体定位影像引导下，切除肿瘤。如果蝶鞍扩大，肿瘤起源于鞍隔之下，可采用经蝶窦-鞍底手术入路。此种情况，肿瘤常位于脑软膜外，全切除肿瘤导致下丘脑损伤的风险较小。如果蝶鞍没有扩大，肿瘤起源于鞍隔之上，并且很可能侵及软膜，应该选择经蝶窦-蝶骨平台入路。通常，切除起源于鞍上的颅咽管瘤囊壁时，发生下丘脑损伤的概率较高，特别是在儿童患者。经蝶窦手术入路的主要缺点是脑脊液漏，发生率为 5%~7%。此外，该入路对于斜坡两侧肿瘤的术中观察和切除操作受限。应用鼻中隔黏膜瓣修补前颅窝底，以及多层重建鞍底技术，已经证实可减少术后脑脊液漏的发生，并且常规用于经蝶窦扩展手术。

颅咽管瘤所有手术入路都应遵循如下原则。如果计划部分切除肿瘤，优先要考虑保留垂体柄。如果计划全切除肿瘤，也应保留部分垂体柄，为了全切肿瘤而牺牲垂体柄是不可取的。当然，如果手术造成下丘脑损伤，即使没有伤及垂体柄，也会发生尿崩症。视交叉下方的小动脉分支应予保留，因为这些分支供应视交叉血液。如果肿瘤巨大，向蝶鞍内和鞍上（特别是外侧）扩展，手术方案要考虑联合入路或者分期切除。

手术要点

1. 手术前详细的影像学检查，对选择合适的手术入路至关重要。
2. 全切除肿瘤的控制率，与部分切除肿瘤附加靶区放射治疗的控制率相似；对于每个患者，都应当根据肿瘤特点、患者年龄，以及临床状况，做出个性化治疗方案。通常把控制肿瘤作为治疗出发点。
3. 将肿瘤与下丘脑分离时，要最小限度地牵拉肿瘤囊壁，以降低术后下丘脑损伤发生率。
4. 经蝶窦入路和经幕上联合入路，既可同时进行手术，也可分阶段实施。

关键点

1. 治愈或长期控制颅咽管瘤的最佳时机，就在首次手术。这是处理所有颅咽管瘤和制订最适合外科手术计划的关键节点。
2. 患者出现梗阻性脑积水症状，或者出现急性视力减退情况，应尽快实行手术减压。
3. 许多肿瘤部分切除患者的术后早期，影像学检查就可见囊性肿瘤复发，有占位效应，并伴有临床症状；这种进展通常是短暂的，可以顺其自然、对症治疗。

术后护理

手术后应强调早期活动，除非术后保留腰椎管引流。对于经蝶窦手术后腰椎管引流的患者，应当采用一种特殊体位：保持头抬高至少 30°，就餐或应用病床便盆时，可以抬高至 45°。腰椎管引流量应保持 5~10mL/h。预防深静脉血栓，可持续应用气压弹力袜，并且在术后第一天即开始应用肝素，剂量为 5000IU，每日 3 次。对有腰椎管引流需要卧床的患者，在活动前，需常规应用超声检查下肢有无血栓。

颅咽管瘤切除术后护理需要多学科的介入。建议由内分泌小组介入患者管理，要注意监测患者血清电解质；注意尿的成分和比重，应当每 6h 检测一次。尿崩症可能会干扰患者手术后恢复，并可呈现"三相反应"。抗利尿激素（ADH）水平在手术后

4~5 天可恢复正常，若持续 5 天异常，随后会出现永久性尿崩症。在根治性 CP 切除术后，常规的做法是让患者使用应激剂量的类固醇激素，然后迅速减少剂量，维持在出院时的生理替代量。

并发症处理

本病例施行了肿瘤次全切除，保留的垂体柄粘连少量肿瘤。因此，手术后患者接受了总剂量 5500cGy 的分次放射治疗，历时 6 周。起初，患者头痛和视力减退有所改善；放射治疗最后一周，这些症状又复发。患者口服地塞米松治疗 2 周，但检查发现双颞侧偏盲加重，MRI 影像显示实性肿瘤稳定，囊性肿瘤复发，体积为 4.0cm× 3.5cm×3.5cm。患者行立体定向 Ommaya 囊植入，进行囊液引流。首次切除肿瘤术后 4 年随访，发现围绕垂体柄的实性肿瘤部分稳定，囊性肿瘤也没有复发。

证据显示，RT 之后约有半数患者在短期内（1~5 月）发生肿瘤增大，特别是肿瘤囊性部分。这种进展多为暂时性的，不应再强行全切肿瘤，而应顺其自然，采用药物或微创手术缓解临床症状。

> **并发症要点**
> 1. 围术期必须进行相关系列检查，早期发现内分泌功能减退。这些系列检查包括密切监测血清电解质、尿量和尿比重。
> 2. 必须注意评估尿崩症，因为可能是内分泌异常，导致永久性尿崩症。
> 3. 经蝶窦扩展入路切除颅咽管瘤时，脑脊液漏为常见并发症。手术时，应用鼻中隔黏膜瓣多层封堵，可以减少其发生。治疗脑脊液漏，可选用腰椎引流，但通常还是需要手术探查。

证据和预后

总体而言，颅咽管瘤 5 年生存率为 55%~85%。除了肿瘤及囊性复发，常见的并发症有脑脊液漏、无菌性脑膜炎、脑卒中、脑神经及下丘脑损伤。双侧下丘脑损伤导致低体温、嗜睡，死亡率达 5%~10%。一侧下丘脑损伤可导致暴饮暴食和肥胖，特别见于儿童患者。手术后，约 30% 的患者新发尿崩症，60% 患者产生垂体全功能低下。尿崩症与发育肥胖、注意力低下、学习困难等有关。在肿瘤全切的患儿中，行为障碍也很常见。

由于颅咽管瘤在美国少见（每年治疗 350 例），而且所有治疗都要冒生命危险，有关手术切除与其他治疗方法的利弊，仍存在争议。儿童鞍上小型颅咽管瘤患者采用肿瘤全切手术或局部放射治疗，肿瘤复发率约为 20%。放射治疗容易引起生长激素、类固醇和甲状腺激素缺乏。除此之外，手术还容易引起尿崩症。应用质子放射治疗 RT，也有类似结果的报道。手术治疗复发颅咽管瘤，主要在于解除肿瘤对重要生命结构的压迫，并且减少 RT 的靶区治疗体积。立体定向放射外科已用于治疗一些颅咽管瘤，最好选择那些体积较小、距离视神经 3~5mm 以上的实性肿瘤。

（田春雨　伍琳　译）

拓展阅读

Clark AJ, Cage TA, Aranda D, et al. Treatment-related morbidity and the management of pediatric craniopharyngioma: a systematic review. *J Neurosurg Pediatr.* 2012;10(4):293–301.

Elliott RE, Jane JA Jr, Wisoff JH. Surgical management of craniopharyngiomas in children: meta-analysis and comparison of transcranial and transsphenoidal approaches. *Neurosurgery.* 2011;69(3):630–643.

Müller HL. Craniopharyngioma. *Endocr Rev.* 2014;35(3):513–543.

Müller HL. Childhood craniopharyngioma—current concepts in diagnosis, therapy and follow-up. *Nat Rev Endocrinol.* 2010;6(11):609–618.

Yang I, Sughrue ME, Rutkowski MJ, et al. Craniopharyngioma: a comparison of tumor control with various treatment strategies. *Neurosurg Focus.* 2010;28(4):E5.

Boop FA, Wait SD, Wisoff JH, et al. Treatment of craniopharyngiomas: total removal vs. subtotal removal with radiation. In: Al-Mefty A, ed. *Controversies in Neurosurgery II.* New York, NY: Thieme, 2014:133–149.

第26章

室管膜瘤

Paul Klimo，*Nir Shimony*

病例介绍

一名此前健康的两岁女童，被父母带到急诊室就诊。父母描述女童患有"癫痫"。在过去数周里，这个孩子间歇性出现背部和颈部过度伸展、双腿伸直的症状。这些症状通常发生在早上，而且越来越频繁。他们也注意到女童出现平衡障碍，包括经常摔倒和不愿意走路。她走路的时候，双腿的间距比平常更宽。没有呕吐，也没有主诉头痛或颈部疼痛的症状。患儿父母也没有看到她有任何吞咽困难的症状。

详细的神经学检查显示，患儿大致正常。临床表现清醒、警觉、微笑、顽皮，四肢对称运动，没有明显的无力。瞳孔大小相等，反应灵敏；眼球运动正常；面部对称，伸舌位居中线。没有巨头症。

急诊室行头部计算机断层扫描（CT），结果显示左侧桥小脑（CP）角有一个界限不清的后颅窝肿块（图26.1）。肿块边界不明显，对第四脑室有压迫作用（向中线右侧偏移），伴有轻度第三脑室积水。

问题

1. 父母描述的"癫痫发作"是什么？
2. 下一项最合适的影像学检查是什么？
3. 患儿的脑积水需要立即治疗吗？

评估和计划

患者父母所描述的症状是角弓反张，而不是癫痫。角弓反张是一种身体严重过伸的状态。患者通常身体僵硬，弓背，头向后仰。如果患有角弓反张的人仰卧，唯其后脑勺和脚后跟能够接触到所卧床面。角弓反张在婴儿和儿童中比在成人中更常见。鉴别诊断包括中枢神经系统（CNS）感染，如脑膜炎或破伤风；遗传代谢和神经退行性疾病，如戈谢病和克拉布病；以及化学中毒。对于小儿神经外科医生来说，角弓反张通常预示着巨大肿瘤或严重脑积水而导致的后颅窝高压。

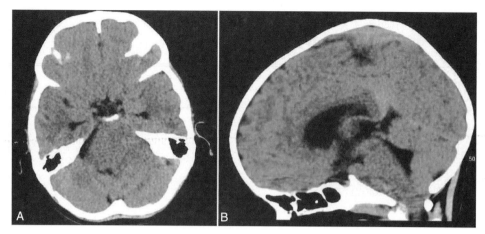

图 26.1 轴位（A）和矢状位（B）CT 图像。

当然，对于诊断为后颅窝肿瘤的儿童，下一步需要进行的影像学检查应是全神经轴的磁共振成像（MRI）。这将提供比 CT 更详细的肿瘤本体及周围神经血管结构的信息。MRI 还可以显示是否有颅内或脊髓软脑膜转移（这是一个重要的预后特征）。儿童幕下肿瘤常见有"三大类"：髓母细胞瘤、毛细胞型星形细胞瘤（PA）和室管膜瘤。对于幼童（≤3 岁），还应考虑非典型畸胎瘤/横纹肌肿瘤（ATRT），这是一种发生在桥小脑角的侵袭性胚胎肿瘤。对于前两种肿瘤（髓母细胞瘤、毛细胞型星形细胞瘤）的影像学特点，我们将在"诊断要点"中讨论。

室管膜瘤通常是边界清楚的肿瘤，在 T1 加权图像上呈低信号，而在 T2 加权和流体衰减倒置恢复（FLAIR）图像上呈高信号，并伴有不均匀强化。由于肿瘤存在非增强部分，通常可在 FLAIR 系列更明显地观察到，因此需要神经影像科医生仔细阅读图像。有些室管膜瘤血供丰富，瘤内可见血液流空现象。肿瘤的囊变性和钙化区域并不少见。室管膜瘤的典型影像学特征是肿瘤向后颅窝蛛网膜下腔生长，特别是枕大池、颈部蛛网膜下腔、CP 角和小脑延髓（CM）角，因此可称为"可塑性室管膜瘤"。室管膜瘤可起源于两个不同部位：从第四脑室底部（内侧源性），最常见迷走神经或舌下三角区（"中央"）始发，或者来自脑干的侧隐窝或脑桥和延髓连接处的侧面（"外侧"或"CP 角"室管膜瘤）。最近的荟萃分析，基于起源部位证实了这两种不同始发的肿瘤类型[1]。外侧起源的肿瘤会沿阻力最小的路径扩张，可能向中间进入第四脑室，也可能向外侧进入 CP 和 CM 角；抑或两者同时侵入。

分析新诊断的后颅窝肿瘤影像学资料，可以明确发现本病例有两个不同、但又相互关联的问题:脑积水和肿瘤。患者 MRI 显示一个非强化的轴外肿瘤，大小为 6.0 cm × 2.5 cm × 5.8 cm，使得左侧 CP 和 CM 角池消失（图 26.2）。肿块包覆左 CP 角和 CM 角的各个主要神经血管结构，包括小脑前下动脉、椎动脉和 V~VII 脑神经。肿瘤向桥前间隙生长并包裹基底动脉，从中脑延伸至 C1。没有证据发现，颅内或脊柱存在远处转移性病灶。

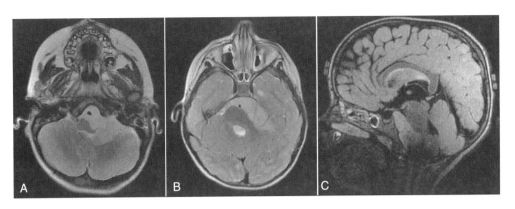

图 26.2　延髓（A）和脑桥（B）水平的轴位 T2 加权成像，以及矢状位 FLAIR（C）。

幸运的是，这位患儿脑室只是轻微扩大，不需要立即手术干预。对于绝大多数新诊断为后颅窝肿瘤的患儿，脑积水的治疗就是切除该肿瘤（见下面讨论）。虽然可以提出预防性内镜下第三脑室造口术（ETV）或分流术，但对于大多数患者来说，这是不必要的，除非不能及时进行明确的肿瘤切除；而且这种切除手术，很少会引起严重的幕下出血并发症[2,3]。对于因严重脑积水而濒死的患儿，如果预期会出现后颅窝高压征，则应在手术时，考虑给予脑室外引流（EVD）。在后颅窝巨大肿瘤的患者中，必须注意不要引流过多的脑脊液，否则会导致小脑幕上疝[4]。

诊断要点

1. 髓母细胞瘤通常位于患儿的第四脑室内（年龄较大儿童位于小脑半球），CT 呈高密度，增强显著；在表现弥散系数（ADC）图像上为低信号，说明细胞数量增多，而且比室管膜瘤更易出现软脑膜播散。
2. 毛细胞性星形细胞瘤（PA）起源于小脑或脑干，可继发扩展至第四脑室。典型影像学可见实性和囊性成分（尽管 20%~30%后颅窝 PA 是实性的，没有囊性成分），并有可变的时间依赖性增强。转移性疾病非常罕见。

问题

1. 手术目的是什么？
2. 你如何向患儿父母提出建议？

决策

毫无疑问，手术目标是实现肿瘤全切除（GTR）。GTR 被定义为术中（如果可用）

或术后 MRI 未见结节性残留肿瘤，即使残余一层薄薄的肿瘤附着于第四脑室底部或脑神经（术中手术显微镜观察到）。对于怀疑患有室管膜瘤的儿童，GTR 的重要性不可低估，因为切除范围一直被反复证明是决定肿瘤复发与患者存活最重要的因素[5-13]。

另外两个重要的预后因素是年龄和组织病理学。年幼患者（<3 岁）预后较差，Ⅲ级肿瘤（间变性）预后较差[14,15]。幕下室管膜瘤与幕上室管膜瘤的生物学性质不同。幕下室管膜瘤进一步细分为 2 个分子亚型：A 组或 B 组。A 组肿瘤主要发生在婴儿，存在肿瘤相关信号通路（如内皮生长因子）被激活，对放射治疗反应不敏感，预后较差。另一方面，B 组肿瘤多发生在青少年和年轻成人，表现出较大的基因组畸变，对放射治疗反应敏感，预后较好。

此时，外科医生发现自己处于一个关键的"岔路口"。外科医生必须审视自己，并判断其是否有处理此类病例的经验和辅助支持。如果没有，应先稳定患儿病情，再将患儿转诊至有这方面经验和团队的医院。

对后颅窝室管膜瘤实现 GTR 比幕上肿瘤更具有挑战性，因其与重要神经血管结构（脑干、动脉和脑神经）密切相关，特别是当肿瘤通过第四脑室孔向外延伸时。因此，花些时间为这个可能改变患者及其家庭一生的手术做好准备是很重要的。虽然每次开颅手术都有一些"标准"风险，如感染和出血，但与患者家属的讨论应集中在肿瘤的大小和位置及手术目的，以及可能在术后出现的特定神经系统缺陷上。对于本例患儿，由于动脉和脑神经被肿瘤包裹，术后并发症包括小脑和脑干梗死、复视、眼肌麻痹、面神经麻痹、面部感觉迟钝、听力丧失、发音和吞咽困难，需要进行胃造口术或气管切开术等。幸运的是，根据作者对肿瘤治疗的经验，如侧方室管膜瘤，只要患儿保持一条活动声带，就不需要进行气管切开术。同时发生第Ⅴ、第Ⅷ脑神经麻痹是特别麻烦的，因为会导致角膜暴露和痛觉消失，缺失眨眼反射就证明了这一点。受累眼睛需要积极主动地润滑和保护，甚至需要早期睑缘缝合术。脑神经功能缺陷是此类儿童长期住院的主要原因。在可行情况下，应当在术前进行耳鼻喉科和眼科会诊，因为这对儿童的术后护理有帮助。婴儿的脑神经根和小神经根极其薄弱，容易受到损伤，但只要脑神经保持连续，通常就可以恢复。一个主要例外是听力损失，这种情况通常是不可逆转的。

问题

你将如何准备手术（如定位、失血、使用神经功能监测等）？

手术方法

对于任何重要的小儿神经外科手术，"成功"定义为在不引起或减少不必要的并发症风险情况下，实现术前设定的目标，这依赖于手术团队成员的密切合作和沟通，包括麻醉师、手术室护士和技术专家，以及术中 MRI（iMRI）检查的神经放射学科专家。重要的是，术前与所有团队成员进行"磋商"，讨论手术定位、开通血管通路、估计手术时间、预计失血量、血压精细管理、术中神经监测及气道管理（术后继续插管或拔管）等事宜。

后颅窝室管膜瘤的手术体位取决于肿瘤的位置。如果肿瘤主要位于第四脑室，通过正中孔和侧孔向外侧延伸程度较小，那么标准的枕下中线开颅术就足够了。患者处于 Concord 位（即俯卧、头部弯曲、下颌收拢）。对于本病例，这种方法显然是不够的。对于肿瘤主要位于外侧（即 CP 角或 CM 角内）的患者，须将患者俯卧，下颌收拢，并将患侧肩部旋转。头部通过颅骨钉固定保持在此位置，但对幼儿使用颅钉时必须小心。

切口采取典型的"曲棍球棒"或倒"J"形。切口垂直躯体、位于中线，然后弯向同侧，止于乙状窦后方。枕下中外侧区域的广泛暴露，可确保通过轻度牵拉小脑及第四脑室（如果第四脑室存在）抵达 CP 角和 CM 角。我们建议神经导航不仅要确定横窦和乙状窦的位置，而且要确定中线的位置，因为当儿童头部旋转时，可能比预期更难识别。如果不具备神经导航，则可以通过触诊星点（人字缝、枕乳缝和顶乳缝的交点）来确定横窦和乙状窦的交界处。考虑到预期的手术时间很长，在定位时需要反复检查所有的受压点是否得到充分的保护；还需要将患儿充分固定，以便倾斜手术台时患儿不会移动。如果使用 iMRI，则存在定位方面的其他问题，例如使用兼容磁共振（MR）的头架并且不与皮肤接触。

神经监测在后颅窝室管膜瘤的应用方面目前尚无标准，但估计大多数外科医生会采用某种形式的脑神经监测。这包括将针状电极放置到某些肌肉中，并使用手术中的神经刺激器[但不用于第Ⅷ脑神经，该神经由脑干听觉诱发电位（BAER）监测]。特殊的气管插管可监测后组脑神经（9/10）功能。当肿瘤（如本例患者）与面神经密切相关时，通常使用面部监测。面瘫对患儿来说是一种特别难以适应的疾病，因为面瘫会损害孩子的容貌，而且会导致孩子受到同龄人的嘲笑，自信心下降。需要注意的是，如果使用 iMRI，所有导线都必须移除为术中扫描做准备；如果扫描后需要进一步切除肿瘤，则无法再用导线。

失血是这种手术的另一个主要问题。对于这个年龄段的孩子来说，如此大的肿瘤，术中或术后输血需求是相当高的。麻醉组需预先设定术前输血阈值，即最大允许出血量。最大允许出血量是估计的患者血容量乘以患者的起始红细胞压积和最小容许红细胞压积之差，再除以起始红细胞压积。例如，本患者体重 11kg，估计血容量为 70mL/kg（770mL），起始红细胞压积为 40，最小可接受红细胞压积为 25，最大允许失血量约为 300mL。如果预计会进一步出血，应开始输血。反复输血可导致凝血功能障碍和电解质紊乱，这种情况应采取解决措施。如果失血过多，最好的方法是先止血，然后缝合并复苏患儿。对于患有血供丰富肿瘤的儿童，作者在将他们带回手术室施行进一步切除之前，先进行几轮化学治疗来阻断肿瘤的血供，取得了较好的效果[16]。

肿瘤切除应首先分离蛛网膜，并在进入肿瘤前识别正常结构。如果可行的话，应尽量在肿瘤周围进行手术，并在去瘤前切断供瘤血管。第四脑室肿瘤的大部分血液供应来自小脑后下动脉（PICA），而脑室侧方肿瘤则由 PICA 和 AICA 供血。扩张的动静脉通常在 MRI 的 T2 加权像上可见。明胶海绵或棉片应放置在正常结构上，以保护其免受医源性损伤；在蛛网膜下腔也应放置棉片，以防止血液和肿瘤细胞的医源性扩散。

室管膜瘤通常质地较软，用手持式吸引器或超声外科吸引器可以很好地切除。在最佳设置下使用后者，对神经、血管有一定的保护作用，这在切除包裹脑神经和血管系统的肿瘤时十分有利。如果肿瘤延伸至颅底孔隙，如颈静脉孔或内听道，同样可以用温和的微吸引术切除。如果条件允许，应将脑神经与肿瘤分开的蛛网膜始终保持完整，从而为神经提供一层保护。肿瘤起源的部位可能是患儿脑干的外侧或第四脑室的外侧隐窝，在这种情况下，外科医生需要谨慎行事，在避免过度侵犯重要结构前提下，尽可能缩小肿瘤的厚度。在肿瘤附着点通常有许多来自脑干的小血管供血，并且难以凝结。外科医生必须避免用双极电凝进入脑干的小血管；使用止血材料温和、持续地压迫止血，并保持耐心就足够了。然而，术中应尽一切努力去除所有此类止血产品，或尽可能减少残留（并在手术报告中说明止血药物残留的位置），以免影响术后 MRI，造成不必要的增强结果。

手术要点

1. 全切除必须是手术的目标！
2. 对于位于外侧的室管膜瘤应考虑侧方入路，以避免脑干和小脑过多地牵拉。
3. 对于较大的后颅窝肿瘤，明智的做法是在手术视野的枕骨钻孔部位放置 EVD，以帮助缓解脑肿胀。
4. 如果需要输血，计算允许的失血量和需要输血量（10~20mL / kg）。
5. 尽量减少对脆弱的脑神经进行手术操作。重点是把肿瘤从神经上分离，而不是把神经从肿瘤上分离。
6. 不要电凝脑干表面的出血点！

关键点

如果失血过多，有实质性的肿瘤残留，则停止切除肿瘤，复苏患儿，并给予化疗断流肿瘤血管，使第二次手术更安全，从而更有可能实现手术的最初目标：全部切除肿瘤。

术后护理

如同肿瘤切除一样，成功的术后护理需要一个由重症监护室人员、护士和治疗师组成的团队共同合作。患儿术后拔管（除非手术时间很长或担心患儿不能维持气道通畅），然后转移到重症监护病房（ICU）。床头抬高 30° 左右。应设置血压参数，注意轻度高血压和高血容量有利于维持脑干灌注。如果放置了 EVD，要保持其在患者耳郭上方 10~15cm 处打开。几天后，EVD 逐渐暂停、夹闭，然后取出。

手术后很难立即对患儿进行详细的神经系统检查，因为他们通常不合作，但脑神经缺损在最初几天就会变得明显。如果后组脑神经广泛受损，则通过言语治疗和耳鼻喉科的床边喉镜进行正式的吞咽评估。如果患儿出现后组脑神经麻痹，那么至关重要的是积极抽吸口腔分泌物，否则患儿会误吸。只有在呼吸道稳定、安全后，才能将患儿转出 ICU 进行下一步康复。

iMRI 的一大优点是它不需要术后扫描。患儿可以留在重症监护病房的安全环境内。如果未用 iMRI，则应在术后数天内进行扫描。如果 MRI 显示有超过 1cm 的结节状残留肿瘤，在允许的情况下应进行重复或"二次探查"手术。

并发症处理

如前文所述，口腔分泌物的淤积和是否及时吸出是术后最重要的问题，在重症监护室中需要保持警惕并积极处理。对于声音沙哑、可听到口腔分泌物淤积音、微弱或无咳嗽的患儿，通常可以很容易地确定其下声带功能障碍，应咨询耳鼻喉科以确定声带的活动性。目前已经能够在大多数单侧声带无力的患者中不采取气管切开术。双侧声带麻痹或瘫痪极大地增加了需要气管切开术的风险。语言治疗师应该定期评估患儿的吞咽功能，但儿童早期放置鼻胃管以提供营养和药物并不罕见。如果患者在术后数周内吞咽功能没有改善，那么应该放置胃造瘘管。

室管膜瘤患儿很少出现转移性疾病。因此，切除肿瘤后应该重建脑脊液通路。然而，这并非常规。未解决的脑积水指标包括症状（如烦躁或呕吐）、脑室扩大、假性脑膜膨出（特别是增大和硬化的脑膜膨出）。假性脑膜膨出在后颅窝手术中并非少见，可以仅仅表现为沿着硬膜缝合线处薄弱或缺损处膨出，而没有明显的脑积水。对于脑脊液通路看似通畅的患儿，术后出现较大或扩张的假性脑膜膨出，通常先采用一次或多次腰椎穿刺（用于脑脊液分析和测量颅内压），然后探查硬膜缝合线。如果在探查和加固、修复脑脊液渗漏部位后，假性脑膜膨出复发，则认为存在未解决的潜在脑积水，需放置分流管。

并发症要点

1. 误吸：对预防术后口腔和肺内分泌物的积聚至关重要。存在第Ⅸ和第Ⅹ脑神经麻痹的患儿，无法感觉到口腔或上呼吸道分泌物的积聚，无法吞咽，也无法通过强力咳嗽将其排出。因此，家庭人员和护理人员必须保持警惕，并鼓励患儿深度咳嗽以促进分泌物的排出。

2. 吞咽困难：如果有疑问，让患儿禁食，直到清醒并能提供更准确的吞咽能力评估。如果患儿不能安全饮水或进食，放置临时鼻饲管，直到可以确定是否应该放置胃造瘘管（G管）。

3. 暴露性角膜病变：先决条件是面神经麻痹引起的慢性角膜暴露（角膜暴露还有其他病因，但面神经麻痹是神经外科医生唯一关注的病因）。需要每天检查角膜是否红肿，并保持角膜湿润和润滑，特别是在夜间。闭合眼睑或固定眼睑可以帮助保护角膜。三叉神经合并面神经麻痹时，痛觉感会减少甚至消失，从而增加了角膜损伤的风险。角膜损伤可导致水肿、变薄、溃疡、瘢痕和视力丧失。

4. 假性脑膜膨出：始终警惕未解决的脑积水问题！

证据和预后

由于这些肿瘤罕见，目前尚无治疗后颅窝室管膜瘤的前瞻性对照外科手术试验。幕下室管膜瘤必须接受局部放射治疗，以最大限度地控制局部病灶；治疗失败通常为局部复发，并且发生在治疗 2 年内。迄今为止，化学治疗尚未被证明是有益的。Merchant 等（2009）一项研究表明，5 年和 10 年无症状生存率分别为 74% 和 69%，总生存率分别为 85% 和 75%。

（冷历歌 刘清 译）

参考文献

1. Sabin ND, Merchant TE, Li X, et al. Quantitative imaging analysis of posterior fossa ependymoma location in children. *Childs Nerv Sys.* 2016;32(8) 1441–1447.

2. Sainte-Rose C, Cinalli G, Roux FE, et al. Management of hydrocephalus in pediatric patients with posterior fossa tumors: the role of endoscopic third ventriculostomy. *J Neurosurg.* 2001;95(5):791–797.

3. El-Gaidi MA, El-Nasr AH, Eissa EM. Infratentorial complications following preresection CSF diversion in children with posterior fossa tumors. *J Neurosurg-Pediatr.* 2015;15(1):4–11.

4. Osborn AG, Heaston DK, Wing SD. Diagnosis of ascending transtentorial herniation by cranial computed tomography. *Am J Roentgenol.* 1978;130(4):755–760.

5. Tamburrini G, D'Ercole M, Pettorini BL, Caldarelli M, Massimi L, Di Rocco C. Survival following treatment for intracranial ependymoma: a review. *Childs Nerv Syst.* 2009;25(10):1303–1312.

6. Jaing TH, Wang HS, Tsay PK, et al. Multivariate analysis of clinical prognostic factors in children with intracranial ependymomas. *J Neurooncol.* 2004;68(3):255–261.

7. Kurt E, Zheng PP, Hop WC, et al. Identification of relevant prognostic histopathologic features in 69 intracranial ependymomas, excluding myxopapillary ependymomas and subependymomas. *Cancer.* 2006;106(2):388–395.

8. Mansur DB, Perry A, Rajaram V, et al. Postoperative radiation therapy for grade II and III intracranial ependymoma. *Int J Radiat Oncol Biol Phys.* 2005;61(2):387–391.

9. Merchant TE, Li C, Xiong X, Kun LE, Boop FA, Sanford RA. Conformal radiotherapy after surgery for paediatric ependymoma: a prospective study. *Lancet Oncol.* 2009;10(3):258–266.

10. Shu HK, Sall WF, Maity A, et al. Childhood intracranial ependymoma: twenty-year experience from a single institution. *Cancer.* 2007;110(2):432–441.

11. Vinchon M, Leblond P, Noudel R, Dhellemmes P. Intracranial ependymomas in childhood: recurrence, reoperation, and outcome. *Childs Nerv Syst.* 2005;21(3):221–226.

12. Tihan T, Zhou T, Holmes E, Burger PC, Ozuysal S, Rushing EJ. The prognostic value of histological grading of posterior fossa ependymomas in children: a Children's Oncology Group study and a review of prognostic factors. *Mod Pathol.* 2008;21(2):165–177.

13. Phi JH, Wang KC, Park SH, et al. Pediatric infratentorial ependymoma: prognostic significance of anaplastic histology. *J Neuro-Oncol.* 2012;106(3):619–626.

14. Gajjar A, Bowers DC, Karajannis MA, Leary S, Witt H, Gottardo NG. Pediatric brain tumors: innovative genomic information is transforming the diagnostic and clinical landscape. *J Clin Oncol.* 2015;33(27):2986–2998.

15. Ramaswamy V, Hielscher T, Mack SC, et al. Therapeutic impact of cytoreductive surgery and irradiation of posterior fossa ependymoma in the molecular era: a retrospective multicohort analysis. *J Clin Oncol.* 2016;34(21):2468–2477.

16. Van Poppel M, Klimo P Jr, Dewire M, et al. Resection of infantile brain tumors after neoadjuvant chemotherapy: the St. Jude experience. *J Neurosurg-Pediatr.* 2011;8(3):251–256.

第27章 低级别胶质瘤

Nader Sanai

病例介绍

患者，女性，39 岁，来急诊室就诊，主因进行性头痛和记忆力减退 3 个月。并且有一次全身性癫痫发作；发作前出现几分钟的拼词困难和右手笨拙，患者没有相关的既往史和家族史，最近也没有外伤史和其他持续性症状。全身检查，生命体征平稳，一般状况良好，她已经从癫痫发作中恢复过来，没有明显的不适症状。神经系统检查，右手握力为 4+/5 级，右侧轻度面瘫，拼词困难。总的来说，她能从 1 数到 10，并且能从给她的 3 件物品中，说出 2 件物品的名字，偶有言语错乱。

> **问题**
> 1. 可能的诊断是什么？
> 2. 最适合的影像学检查是什么？
> 3. 最可能的解剖学受损部位在哪里？为什么？
> 4. 诊断性检查的最佳时机是什么时候？

评估和计划

值班的神经外科医生考虑为大脑半球肿瘤，立即行头部 CT，未见急性脑出血及脑积水。正如所怀疑的，CT 显示左侧颞叶占位性病变，磁共振成像（MRI）T2 加权像显示左侧颞叶内侧一个非增强性肿块（图 27.1）。鉴别诊断包括低级别胶质瘤（LGG）、缺血、脑炎、疱疹脑炎和癫痫持续状态。左前额几乎未受累，但外周存在一些 T2 高信号。这一发现与患者 Broca 区域受损导致的非流利性言语相关。患者的拼词困难和命名错误与颞叶的损伤相关。根据患者的临床表现和相对缓慢的病史考虑最有可能的诊断为 LGG。

LGG 典型的 CT 表现为弥漫性低密度或等密度肿块，静脉造影无强化或轻度强化。然而，在 15%~30% 的患者中，可以观察到肿瘤强化。钙化也可能发生，尤其是少突胶质细胞瘤或混合型少突星形细胞瘤。此外，囊性变可以在任何亚型中出现。

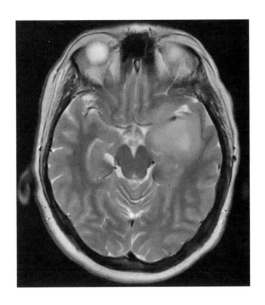

图 27.1　脑部 MRI 影像，轴位 T2 加权显示左侧颞叶内侧非强化肿块，在颞窝内扩张、并向上延伸至岛叶和颞干。(Source. Used with permission from Barrow Neurological Institute, Phoenix, Arizona.)

LGG 的诊断需要依靠 MRI，因为在 T1 加权像上显示病变为低到等信号，在 T2 加权像上显示为高信号。与 CT 扫描一样，大多数 LGG 在 MRI 上也未显示增强。LGG 是轴内病变，但通常不会对周围结构产生明显的占位效应。然而，它们表现为侵袭性生长，并沿白质束延伸（如胼胝体、皮质下白质）。神经影像学并不能明确诊断，但是根据肿瘤的位置和影像学特征，可以提示是 LGG 的一种特殊的病理亚型。例如，与其他肿瘤相比，少突胶质细胞瘤通常位于额叶，累及皮质并伴有钙化。重要的是，增强 MRI T1 加权序列可能低估了 LGG 的范围。T2 加权序列可显示受累的真实程度，不过在这些序列上无法区分肿瘤范围和周围水肿。

其他的影像学检查可以作为辅助，但不是必需的，包括质子磁共振波谱（MRS）、灌注 MRI 和功能性磁共振成像（fMRI）。质子 MRS 可以无创地评估颅内病变的代谢水平。主要的代谢产物有 N-乙酰基天冬氨酸（NAA）、胆碱、肌酸和脂质。与正常大脑相比，神经胶质瘤通常表现为 NAA 和肌酸水平降低、胆碱水平升高，这表明它们具有增殖潜能、细胞异质性及细胞高周转率。一般而言，高级别肿瘤的胆碱/NAA 和胆碱/肌酸的比值比低级别肿瘤更高。目前，正在评估 MRS 在无创性预测肿瘤分级中的实用性和可靠性。MRS 并不能取代组织学诊断。然而，MRS 可能有助于确定手术活检的靶点。在胆碱峰升高的区域，提示细胞增殖增加，从而可找到肿瘤最活跃区域。fMRI 是基于大脑神经活动引起的局部血流变化，在没有增加氧气摄取量的情况下，增加的血流量会导致局部脱氧血红蛋白相应减少。这时，脱氧血红蛋白起到了内源性造影剂的作用，在 fMRI 中可提供信号变化。因此，fMRI 可以为神经外科手术计划提供术前功能信息，包括识别语言优势的大脑半球。然而，识别语言区域的金标准仍然是大脑皮质刺激，这基于局部电活动通路的中断或激活。

诊断要点

1. 神经系统检查可以定位受累的解剖结构。
   （1）记忆力减退：虽然记忆力减退可能涉及多个解剖结构，但通常与优势半球海马受累有关。
   （2）命名障碍：优势颞叶病变通常与命名障碍和失语症有关。
   （3）言语延迟：左额叶前部的损伤通常与言语延迟和"说出困难"有关。
2. 非增强的轴内肿块不一定是LGG。
   （1）高达50%的非增强轴内肿块可具有高级别组织学改变。
   （2）局灶性缺血可产生与LGG相似的T2高信号，但在CT血管造影和弥散加权成像上都会有相关发现。
   （3）脑炎的影像学和神经系统表现类似LGG，但患者通常有导致感染性疾病的危险因素和相关症状。
   （4）疱疹性脑炎通常会影响颞叶内侧，患者通常有疱疹相关的临床病史。
   （5）癫痫持续状态在MRI上可能与LGG相似，但它与持续的、常较严重的神经功能缺损有关。
3. LGG（如少突胶质细胞瘤）可以在头部平扫CT成像上显示肿瘤内钙化。

问题

1. 肿瘤的临床表现及影像学特征如何影响手术计划？
2. 何时是对这名患者进行干预的最佳时间？
3. LGG患者应该如何进行手术？

决策

管理方案包括启动抗癫痫药物（AED）预防癫痫发作，以及考虑继续观察与活检或病灶切除。与历史记录相比，目前对临床表现和影像特征比较典型的LGG患者进行连续成像随访的比例较低。这种观察策略虽可降低无症状患者的治疗相关风险和费用，但也可能增加由于肿瘤生长而导致的新的神经功能缺损、顽固性癫痫和恶性变异的风险。应当根据整个临床状况及神经肿瘤外科医生的经验来制订治疗策略。有效使用影像学观察作为治疗策略，需要根据神经功能缺损、癫痫发作形式、肿块病变生长和（或）MRI 增强模式，仔细分析疾病进展。

LGG 患者的手术策略包括开放性手术切除、开放性或立体定向活检。这取决于患者的临床状况、肿瘤部位，以及神经外科医生经验。手术干预目的是明确诊断、治疗神经症状、减轻肿瘤占位效应并实现肿瘤细胞减少。已确诊的或怀疑有幕上非视觉径路病变的成年患者，在开始积极治疗之前明确组织学诊断是目前统一的标准。立体定向或影像引导活检可以获取病变组织。

立体定向或图像引导活检，可以微创的方式获取组织，用于病理学诊断。这种方法特别适合于拒绝开放手术切除或推迟开放手术切除的患者，以及难以接受高风险的患者。早期活检的优点是便于识别更具侵袭性的病变，这种病变采取单纯的观察未必合适。此外，活检可以分析组织中少突胶质细胞的特征，如 1p 和 19q 染色体的缺失。据报道，LGG 的立体定向活检相关手术风险通常较低；致残率和死亡率低于 1%。依赖立体定向活检的一个缺陷是由于肿瘤的异质性和肿瘤取样有限所造成的诊断偏差，可能导致误诊或肿瘤分级不准确。在肿瘤较大的患者中，活检标本与开放切除标本之间的一致性较低，这表明通过单轨道多处活检的方法在这些人群中可能更有用。

对于有局部占位效应、颅内压增高和癫痫发作的 LGG 患者，已明确开放式手术切除的作用。在这种情况下，切除可减轻占位效应，减小肿瘤体积并有助于确诊。病变组织减少还可以减轻脑水肿，并提高放射治疗敏感性和化学治疗敏感性。开放式手术切除可以最大限度地切除肿瘤，还为组织学分析提供了更多的组织标本，这提高了病理诊断的准确性。减少有畸变风险的肿瘤细胞数量不仅会降低肿瘤进展的风险，也能降低肿瘤恶性转化的可能性。

问题

1. 该患者肿瘤位置与手术入路的关系有何重要意义？
2. 如果可以实现完全切除，长期控制癫痫发作的可能性如何？

手术方法

现代神经外科文献中越来越多的证据表明，更广泛的手术切除可能有利于延长 LGG 患者的预期寿命。积极切除 LGG 可以降低肿瘤恶性转化的风险，并可提供了解疾病遗传学的机会，也便于在肿瘤发展的早期阶段进行治疗。

一般的神经外科肿瘤手术原则指导 LGG 开放性手术。现代方法（如超声扫描、功能定位、无框架导航切除装置、术中成像）有利于广泛切除，降低术后并发症发生率。术中超声提供的实时数据有助于发现肿瘤，提示肿瘤边缘，并将其与瘤周水肿、囊肿、坏死及邻近正常脑组织区分。尽管切除边缘的血液和手术创伤造成的伪影限制了术中超声检查的应用，但在其引导下切除的肿瘤体积与术后 MRI 确定的体积相一致。同样，当肿瘤浸润的组织无法与正常组织明显区分时，术中 MRI 有助于更大范围地切除肿瘤。对位于或相邻皮质和皮质下功能部位的肿瘤，刺激定位技术对于最大限度地降低致残率并实现根治性切除是必不可少的。对于语言通路及其周围的病变，清醒状态下定位功能区仍然是最小化致残率和最大化切除范围的金标准。术中脑电图监测也可以作为一种有用的辅助手段，但它主要用于难治性癫痫患者。

对于这例患者，清醒的语言定位方法可以切除前颞叶肿瘤及其相邻的受累白质。患者在没有镇静的情况下被带进手术室，然后在静脉输液时给予清醒镇静。Mayfield 头架固定是通过在头皮上使用局部麻醉剂（包括周围的头皮阻滞剂）来实现的。患者置于半卧位，颈部和头部相对于脊椎处于中立的位置。在进入清醒镇静状态之前，患者应该能够口头确认体位的舒适程度。如果患者有阻塞性睡眠呼吸暂停或打鼾，可以放置鼻咽通气道。切口有针对性，从颧骨根部开始的反向问号或半月形切口，可以帮助暴露颞窝。完成开颅手术后，给予患者的硬脑膜局部浸润麻醉，以防止切开硬脑膜引起的疼痛。然后让患者清醒过来，鼓励患者过度换气以减少二氧化碳蓄积。该入路有专用的硬脑膜切开方式，通常为一个半月形硬膜瓣，向前翻转并固定。

术中映射定位是根据相关功能部位量身定制的。在这种情况下，需要让患者数数和命名物体，以便识别相邻额叶下部的面部和手部运动皮质。因为本患者有癫痫病史，所以需要术前使用抗癫痫药。皮质刺激阈值是根据术中脑电图进行校准的，确定观察到放电后电位的极限，然后将刺激幅度从该阈值降低约 1mA。手术中的癫痫发作可以通过冷冲洗来控制，必要时还可以静脉注射异丙酚。

确定皮质功能部位之后，在显微镜下对病变进行前颞叶入路手术切除。要注意保留穿过的静脉和动脉，以及周围的软脑膜边缘。肿瘤切除会向内侧延伸至中脑池，注意保护蛛网膜，以及下方的脑神经和动脉。术中 MRI 导航将有助于确定切除的范围，尽量切除在 FLAIR 序列上发现的所有异常。肿瘤切除也会延伸至左侧侧脑室，注意避免损伤重要的脑室内血管。

切除肿瘤后，硬脑膜按照常规方法重新缝合，颅骨、颞肌、帽状腱膜和皮肤也是如此。可在术腔放置引流管，但并非必需。

手术要点

1. 手术将 MRI 的 FLAIR 序列上的异常信号完全切除，可最大限度地提高总生存期、无恶性进展生存期和控制癫痫发作。
2. 术中癫痫发作可用脑表面冷冲洗或静脉注射丙泊酚控制。如果在手术室患者全身癫痫发作，则必须评估气道并在条件允许时使用气管插管。
3. 静脉注射甘露醇和患者过度换气相结合，可以最大限度地减少肿瘤占位效应和脑疝。

> **关键点**
> 1. 如果患者的影像学表现符合 LGG 和局灶性神经功能缺损，手术干预优于临床观察。
> 2. 在清醒开颅手术中，患者的舒适度和及时交流是最重要的。
> 3. 颞叶内侧肿瘤特别容易出现脑疝综合征，尤其残余的肿瘤接受放疗，会加剧局部占位效应。

术后护理

大约 20% 幕上脑肿瘤患者出现癫痫发作，老年患者中发作有所增加。在确认癫痫发作后，常规开始 AED 治疗。当癫痫的诊断不明确时，脑电图监测可能有助于确定诊断。AED 的选择通常取决于医生的用药习惯，但左乙拉西坦正逐渐取代苯妥英成为一线用药。左乙拉西坦不能诱导肝细胞色素 P450 酶，因此并不限制化学治疗药物的使用。对于左乙拉西坦，常规的起始剂量是 1000mg/d，然而剂量可以增加 500mg/d。报道的不良反应包括精神症状（如抑郁症）和认知速度减慢。

皮质类固醇对肿瘤切除后出现的占位效应和脑水肿症状非常有帮助。虽然最佳剂量应该根据每个患者的情况而定，但通常最初剂量为 16mg/d，分次给药。与水肿相关的神经缺损在几小时内开始逆转，但可能需要几天才能达到最大效果。减少剂量时，需要监测有无神经症状的复发。皮质类固醇通常在围术期使用，使用时必须平衡其获益与副作用（如胃刺激、失眠、高血糖和躁狂行为）。此外，糖尿病患者需要监测血糖水平，以便及时调整胰岛素的用量，使血糖水平保持正常。

术前使用类固醇会改变磁共振成像结果。具体来说，类固醇可以通过降低血脑屏障的通透性，显著降低增强区域对比度。这种类固醇诱导的伪影不是 LGG 特异性的，可以在许多病理状态中观察到。使用类固醇后，基于术前成像的立体定向活检靶点，可能与使用类固醇前获得的成像靶点不同。对于疑似中枢神经系统淋巴瘤的患者，术前应避免使用类固醇激素，因为快速诱导淋巴细胞凋亡，可能使活检标本的结果不明确。

许多因腿部瘫痪造成活动能力下降的胶质瘤患者，有深静脉血栓形成（DVT）和肺栓塞的风险。尽管 DVT 和肺栓塞随时可能发生，但在围术期，这种风险明显增加。在这些患者中，常规使用预防性药物可以降低 DVT 的风险。大多数外科医生喜欢使用低剂量肝素（5000 U/d，皮下注射）。这个剂量引起有症状的术后出血并不常见。肿瘤患者术后次日，可开始皮下注射低剂量肝素。此外，当患者被限制在床上时，可在下肢使用连续加压装置。对所有因活动受限或需要卧床而无法活动的患者，都应进行下肢深静脉的多普勒超声监测。对于这些患者，因为在围术期通常不可能进行全面抗凝，应预防性地置入下腔静脉滤器来实现对 DVT 的预防。安全抗凝治疗的时机仍存在争议，但通常可以在手术后 48h 开始，这不会增加出血性颅内并发症的风险。抗凝剂比放置过滤器的效果更好，因为后者常见血栓性并发症（如下腔静脉栓塞形成），并可能致残。

头痛在脑肿瘤切除术后的患者中很常见，并且通常在患者醒来后达到高峰强度。因此，这类患者通常需要止痛剂。限制影响血小板功能的药物（如非甾体类抗感染药），对于避免术后过度出血尤为重要。在术后立即静脉注射氢吗啡酮（Dilaudid®），可能对缓解头痛有所帮助。然而，患者应迅速过渡到口服止痛药，如有必要，可口服麻醉剂类药物。

抑郁症在脑肿瘤患者中很常见，而且大多数医生对此认识不足。虽然神经外科医生通常没有接受过治疗抑郁症的培训，但这种精神问题可能会降低 LGG 患者的生活质量。很少有神经外科医生给患者开抗抑郁药，因为他们不熟悉这类药物的用法和副作用。然而，抑郁症应该作为患者围术期评估的一部分，并应该在适当的时候，将患者转诊至精神科医生或心理医生。

并发症处理

LGG 患者术后有持续癫痫发作的危险，包括癫痫持续状态。癫痫持续状态的患者需要静脉注射 AED。一般来说，苯妥英钠的最大剂量为 50mg/min，同时对患者进行心脏监测。当出现输注部位疼痛、共济失调、恶心或心动过缓时，可能需要减慢输注速度。磷苯妥英，即苯妥英钠的磷酸酯，可以更快的速度注入；但是，磷苯妥英需要代谢激活，并不能降低缓慢心律失常的风险。丙戊酸钠和苯巴比妥也可用于静脉注射。

任何开颅手术后都有术后脑积水的风险。虽然长期以来一直怀疑脑室开放是导致脑脊液分流的风险因素，但最近的研究表明，情况并非如此。大多数患者在术后 14 天内就明显需要脑脊液分流。如果患者在肿瘤切除后出现脑积水，最合适的方法是将脑室-腹腔分流器放入非优势半球的侧脑室。

LGG 患者肿瘤切除后出现围术期脑卒中或出血症状的比较少见，但在术中如果有血管损伤，那么这两种症状出现的可能性就会增加。术中必须小心避开穿支血管。术后 MRI 可以提示并发症的出现，通常预防性治疗是术后的常用方法。大量的腔内出血应给予清除，特别是对于精神状态不佳的患者。其他可能的术后症状包括迟发性神经功能缺损和缺血，这是静脉梗死的典型症状，当手术入路或硬脑膜切开使皮质引流静脉受损时可能发生。

并发症要点

1. 静脉补液可以最大限度地降低术后静脉梗塞或静脉充血的风险。
2. 突发性癫痫发作，应通过增加 AED 剂量及能进行脑电图监测的神经科会诊来管理。
3. 脑水肿通常在肿瘤切除后 48~72h 达到高峰。

证据和预后

LGG 患者的总生存期中位数为 6.5~8 年。报道有关 LGG 患者生存期为 3~20 年。总体而言，文献报道的 5 年、10 年生存率分别约为 70%和 50%。有趣的是，个体 LGG 的临床病程可以表现出很大的异质性，某些病变表现倾向于侵袭性过程，而另外病变则呈现较为缓和过程。这种临床表现的多样性与 LGG 固有的解剖学和组织病理学多样性相匹配。显而易见，这些差异导致专家之间就治疗该患者群体的最合适策略展开争论。

（李响　徐晓冉　译）

拓展阅读

Muragaki Y, Chernov M, Maruyama T, et al. Low-grade glioma on stereotactic biopsy: how often is the diagnosis accurate? *Minim Invasive Neurosurg.* 2008;51:275–279.

Piepmeier J, Christopher S, Spencer D, et al. Variations in the natural history and survival of patients with supratentorial low-grade astrocytomas. *Neurosurgery.* 1996;38:872–878; discussion 878–879.

Sanai N, Berger MS. Glioma extent of resection and its impact on patient outcome. *Neurosurgery.* 2008;62;753–764; discussion 264–756.

Sanai N, Mirzadeh Z, Berger MS. Functional outcome after language mapping for glioma resection. *N Engl J Med.* 2008;358:18–27.

Smith JS, Chang EF, Lamborn KR, et al. Role of extent of resection in the long-term outcome of low-grade hemispheric gliomas. *J Clin Oncol.* 2008;26:1338–1345.

第28章 脊柱转移瘤

Ori Barzilai，Mark H. Bilsky，Ilya Laufer

病例介绍

患者，男性，67 岁，既往有高血压病、血小板减少症和双侧白内障病史。10 年前被诊断为肾细胞癌（renal cell carcinoma，RCC）Ⅳ期。患者行左肾切除术，没有接受其他治疗，后续的随访显示该患者状态良好。2 年前，偶然在胸部 X 线片上发现有肺结节，并接受了胸腔镜手术（VATS），联合左侧支气管镜的左下肺楔形切除术。病理结果显示为转移性 RCC。患者并未接受化学治疗和放射治疗。定期的影像学检查中，发现胰腺有病灶，因此患者再行腹部 MRI 检查，并发现在 T10 椎体亦有病变（图 28.1）。

患者无背部疼痛，没有任何运动或姿势改变引起的疼痛，也没有任何疼痛放射到手臂和腿部。四肢与肛周无麻木，无排尿困难、肛周感觉减退或步态障碍。

> **问题**
> 1. 患者可能的诊断是什么？
> 2. 进一步的影像学检查是什么？
> 3. 本例患者涉及哪些解剖区域？

评估和计划

对患者进行了全面的神经系统查体，但无明显的阳性体征。患者无明确的疼痛、无力、感觉障碍及步态异常。诊断性的影像学检查在肿瘤患者的检查评估中起着关键的作用，由于肿瘤转移可能累及任何器官，影像学检查通常包括骨显像（BS）、计算机断层扫描（CT）和磁共振（MR）。在怀疑存在骨转移时，骨显像是一种常用的检查手段，尽管在特异性和敏感性方面有其局限性，但对于肿瘤专家来说仍具有评估参考价值。多层螺旋 CT，因为效果与 BS 相近，可作为全身骨骼系统筛查的替代检查。MRI 在对脊柱骨转移的检测方面敏感性最高，检测的特异性方面与多排螺旋 CT 相当。

除了经典的骨显像外，正电子发射断层扫描（PET）是另一种越来越多地用于诊断骨骼转移的成像方法。PET 已成功与 CT 结合，作为一种功能、形态学检查方法用于肿瘤患者的常规临床评估，PET/CT 检查比 MRI 诊断骨转移的敏感性稍低。

随着 MRI 成像技术的新发展，如超快数据采集和高性能梯度系统，现已显著缩短了检查时间，提高了受检者全身检查的耐受性。其他序列，如弥散加权成像（DWI）或脂肪抑制技术（短时间反转恢复序列，STIR），通过测量组织中水分子的流动性，可以获得局部微结构差异和病理改变的信息。动态增强序列（DCE）通过灌注成像，提供了肿瘤血管和血流动力学的功能信息。研究表明，灌注变化可以反映出肿瘤对放射治疗的反应。另外，增强序列还能反映出脊柱髓外转移瘤的血管生成情况。

诊断出脊柱病变后，获得整个脊柱的影像学图像很重要，其中最好采用增强 MRI 扫描。这些患者多伴有其他节段的脊柱病变，这些病变可能是无症状的，但早期识别、治疗和密切随访是至关重要的。尽管大多数患者可能并没有症状，但基于组织学、临床表现和影像学表现，通常应当尽早治疗。

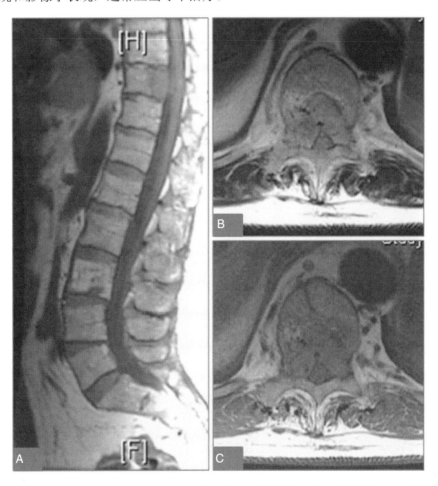

图 28.1　MRI 影像显示患者 T10 节段病变，伴有重度硬膜外脊髓压迫。脊髓周围 CSF 信号消失。（A）矢状位 T1。（B）T10 水平轴位 T1。（C）T10 水平轴位 T2。

本例患者全脊柱磁共振成像显示病变累及 T10 椎体、双侧椎弓根、双侧腹侧和外侧硬膜外间隙，导致脊髓受压，受累节段与转移瘤椎体节段一致。没有明显的脊髓水肿、髓内囊肿及软脊膜病变（图 28.1）。此外，胰头和胰尾具有可疑转移病灶。

一名内科医生和一名内科肿瘤医生对患者进行了评估，查体没有发现异常。实验室检查均在正常范围内，心电图（EKG）和胸部超声也在正常范围内。

决策

决策过程中很重要的一点就是治疗目标必须明确。对于脊柱转移病灶，治疗目标包括保留或恢复神经功能、保持脊柱稳定性、控制疼痛及局部肿瘤的控制。

NOMS 决策体系是一种综合评估脊柱转移瘤，并为患者提供治疗建议的决策框架体系。这个体系包含 4 个决策点：基于神经学、肿瘤学、机械力学和全身系统方面的考虑；并结合了常规外照射、脊柱立体定向放射外科（SRS），以及微创、开放手术方法的应用（图 28.2）。

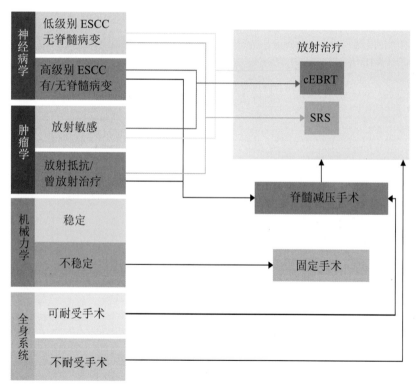

图 28.2 脊柱转移瘤患者 SRS、手术和常规放射治疗的 NOMS 临床决策体系。

注：ESCC：硬膜外脊髓压迫，cEBRT：常规外照射；NOMS：神经学、肿瘤学、机械学、系统学；SRS：立体定向放射外科。（Source. Laufer I, Rubin DG, Lis E, et al. The NOMS framework: approach to the treatment of spinal metastatic tumors. *Oncologist*. 2013; 18:750. Used with permission.）

　　神经学方面的考虑，主要集中在脊髓损伤的程度，包括硬膜外脊髓压迫（ESCC）程度的影像学评估、脊髓病变及神经根病变的临床功能评估。ESCC 的评分指标由脊柱肿瘤学研究组（SOSG）设定并验证（图 28.3）。ESCC 评分共有 6 个等级：1a、1b 和 1c 级为轻度压迫；2 级和 3 级为重度压迫。硬膜外压迫的程度是评估放射外科治疗可行性和安全性的关键因素，也是决定该患者是否需要进行手术减压治疗的依据。在 ESCC 高分级中，脊髓病变的临床症状和体征可能很明显。

诊断要点

1. 脊柱肿瘤的评估中，MRI 可提供骨、软组织和神经组织受累程度的详细信息。
2. 没有强化的矢状位脂肪抑制 STIR 序列和 T1 加权序列，可清楚地显示肿瘤造成骨浸润的程度。
3. 轴位 T2 加权和 T1 增强序列，可提供硬膜外肿瘤侵及的信息。
4. CT 能清楚地显示肿瘤的骨溶解程度。

问题

1. 做出治疗决策需要哪些关键信息？
2. 这位患者需要手术吗？如果需要手术，手术指征是什么？
3. 哪种放射治疗方式能为肾细胞癌脊柱转移患者提供持久的局部控制？

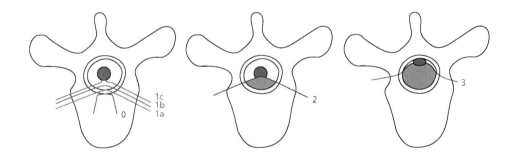

ESCC 6 级评分示意图。
　0 级　局限于骨内
　1a 级　侵及硬膜外，无硬膜囊受损
　1b 级　硬膜囊受损，未侵及脊髓
　1c 级　硬膜囊受损毗邻脊髓，无脊髓受压
　2 级　脊髓受压，脊髓周边可见脑脊液信号
　3 级　脊髓受压，脊髓周边无脑脊液信号

图 28.3　脊髓硬膜外压迫量表（ESCC 量表）示意图。（Source. Adapted form Bilsky MH, Laufer I,Fourney DR,et al.Reliability analysis of the epidural spinal cord compression scale. *J Neurosurg Spine.* 2010; 3（3）:324-328. Used with permission.）

　　肿瘤学方面的考虑主要是肿瘤对当前可应用治疗的反应性如何，如确定肿瘤的放射敏感性等。基于肿瘤对常规外照射（cEBRT）的反应，判断其是放射敏感还是放射抵抗，cEBRT 在没有精确的适形技术的情况下通过 1 或 2 束照射进行。肿瘤的组织学特点可能是决定其对 cEBRT 反应的最重要因素（表 28.1）。肾细胞癌、甲状腺癌、肝细胞癌、结肠癌和非小细胞肺癌、肉瘤和黑色素瘤均为放射抵抗肿瘤。此外，SRS 能够实现在肿瘤边缘的剂量急剧下降，因此可以向肿瘤输送更高剂量的辐射，同时保留毗邻的脊髓等重要正常结构的功能。SRS 输送的高剂量辐射可以克服肿瘤对 cEBRT 的放射抵抗，从而提供持久的局部控制而不需考虑肿瘤组织学特点。一些新兴的有望控制肿瘤的系统疗法，如靶向治疗和免疫治疗等，可能需要在脊柱局部治疗开始之前就要考虑是否应用。

　　一项前瞻性随机研究表明，与单纯放射治疗相比，实性肿瘤转移导致有症状的脊髓受压患者，术后接受放射治疗具有更好的功能预后。脊髓 SRS 的安全实施，仍需要肿瘤和脊髓之间存在一定的距离，以便优化治疗剂量并避免脊髓伤害。

　　机械不稳定性是指脊柱完整性的丧失，系由于运动相关的疼痛、症状性或进行性畸形，以及生理负荷下的神经损伤导致的。机械不稳定性是手术固定或经皮骨水泥增强术的独立指征，与神经学和肿瘤学评估无关。脊柱不稳定性的评估取决于临床和影像学标准。脊柱不稳定性肿瘤评分（SINS）（表 28.2）也是由 SOSG 研究组设定和验证的一个综合分类系统，可以指导临床医生确定脊柱肿瘤患者何时可以从外科会诊中获益，也可以帮助脊柱外科医生和肿瘤学家为原发性和转移性脊柱肿瘤患者设计治疗方案。SINS 评分包括以下因素：肿瘤累及的脊柱节段、疼痛、病变骨质状况、脊柱力线、椎体塌陷和后柱受累情况。SINS 由 6 个独立评分的最终数值相加而成，

表 28.1　cEBRT 敏感性的组织学分类

神经病学	肿瘤学	机械力学	全身系统	临床决策
低级别 ESCC 无脊髓病变	放射敏感	稳定		cEBRT
	放射敏感	不稳定		固定术后 cEBRT
	放射抵抗	稳定		SRS
	放射抵抗	不稳定		固定术后 SRS
高级别 ESCC 有/无脊髓病变	放射敏感	稳定		cEBRT
	放射敏感	不稳定		固定术后 cEBRT
	放射抵抗	稳定	可耐受手术	减压术/固定术后 SRS
	放射抵抗	稳定	不耐受手术	cEBRT
	放射抵抗	不稳定	可耐受手术	减压术/固定术后 SRS
	放射抵抗	不稳定	不耐受手术	固定术后 cEBRT

(Source. Gerszten PC, Mendel E, Yamada Y. Radiotherapy and radiosurgery for métastatic spine disease: what are the options, indications, and outcomes. *Spine*. 2009; 34 (22 Suppl): S78-S92.)

总评分最小值为 0，最大值为 18。评分 0~6 表示"稳定"；评分 7~12 表示"不确定（可能会发生）不稳定"，评分 13~18 表示"不稳定"（见表 28.2）。伴有疼痛的病理性压缩性骨折，如果没有严重的脊柱不稳或严重的后柱受累因素，可以应用骨水泥，如椎体成形术或后凸成形术。

表 28.2　脊柱肿瘤不稳定性评分（SINS）

SINS 项目	评分
位置	
结合部位（枕骨~C2，C7~T2，T11~L1，L5~S1）	3
移动椎（C3~C6，L2~L4）	2
半固定椎（T3~T10）	1
固定椎（S2~S5）	0
疼痛	
有	3
偶尔，非活动痛	1
无	0
骨损伤	
溶骨型	2
混合型	1
成骨型	0
脊柱力线	
半脱位	4
脊柱后突、侧弯	2
正常	0
椎体塌陷	
≥50%	3
<50%	2
无塌陷，但椎体受侵	1
无	0
脊柱后外侧受累	
双侧	3
单侧	1
无	0

（Source. Fisher CG，DiPaola CP，Ryken TC, et al. A novel classification system for spinal instability in neoplastic disease: an evidence-based approach and expert consensus from the Spine Oncology Study Group. *Spine (Phila Pa 1976)*. 2010; 2010; 35 (22):E1221-E1229.）

肿瘤患者的系统评估是一项多学科相结合的任务。肿瘤学家必须随时参与讨论。患者的整体状态和肿瘤负荷在决策过程中非常重要，必须慎重评估其是否适合外科手术。

本例患者有IV期的 RCC，脊柱胸椎段有肿瘤转移。虽然从神经学查体上没有阳性表现，但 MRI 影像学评估显示 ESCC 等级为III级（重度脊髓压迫）。从肿瘤学的角度，RCC 被认为是一种放射抵抗性肿瘤，难以通过 cEBRT 达到持久的局部控制；但是，立体定向体部放射治疗（SBRT）可能对肿瘤的控制有所帮助。在这类放射抵抗性肿瘤的治疗中，前瞻性的随机研究也支持行脊髓减压手术。需要将肿瘤与脊髓分离开，从而可以在肿瘤边界提供适当的放射剂量，降低脊髓损伤的风险。因此，本例患者在治疗前，需要先行硬膜外减压手术。机械稳定性评估给予该患者一个"不确定"（可能存在不稳定）的评分：半固定椎体 1 分，疼痛 3 分，混合性（溶骨/成骨）骨质 1 分，椎体序列对线正常，椎体塌陷>50% 1 分，双侧受累 3 分。SINS 总分=9 分，系统评估的结果揭示该患者是一个合适的手术候选人。本例的治疗目标是控制局部肿瘤、稳定脊柱和保护神经功能。

为了达到治疗目标，患者需要行脊髓减压手术，主要有 3 种治疗选择：肿瘤整块儿或全切+固定；减压手术+固定；单纯放射治疗。为了达到持久的肿瘤控制，患者需要行 SBRT 而不是 cEBRT，并且在肿瘤和脊柱之间进行剂量分割，达到有效性和安全性的要求。通常选择前路椎体切除术切除肿瘤。由于 SBRT 可以达到局部控制肿瘤的效果，因此不需要行细胞减灭术，也就是不需要通过椎体切除术进行肿瘤全切或者扩大切除。通过椎板切除术并切除硬膜外肿瘤，即可达到减压的目的。对于转移瘤患者，需要尽量缩短手术时间、减少出血，以降低手术并发症的风险。手术前就必须考虑到肿瘤的供血情况，肾细胞癌是一种典型的富血管性肿瘤，术前栓塞是避免肿瘤术中出血的必要措施[1]。一般来说，对于起源于富血管性脏器的肿瘤和名称中有"血管"（angio/hemangio）的肿瘤，术前栓塞是有益的。

手术方法

本例患者接受了分离手术。术中将残留的肿瘤与受压的脊髓分离，以便今后进行安全的放射治疗。采取全身麻醉，建立双侧动脉通道，导尿。术中神经监测包括体感诱发电位、运动诱发电位、下肢及肛门括约肌肌电图（EMG）。然后患者呈俯卧位，术区消毒和铺单，透视检查确认手术位置。沿 T8～T12 中线做一纵向皮肤切口，单极电凝逐层切开至骨膜下，暴露脊柱附件。钻孔后，于 T8～T9 和 T11～T12 置入标准的徒手椎弓根螺钉。作者通常将内固定材料固定在肿瘤水平以上和以下 2 个节段，跳过肿瘤层；这样可以充分承担被肿瘤破坏疏松的骨负荷，并避免肿瘤进展侵及邻近骨质时发生内固定材料松动。然后置入连接棒，并锁紧固定。脊柱内固定材料的放置可以采用徒手、透视引导或神经导航的方法。

减压术应用 Leksell 咬骨钳，移除 T9 和 T10 棘突，行后外侧椎板切除，包括双侧关节突和椎弓根；并使用高速 3mm 火柴头磨钻，行椎弓根切断。分块切除黄韧带，暴露硬脊膜。用肌腱剪，始于正常硬膜边界，环形切除硬膜外肿瘤。切除后纵韧带，松解前方硬膜，以确保脊髓减压。部分切除（约 20%）椎体，未尝试椎体全切或更为积极地切除椎旁肿瘤。彻底止血，充分冲洗伤口。术中超声检查有助于估计硬膜外减压的范围，并有助于决定何时终止手术。确保关节融合，剥离 T8-T12 横突，并在局部放置移植骨。于硬膜外放置引流管，另开孔引出。逐层缝合，无菌敷料覆盖。

手术要点

1. 对于实体转移瘤合并硬膜外脊髓压迫的病例，手术联合放疗的效果优于单纯放疗；血液系统肿瘤，如淋巴瘤和多发性骨髓瘤除外。
2. 肿瘤相关的机械不稳定性作为一个独立的手术适应证，需要手术予以纠正。
3. 对于原发肿瘤不明的患者，必须进行组织病理学诊断，此举在治疗决策过程中起着至关重要的作用。

关键点

1. 放射敏感性肿瘤可通过 cEBRT 获得局部肿瘤控制，放射抵抗性肿瘤可通过 SRS 获得局部肿瘤控制。
2. 实体转移瘤伴有症状性脊髓压迫患者，可以从减压术和固定术中获益。
3. 机械性脊柱不稳定的患者，需要使用骨水泥增强和（或）脊柱内固定稳定。

术后护理

通常手术后的患者需留在神经重症监护室（ICU）过夜。在重度脊髓压迫的情况下，为保护神经，在最初几天内给予高剂量的类固醇激素并迅速减量。术后 24 h 全身应用抗生素，并且采用可控的静脉药物镇痛。术后第 1 天，医生可让患者下地行走。一旦患者能够走动，并且确认有足够的排尿能力，就应立即拔除导尿管。手术后数天，当引流量明显减少时，应拔除引流管。

对于肿瘤手术来说，持续的护理尤为重要。出院前，患者应做好下一步治疗的准备。本例患者接受了 CT 脊髓造影，为将进行的 SRS 治疗做好准备。由于治疗区域有内固定材料植入，伪影会对 MRI 显示脊髓形态造成的影响，因此制订放射外科治疗计划时，作者更倾向于参考 CT 脊髓造影（图 28.4）。

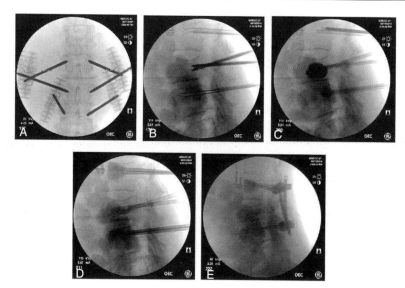

图 28.4 术后 CT 脊髓造影，显示无硬膜外脊髓压迫。

并发症处理

术后立即进行神经系统检查是排除术后新发神经功能缺陷的常规方法。如有阳性发现，必须立即进行包括影像学检查在内的评估，以确认有无术后血肿、螺钉位置不当或其他原因导致的脊髓受压。

本例肿瘤患者，由于进食减少导致低蛋白血症、前期放射治疗等情况，手术切口更容易出现感染和愈合不良。因此，必须保持手术切口的清洁，并且避免对手术部位加压。

术中有可能破坏硬脊膜的完整性，应密切监测有无脑脊液（CSF）漏的发生。通常情况下，腰穿引流有利于伤口愈合。如果出现术后感染，必须排除脑脊膜炎的可能。

10%~40%的患者在 SRS 后会出现治疗节段的延迟性压缩骨折。患者可能会主诉，手术和 SRS 治疗后有了新的机械性背痛，也可能在常规影像学随访中发现骨折（即新终板改变），但患者并没有明显症状。对于有症状的患者，骨水泥增强术有助于缓解疼痛和改善行走能力。

此外，在所有脊柱融合病例中，内固定材料故障也有可能发生，如椎弓根螺钉脱出、连接棒断裂、材料下陷等均有报道。总之，转移性硬膜外脊髓压迫（MESCC）患者，行后外侧减压和后路钉棒内固定术后，植入材料故障的发生率较低。手术跨越6 个节段以上或有胸壁手术史的患者，发生内固定失败的风险较高[2]。

从肿瘤学角度出发，必须进行连续影像学检查，以监测局部复发，并尽早识别新的转移瘤。建议在 3 个月、6 个月和 1 年随访时，进行 MRI 扫描（图 28.5），然后每隔 6 个月再次进行检查。

并发症要点

1. 降低血栓事件风险的措施包括术前下肢深静脉血栓形成评估和术后护理，如应用加压袜和预防性抗凝。
2. 手术切口并发症的处理，可能需要与整形外科合作，尤其是前期接受放射治疗的患者。
3. 术后出现脑脊液漏，可能需要修复切口及临时性腰椎穿刺引流。

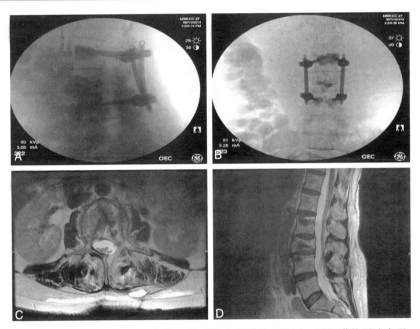

图 28.5　术后 1 年随访 MRI 影像，显示肿瘤得到局部控制，无硬膜外压迫表现。

证据和预后

2006 年首次描述的 NOMS 体系，用于治疗决策的评估，可以动态适应各种新技术和治疗方法[3,4]。硬膜外脊髓压迫量表（ESCCS）已被证实，并被广泛接受为描述肿瘤相关脊髓压迫的通用方法[5]。SOSG 小组开发的 SINS 是一个独立的评分系统，用于评估脊柱稳定性，帮助全科医生把握咨询脊柱外科医生的时机，同时也帮助脊柱外科医生确定脊柱的稳定性；该量表也已经被验证，并被广泛使用[6]。

2005 年一项随机对照研究表明，对于非血液系统转移瘤引起的脊髓压迫患者，直接减压手术加术后放射治疗优于单纯放射治疗[7]。这些数据为作者决定在肾癌继发重度脊髓压迫的情况下，对患者进行减压手术提供了依据。

15 年前，有学者就介绍了综合手术技术[8]。一项对 186 例患者的回顾性研究表明，无论肿瘤组织学特异性导致的放射敏感性如何，硬膜外脊髓减压和内固定术后辅助 SRS 是建立持久的肿瘤局部控制的安全有效策略[9]。在此系列研究中，接受高剂量低分割 SRS 的患者，1 年局部进展率低于 5%[95% 置信区间，（CI）0~12.2%]，优于低剂量低分割 SRS 的结果；单次 SRS 局部进展率小于 10%（95% CI 0~19.0%）。随着放射技术和其他辅助治疗（化学治疗、生物治疗等）的进步，作为第一步的减压手术，其作用很可能会不断增强。

传统上，人们认为，肾细胞癌是一种放射抵抗性肿瘤。然而，越来越多的数据表明，将 SRS 作为转移性 RCC 患者的首选治疗方式，可以为高达 90% 的患者提高局部控制率，并提供持久的疼痛改善。此外，一些与 SRS 治疗 RCC 脊柱转移后生存相关的因素也已经确定，包括局部进展、首次转移与 RCC 诊断的时间间隔、神经功能缺损的 Karnofsky 功能状态评分及进行性转移疾病[10,11]。

（赵思源　田增民　译）

参考文献

1. Nair S, Gobin YP, Leng LZ, et al. Preoperative embolization of hypervascular thoracic, lumbar, and sacral spinal column tumors: technique and outcomes from a single center. *Interv Neuroradiol.* 2013;19(3):377–385.

2. Amankulor NM, Xu R, Iorgulescu JB, et al. The incidence and patterns of hardware failure after separation surgery in patients with spinal metastatic tumors. *Spine J.* 2014;14(9):1850–1859.

3. Bilsky M, Smith M. Surgical approach to epidural spinal cord compression. *Hematol Oncol Clin North Am.* 2006;20(6):1307–1317.

4. Laufer I, Rubin DG, Lis E, et al. The NOMS framework: approach to the treatment of spinal metastatic tumors. *Oncologist.* 2013;18(6):744–751.

5. Bilsky MH, Laufer I, Fourney DR, et al. Reliability analysis of the epidural spinal cord compression scale. *J Neurosurg Spine.* 2010;13(3):324–328.

6. Fisher CG, DiPaola CP, Ryken TC, et al. A novel classification system for spinal instability in neoplastic disease: an evidence-based approach and expert consensus from the Spine Oncology Study Group. *Spine (Phila Pa 1976).* 2010;35(22):E1221–E1229.

7. Patchell RA, Tibbs PA, Regine WF, et al. Direct decompressive surgical resection in the treatment of spinal cord compression caused by metastatic cancer: a randomised trial. *Lancet.* 2005;366(9486):643–648.

8. Bilsky MH, Boland P, Lis E, Raizer JJ, Healey JH. Single-stage posterolateral transpedicle approach for spondylectomy, epidural decompression, and circumferential fusion of spinal metastases. *Spine (Phila Pa 1976).* 2000;25(17):2240–2249; discussion 2250.

9. Laufer I, Iorgulescu JB, Chapman T, et al. Local disease control for spinal metastases following "separation surgery" and adjuvant hypofractionated or high-dose single-fraction stereotactic radiosurgery: outcome analysis in 186 patients. *J Neurosurg Spine.* 2013;18(3):207–214.

10. Sellin JN, Reichardt W, Bishop AJ, et al. Factors affecting survival in 37 consecutive patients undergoing de novo stereotactic radiosurgery for contiguous sites of vertebral body metastasis from renal cell carcinoma. *J Neurosurg Spine.* 2015;22(1):52–59.

11. Taunk NK, Spratt DE, Bilsky M, Yamada Y. Spine radiosurgery in the management of renal cell carcinoma metastases. *J Natl Compr Canc Netw.* 2015;13(6):801–809; quiz 809.

索 引